Saludable para la Vida

Desarrollando estilos de vida saludables
que tengan como consecuencia la pérdida
permanente de grasa

Ray D. Strand, M.D.
con Donna K. Wallace

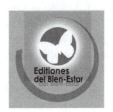

Editiones
del Bien-Estar

SALUDABLE PARA LA VIDA
Edición original publicada en Inglés por Real Life Press, Dakota del Sur
(E.E.U.U.) con el título: HEALTHY FOR LIFE
© 2005, Real Life Press
Derechos reservados

EDITIONES DEL BIEN-ESTAR
214 St-Jacques
Montebello, QC, Canada
J0V 1L0
Tel.: (819) 423-5604
Email: info@visionmieux-etre.ca
Web Site: www.visionmieux-etre.ca

Traducción: Elena Espinosa French (Lima) y Bert Bailey (Ottawa)
Diseño del libro: Richard Ouellette, rouel@videotron.qc.ca

Cataloguing – 2005
National Library of Quebec
National Library of Canada

ISBN 2-922969-08-8

Impreso en Canada

ATENCION FACILIDADES MÉDICAS, CORPORACIONES, UNIVERSI-
DADES, COLEGIOS Y ORGANIZACIONES PROFESIONALES: Se otorgan
descuentos en compras al por mayor de este libro con fines educativos.
Asimismo, es posible producir libros especiales o extractos del libro con
fines específicos. Para mayor información, sírvase contactar a Real Life
Press, Casilla Postal 9466, Rapid City, SD 57709.

Saludable para la Vida

Desarrollando estilos de vida saludables
que tengan como consecuencia la pérdida
permanente de grasa

Ray D. Strand, M.D.
con Donna K. Wallace

Este libro está dedicado a todos aquéllos
que desean proteger su salud o tomar el control
de su salud nuevamente.
Deseo que puedas encontrar una vida plena
de libertad y salud.

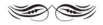

Indice

Agradecimientos

Quiero agradecer a varias personas quienes con su valiosa contribución hicieron posible este libro. Antes que nada quiero agradecer a Paulette Nankivel y Melissa Aberle, mis enfermeras de práctica. Paulette me ayudó a desarrollar muchos de los principios que compartimos en este libro. Su asesoramiento individual y su percepción con los pacientes fueron fundamentales para el éxito del programa *Saludable para la Vida*. Melissa contribuyó con su tiempo y paciencia. Ella trabajó con nuestros pacientes y ayudó a formular el programa que presento en este libro. No tengo palabras para expresar mi agradecimiento por todo lo que estas dos mujeres han llevado a cabo.

Mi hermana, Leone Young, dedicó muchas horas de su tiempo ayudándome con la bibliografía y la documentación. Su trabajo concienzudo fue un excelente aporte a este libro. Asimismo, el trabajo de nuestros revisores ha sido inestimable, al brindarnos horas de labor detallada y cuidadosa. Agradezco sinceramente a Leone Young, a Lily Lund, a Barbara Ward, y a Janet Beiswanger.

Por supuesto, deseo expresar mi reconocimiento por la importante contribución hecha al libro por mi colaboradora, Donna K. Wallace. Ella ha dado vida a esta obra, tomando algunos principios muy difíciles y haciéndolos comprensibles para nuestros lectores. La mente creativa de Donna ha pulido mi trabajo. Mi más sincero agradecimiento a su familia (James, Cierra y Spencer) por darle el tiempo para completar este proyecto. Muchas gracias.

Mi más sincero agradecimiento a Carol Covillo Bailey, quien ha compartido sus recetas familiares de herencia Mediterránea.

Para nuestro deleite y para el mejoramiento de nuestra salud, ella nos ha regalado muchas de las recetas de estas comidas deliciosas y sanas.

Una vez más, agradezco a mi familia por su estímulo incondicional. Elizabeth, mi esposa, mi amiga y mi animadora, gracias por estar a mi lado durante tantas horas de escritura y de investigación. Te quiero mucho. Siempre ha sido una alegría hacer público mi aprecio por nuestros hijos (Donny, Nick, y Sarah). Sinceramente, su amor y su apoyo son un tesoro.

De todo corazón, yo creo que Dios me ha dado una visión de los principios que comparto con ustedes en estas páginas. Al aplicar las verdades que Él me ha enseñado, nunca dejo de asombrarme de lo que se puede lograr. Rezo para que estas mismas verdades y principios puedan liberarlos para que disfruten del maravilloso cuerpo y del mundo que Él ha creado para ustedes.

PRIMERA PARTE

EL PRECIO DE
LA LIBERTAD

CAPÍTULO 1

Atrapados en la tierra de la abundancia

The body never lies.
(El cuerpo nunca miente.)
—Martha Graham

¿Cuándo fue la última vez que ustedes atravesaron una pradera persiguiendo mariposas, o que respiraron aire puro saltando de roca en roca a través de un río manso? ¿Cuántos de nosotros corremos detrás de una pelota o perseguimos una cometa solamente por diversión? ¿Hace cuánto que no se columpian en el parque con sus pies tocando el cielo? ¡La mayoría de los adultos norteamericanos (y día a día aumenta el número de niños), no se pueden acomodar en el columpio de un parque, y respiran con dificultad al subir simplemente unas cuantas escaleras!

Nosotros, que vivimos en la tierra de la abundancia, nos jactamos de la libertad, y verdaderamente somos *libres* ...libres para *escoger* la salud o para vivir descuidadamente. Nunca fue nuestra intención vivir en un mundo tóxico, y por supuesto, nunca quisimos que se formaran costumbres dañinas; simplemente nos mantuvimos ocupados o con *estrés*. Nuestros presupuestos y nuestros programas son ajustados y la calidad de nuestra comida es nuestro principal compromiso. Más adelante, comienzan a desaparecer los juegos corporales y la actividad física. Pronto nuestras horas de reposo se ven reducidas. Después de años de tomar decisiones a diario, de pronto un día (generalmente en el consultorio del doctor), nos damos cuenta de la verdad que ya habíamos presentido: ya no somos libres.

Los Estados Unidos de América, "hogar de los libres y de los valientes", sin importar color, raza ni clase socioeconómica, ha caído presa de los antojos de comida y de cuerpos corpulentos y deformes. Hemos quedado atrapados en la "Tierra de la Abundancia." En la actualidad estamos pagando muy caro el precio de la libertad. Los juegos físicos y los riesgos ya no son opciones viables para aquellos que luchan con la salud y los problemas de sobrepeso. Las personas, incluso aquellas que tienen diferentes métodos de vida, han olvidado que sus cuerpos son su más preciado bien. Ninguna casa puede compararse con el bienestar que un cuerpo sano puede brindar; ningún vehículo nos puede ofrecer un placer comparable ni una movilidad perdurable. Indudablemente, ningún dispositivo fabricado por el hombre puede competir con los complicados trabajos del cuerpo. Sin embargo, hemos descuidado, sacrificado y sacado ventaja de este increíble regalo que nos ha sido dado al nacer. En la carrera por los bienes materiales, que se desgastan o que pierden su atractivo rápidamente, también hemos perdido nuestra libertad.

Millones de norteamericanos se desploman en el sofá y se conforman con mirar gente en la televisión o en *video* para vivir sus sueños a través de ellos, ya sea porque están muy gordos, o porque están muy cansados, o porque están demasiado conscientes de sí mismos para permitirse jugar. Nuestra nación se encuentra cansada y adolorida, anhela desesperadamente un refresco helado y una bolsa de papas fritas. Preferimos engañarnos y buscamos la evasión por medio de refrigerios procesados y a través del sueño, en vez de afrontar la vida con el maravilloso cuerpo que nos ha sido dado para conducirnos a través de los placeres y las aventuras de la vida.

• Ed ya no puede jugar pelota de mano con sus amigos.
• Ashley se siente mortificada cuando tiene que rendir una prueba de gimnasia frente a sus compañeras del octavo grado.

- A Ron le fascinaban las montañas rusas cuando era niño. Sin embargo, ya no puede volver a subir. La barra de seguridad ya no le ajusta de manera segura alrededor de su descomunal cintura.
- Millie adora el aire libre, pero se encuentra actualmente conectada a un tanque de oxígeno...
- Steve, piloto de avión de caza, nunca más podrá ver el sol en el horizonte. Perdió la vista luego de ser diagnosticado con diabetes de adulto.
- Wendy perdió sus bellos senos debido a una mastectomía radical tres días después de haber celebrado su cumpleaños número treinta y siete.
- Rick, de veintisiete años de edad, se encuentra en tratamiento de quimioterapia por cáncer de linfoma.

¿Qué tienen en común todas estas personas? La obesidad. Tener sobrepeso ya no es más una preocupación meramente estética. Y no estoy hablando de unos cuantos kilos o de tratar de ser como las super modelos de Hollywood. En nuestra generación actual, la obesidad se ha convertido en una epidemia moderna de salud. En la actualidad, nuestra nación lleva la delantera en algunos aspectos de salud muy dañinos relacionados con la obesidad a toda edad.

EN NUESTRA GENERACION, LA OBESIDAD SE HA CONVERTIDO EN UNA EPIDEMIA MODERNA DE SALUD. NUESTRA NACION LLEVA LA DELANTERA EN ALGUNOS ASPECTOS DE SALUD MÁS DAÑINOS RELACIONADOS CON LA OBESIDAD A TODA EDAD.

La investigación científica ha demostrado que tener sobrepeso nos arrebata una alarmante cantidad de años de nuestras vidas. Por ejemplo, se estima que un hombre blanco, de veinte años de edad, obeso, puede perder aproximadamente trece años de vida como resultado del sobrepeso. ¡Si asumimos que viviremos unos setenta y ocho años, esto se traduce en una reducción del diecisiete por ciento de la expectativa total de vida![1, 2] Ya no podemos negar por más tiempo que nuestro peso está estrechamente conectado a nuestra salud.

Incluso, la comunidad médica está dando a conocer su preocupación con relación a la obesidad, que presenta un riesgo de salud serio que puede ocasionar daños fatales al cuerpo. Una de las advertencias más determinantes emitidas por el Cirujano General de los Estados Unidos (U.S. Surgeon General) asegura que el fracaso para enfrentar el sobrepeso y el problema de la obesidad "podría hacer que desaparezcan los logros obtenidos en áreas como las enfermedades del corazón, diversas formas de cáncer, y otros problemas crónicos de salud."[3]

¡Como médico, no puedo permanecer en silencio cuando se atribuyen *anualmente* a la obesidad 325,000 muertes y aproximadamente $93 mil millones en costos *directos* de salud!* No puedo ver pasivamente que los costos de asistencia de salud sean treinta y siete por ciento más elevados para los individuos obesos o con sobrepeso, que para aquellos individuos que se encuentran dentro del promedio normal, *lo que hace que la obesidad se ponga a la par con los costos médicos en este país relacionados con el cigarrillo.*[4] Debo comenzar a actuar para ayudar a reducir el riesgo de enfermedades relacionadas con la obesidad, y no solamente para ganar tiempo y escribir otra receta médica para:

- Hipertensión
- Enfermedades al corazón
- Diabetes
- Niveles peligrosos de colesterol y de triglicéridos

¿Nos hemos convertido en perezosos y consentidos? No me parece. Nosotros trabajamos arduamente para ganarnos la vida. Constantemente tratamos de compaginar horarios, llevar y traer niños, sentarnos en el tráfico, tomar clases nocturnas, ...todo compaginado alrededor de las horas que invertimos en nuestros trabajos sentados. Durante mucho tiempo las personas con sobrepeso han sido catalogadas de no ser suficientemente disciplinadas, de no

---

* Toda indicación o nota relativa a moneda en este libro hace referencia a dólares Estado-Unidenses.

trabajar en forma más ardua ...sin darse cuenta que son víctimas de una seria adicción.

Los estilos de vida enfermizos nos conducen hacia terribles consecuencias – especialmente los antojos de alimentos. Hago referencia a los antojos de carbohidratos, y a sus devastadoras consecuencias en el cuerpo. Cuando comemos sustancias similares a los alimentos pero que no suplen las necesidades del cuerpo, el cuerpo pide más. Y empieza un círculo vicioso.

¿Cuál es la definición de libertad? Pienso que es la "habilidad de elegir." De eso trata este libro; se trata de vivir una vida saludable, delgados y libres. Pero primero, debemos empezar por el principio: cuando el cuerpo está atrapado en cualquier círculo de anhelos vehementes o antojos, se pierde la habilidad fundamental de poder escoger ...las compañías de marketing cuentan con ello.

¿Ustedes creen que los gurús de la publicidad no se han percatado que la gente con sobrepeso compra un cincuenta por ciento más en McDonalds? ¡No! Ellos esperan que el noventa por ciento de sus mercancías se vendan al diez por ciento de sus clientes. ¡Adivinen cuáles! Las compañías de publicidad no solamente tienen el monopolio de nuestras mentes, sino también de nuestros cuerpos. Literalmente, somos adictos a toneladas de alimentos y de azúcar procesada que comemos a diario.

Cuando te encuentres aturdido, falto de energía, luchando contra el deseo de un refrigerio rico en carbohidratos, y cuanto más tratas de olvidarte de ello, te encuentras caminando como un zombie... hacia la alacena ...no vayas a pensar que has perdido la fuerza de voluntad: lo que estás experimentando es un anhelo real, químico, y fisiológico equivalente al implacable impulso por las drogas. ¿Te parece demasiado drástico? Quédate conmigo. En los siguientes capítulos podrás encontrar la explicación y comprenderás cómo esto es una realidad absoluta.

La historia de Annie

"Cathie," la emisión de los domingos, siempre ha sido mi favorita. Desde la perspectiva de una mujer, me identifico con

la ropa de moda ligera, y por su gusto por los postres deliciosos. Las mujeres gozamos hablando de "La muerte por el chocolate" y de recetas como "Tarta de Orgasmo de chocolate." Sin embargo, pocas de nosotras nos sentamos para hablar y reír sobre los desagradables impulsos que tenemos en la madrugada. Nunca le he contado a nadie sobre mis antojos por los malvaviscos con crema. El azúcar C&H podría haber sido cocaína, estaba tan posesionado por el. ¡Cuando me dijeron que mis antojos podrían disminuir y hasta desaparecer luego de entrar al programa del Doctor Strand, me negué a creerlo hasta no haberlo comprobado! Finalmente, soy libre.

Somos una nación de personas instruidas y de éxito, con miles de guías de auto ayuda, de libros de cocina, y de programas de televisión con las dietas más "asombrosas." Nos bombardean con programas de ejercicios para "derretir la grasa al instante", que ofrecen métodos rápidos y fáciles para perder peso, y píldoras que nos hacen sentir veinte años más joven. Sin embargo, nuestra nación está muriendo debido a la falta de información con relación a nuestra salud. ¿Por qué? Nos hemos olvidado de pensar en la vida en su nivel más básico – *la célula.*

Como médico de cabecera, siempre me ha asombrado el cuerpo humano, y durante la última década he dedicado mucho tiempo a la investigación de las increíbles maravillas del cuerpo humano en el ámbito celular. Pocos de nosotros nos damos cuenta que la vida no solamente empieza con las células base, sino que continúa con ellas. Nuestros cuerpos son dinámicos; la vida transpira microscópicamente en el ámbito celular: cuando nos sentimos llenos de energía, cuando estamos agotados, cuando estornudamos, cuando nos salen arrugas o cuando aumentamos de peso.

Cuanto más aprendo sobre el cuerpo humano más me asombro sobre su complejidad y artesanía sobrenatural. La célula no es simplemente una concha que está vacía en su interior (como una pelota de ping-pong); es por sí misma un órgano complejo e intrincado. Una de sus tantas funciones es la de producir energía para la vida. Para poder producir esta energía, la célula tiene necesidad de una fuente de energía llamada glucosa. En la superficie de cada célula hay receptores especiales que son estaciones de amarre para la insulina y la glucosa, y hay otros excipientes de la célula, llamados transportadores de glucosa (GLUT). Dichos excipientes recogen la glucosa y la llevan al horno de la célula (mitocondria) donde el cuerpo la puede utilizar para convertirla en energía (ATP).

Mi mente vacila al darme cuenta de la dificultad de los trillones de células que componen el cuerpo y que pueden ser capaces de trabajar sin ningún esfuerzo consciente de parte de la humanidad. Sin embargo, las decisiones que tome con relación a las comidas que yo elijo comer tienen un impacto directo en todo este proceso. Asimismo, estas decisiones pueden fortalecer, obstaculizar o matar las células del cuerpo. Debemos considerar seriamente cómo la libertad para tomar estas decisiones está significativamente influenciada por nuestras elecciones previas y por nuestras costumbres.

Tenemos que tomar decisiones conscientes de la salud de nuestras células. Debemos aprender sobre el balance apropiado de los carbohidratos, de las proteínas, y de las grasas que nuestros cuerpos necesitan en el ámbito celular, y por qué se necesitan. Enseguida, podremos conectarnos con el fascinante y novedoso descubrimiento llamado índice de glicemia: la balanza con la que podemos evaluar los carbohidratos y las consecuencias en nuestro cuerpo. Considero que ello nos da las principales pistas para resolver el misterio de nuestros problemas de obesidad. Con el índice de glicemia, podemos escoger los carbohidratos que no estimulen el azúcar en la sangre, y en consecuencia, poner fin a los antojos que nos tienen prisioneros. Enseguida, aprenderemos cuál es la función de la insulina, y cómo, cuando abusamos de ella, nuestros cuerpos construyen una defensa tan resistente, que nuestra grasa se queda estancada en un lugar. La mayoría de los problemas serios de salud que enfrentamos hoy en día están entrelazados por un hilo – la resistencia a la insulina.

Nuestra gente muere por desinformación. En la actualidad enfrentamos una crisis asistencial de salud (aumentos de los costos de la asistencia de la salud), la cual empeorará significativamente en el futuro. La diabetes, la obesidad, y muchas otras enfermedades degenerativas crónicas están aumentando, a pesar que estamos gastando aproximadamente 1.5 trillones de dólares anuales en programas de asistencia de salud. ¿Qué salió mal? ¿Por qué estamos viviendo esta epidemia de obesidad y de diabetes? La respuesta a nuestros problemas de magnitud epidémica no está muy lejos. Tú puedes hacer la diferencia. Podemos volver a ser libres, si todos empezamos a adoptar los estilos de vida saludables que prevengan y hasta cambien los procesos de las enfermedades.

La mayoría de los programas de dietas están fundamentados en ingerir menos calorías, y al mismo tiempo en tratar de hacer más ejercicio físico. El acercamiento lógico a la gran mayoría de estas dietas es el de disminuir la cantidad de grasas ingeridas en la dieta e incrementar el consumo de carbohidratos. Sin embargo, al terminar la dieta, las personas vuelven a comenzar donde terminaron y empiezan una vez más a comer carbohidratos altamente procesados y comida chatarra. Los invito a que examinen clara y seriamente este ciclo, que se ha convertido en la mayor crisis de salud de nuestra nación.

¿Y qué hay de los niños? Criar niños en un mundo bombardeado por avisos publicitarios de comida chatarra, y al mismo tiempo, de juegos y juguetes que los mantienen sedentario, es un reto extraordinario para los padres. Ambos, padres e hijos, necesitan más que nunca una guía adecuada para educar a los hijos sobre la manera en que deben conducirse. La Dra. Christine Wood, pediatra y autora en San Diego, "La diabetes en el adulto (tipo II), principalmente asociada al sobrepeso, llegó al dos por ciento de los casos en niños entre los nueve y los diecinueve años de edad. Para el año 2000, la diabetes tipo II llegó a un asombroso 30-50 por ciento de los nuevos casos de diabetes diagnosticados en ese grupo de edad."[5]

Los niños merecen la oportunidad de vivir una vida larga y buena. ¿Cuál es el precio que estás dispuesto a pagar por el futuro de tus niños? Ningún niño tendría tener que vivir atrapado en un cuerpo obeso con cicatrices psicológicas y con inhibiciones físicas, sin siquiera saber que puede tener un futuro saludable y delgado. Al entender la resistencia a la insulina y los peligros que conducen a la diabetes y a otras enfermedades relacionadas con ella, podremos hacer cambios conscientes, para cambiar el curso de nuestra historia familiar.

Siempre les digo a mis pacientes que ellos están aprendiendo nuevos estilos saludables de vida, y que, por casualidad, tienen como consecuencia la pérdida de grasa. ¡Y parece que nadie se queja de este efecto secundario! Los resultados que he visto en mis pacientes son asombrosos. Por recomendación mía, ellos han efectuado simples cambios en su estilo de vida. Recorre conmigo a través de este testimonio médico y aprende, cómo es que, no solamente estás envejeciendo más rápido de lo que deberías, sino también por qué no puedes perder peso.

¿Vives descuidadamente o has elegido ser libre? Puedo asegurar que mis pacientes no se encuentran preocupados tanto por la cantidad de años de vida como por la calidad de esos años.

Imagínate tener la fuerza física, la energía, y la fuerza vital necesarias para todo lo que quieres lograr en la vida. Ahora, imagínate cuan orgulloso te encuentras de tu constitución física, que bien te queda la ropa, y lo cómodo que te sientes con tu cuerpo. Finalmente, imagina el self – o el Yo confiado que siempre supiste que estaba dentro tuyo, el que quisieras que otros vean – de manera fuerte, delgado, activo, enérgico y saludable.

¡Atrévete a soñar, atrévete a ser libre, atrévete a ser saludable para la vida!

CAPÍTULO 2

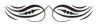

La nación de los carbohidratos

In wisdom Thou made them...
the earth is full of Thy riches.
(*Las creaste con Tu sabiduría...*
la tierra está llena de Tus riquezas.)
—Salmos

Érase una vez, hace muchos años en una tierra de abundancia natural, vivían muchas personas de talla grande que ostentaban riquezas, prestigio y una vida de lujos. Los señores y las damas festejaban en sus mesas con banquetes compuestos de platos exóticos y deliciosos guisos preparados por sus sirvientes durante horas y a veces durante días, cocinando aves silvestres, reses tiernas, venado y vegetales frescos. El pan, preparado con granos sembrados en tierras fértiles, era servido recién horneado todos los días, y la corte tomaba los vinos tintos liberalmente de los cálices llenos hasta el borde.

Puede ser que la historia del principio no haya sucedido tanto tiempo atrás. De niño, yo también adoraba las deliciosas comidas orgánicas arriba mencionadas. No obstante haberme criado con personas sencillas de Dakota del Sur, mi familia conocía mucho de la abundancia. De hecho, una de mis salidas favoritas era acudir al mercado local – La Tienda de Abarrotes Wait, al final de la Calle Main. Era un gran placer contemplar las arcas apiladas con vegetales frescos recién traídos por los granjeros de la localidad. Recuerdo a mi abuela que traía cajas de cartón con grandes huevos pardos que ella misma había recolectado esa mañana para vender al señor Wait.

El otoño era mi época favorita del año cuando podíamos conseguir en las granjas de los alrededores elote dulce y fresco, calabazas, zanahorias, y camotes. Nos encantaba visitar la casa de mi abuela en las afueras del pueblo, dónde ella se ocupaba de un jardín muy grande. Mi hermano y yo nos transportábamos a otro universo mientras jugábamos en las hileras susurrantes de maíz. Si la abuela necesitaba unos cuantos vegetales para la cena ella agarraba una pequeña canasta del vestíbulo trasero e iba a recoger lo que quería cocinar o lo que quería mandar a casa con nosotros. Al acercarse la hora de la cena, sentados en las escaleras traseras, la abuela nos llamaba para ayudarla a quitar el hollejo al elote o a las habichuelas. Y para terminar bien el día, comíamos un gajo de ajo fresco. La abuela siempre nos decía que el secreto para una larga vida era comer ajos todos los días.

Si el menú de la cena consistía en pollo, la abuela iba al patio, agarraba un pollo de la pata y le cortaba la cabeza en el tajo de la cocina (¡no has vivido nada hasta que no hayas visto a un pollo corriendo sin cabeza! – es un asunto de hombres). Enseguida, ella introducía el ave en una olla con agua hirviendo y le arrancaba las plumas. Era tan rápida que lo limpiaba y lo cocinaba en minutos. Siempre tomábamos leche fresca de la vieja vaca, y comíamos pan caliente salpicado de pequeños puntos con granos enteros molidos. Todo tenía un tiempo determinado y siempre festejábamos.

Sin lugar a dudas, hemos conocido figuras históricas o celebridades cuya forma corporal se convirtió en su marca de distinción. De hecho, nos es difícil imaginarlos de alguna otra manera. ¿Recuerdan una silueta con una gran barriga redonda, que aparecía en las sombras al comienzo de una película en blanco y negro? Acto seguido, el escritor de novelas de suspenso, calvo y con doble papada, desaparecía en una línea dibujada, redonda y llena – sin lugar a dudas Alfred Hitchcock. Asimismo, recordamos otros personajes favoritos: Winston Churchill, Orson Wells, Jackie

Gleason. Lamentablemente, con el paso de las generaciones, los roles han cambiado, y la gente obesa ya no representa más un símbolo de prosperidad y de abundancia. Por el contrario, aquellos que tienen sobrepeso hoy en día, tienen mucho más probabilidades de ser discriminados que cualquier otro grupo de personas.

Nuestro deseo es comprender y aceptar a la gente sin importar su tamaño o forma; finalmente, la belleza se presenta de muchas maneras. A pesar que nosotros como nación hemos llegado a un lugar donde aceptamos abiertamente la diversidad y el progreso que van más allá de los asuntos de glamour (la moda viene ahora en tallas superiores a la talla ocho), no podemos ignorar el serio compromiso que se ha producido en la salud de nuestra gente.

Nuestra nación se encuentra ubicada en los primeros lugares a nivel mundial en relación a la obesidad en todos los grupos de edad, que es uno de los aspectos de salud más delicados. La Doctora Joann E. Manson refuerza ésto en un artículo escrito para el *Journal of American Medical Association*. Ella escribe, "A pesar que el público en general todavía piensa que el sobrepeso es un asunto de estética y no tanto un problema de salud, en realidad se trata de un factor de riesgo de consideración mayor en la mortalidad prematura, así como en los enfermedades del corazón, diabetes mellitus tipo 2, osteoartritis, algunos tipos de cáncer, y otras condiciones médicas." América la bella, simplemente, no despertó obesa una mañana. Nuestro delicado estado de salud se ha venido desarrollando a través de años de decisiones cotidianas.

El fenómeno alto en carbohidratos y bajo en grasas

Un estudio realizado en 1970 conmocionó a la comunidad médica: ¡se descubrió que aproximadamente el cuarenta y dos por ciento de las calorías ingeridas por nosotros los Norte Americanos provenían de las grasas![1] A diferencia de las personas de otras naciones, los Norte Americanos vivían en una tierra abundante en leche "entera" y miel. Sin tomar precauciones, nuestras mesas estaban repletas de carnes rojas, salsas, postres deliciosos, panes cubiertos con mantequilla ...todas aquellas cosas que los especialistas en dietas ahora consideran religiosamente un pecado.

Este estado de emergencia fue reconocido por nuestros mejores expertos en salud, quienes comprendieron que se tenía que tomar alguna decisión. Todo indicaba que la grasa era la culpable evidente. ¿No les parece que tiene sentido decir que *comer* mucha grasa *lo vuelve* a uno gordo? Los investigadores acordaron por unanimidad que consumir mucha grasa era la causa principal de obesidad en América, en vista de los altos niveles consumidos de carne y lácteos.[2]

Se tenía que prohibir la grasa.

Y así sucedió.

A mediados de 1970, se introdujo la teoría del colesterol, y se promovió como la única causa de enfermedades del corazón. Los estudios como los Estudios Framingham en las afueras de Framingham, Massachusetts, revelaron que los pacientes con niveles de colesterol más elevados en su sistema sanguíneo eran los que sufrían el índice más alto de infartos al corazón. Esto condujo a efectuar una campaña intensa a través de la Asociación Americana del Corazón, el US Department of Health and Human Services, y la Asociación Americana de Diabetes, para que empezaran a recomendar una dieta baja en grasas a todas las personas.

La grasa es un alimento calórico denso que proporciona nueve calorías por gramo, mientras que las proteínas y los carbohidratos solamente proporcionan cuatro calorías por gramo. Era lógico pensar que si se reducía la cantidad de grasas consumidas, no solamente se reduciría el riesgo de desarrollar una enfermedad del corazón, sino que también se reduciría la cantidad de calorías consumidas. Esto se traduciría en una pérdida de peso y en una reducción del problema integral de obesidad en nuestra nación. La comunidad americana de salud asistencial se puso en marcha y empezó una intensa campaña para promocionar una dieta libre de grasas. Se comenzaron a hacer cambios y nos volvimos a sentir confiados en un futuro más saludable.

Es interesante comprobar que aquellos que adoptaron estas recomendaciones en las últimas tres décadas, y que han ingerido aproximadamente la misma cantidad de calorías, la cantidad de proteínas consumidas es prácticamente la misma. Esto significa que la reducción de grasas está siendo reemplazada por *un incremento* en la cantidad de carbohidratos. Con el apoyo incondicional de los asistentes de salud, hemos llegado a creer que una dieta baja en grasas y alta en carbohidratos es probablemente la dieta más saludable del mundo. De hecho, prácticamente todas las dietas modernas no solamente han sido influenciadas por estas recomendaciones, sino que han sido diseñadas bajo estas premisas.

Por ejemplo, supongamos que en 1976, el año del bicentenario de nuestra nación, Charlie consumió aproximadamente tres mil calorías diarias repletas de grasa. Por supuesto, durante la celebraciones del Cuatro de Julio en nuestro vecindario, no se le ocurrió contar las calorías. Charlie celebró toda la noche, y comió Bratwurst, hamburguesas, rollos caseros, elote asado, frijoles al horno, ensalada de papas, y papas fritas. Asimismo, se sirvió una porción de tarta con una cobertura de azúcar roja, blanca y azul, y volvió a repetir un trozo del pie de manzana con helado casero. Por supuesto, la noche continuó con una fiesta y todos tomaron mucha cerveza.

Grasas: 42%

Proteínas:15%

Carbohidratos: 43%

Cuando Charlie acudió a su siguiente revisión médica, no se le veía nada bien. De hecho, se encontraba en un alto riesgo de sufrir un infarto al corazón. Su médico recomendó que empezara una dieta baja en grasas. Al principio, Charlie estaba muy preocupado de cómo iba a efectuar todos estos cambios, pero pronto comprendió que si escogía una variedad de comidas bajas en grasas, podía comer más y la cantidad total de calorías diarias se mantendría igual. Este concepto tuvo consecuencias en Charlie. En vez de utilizar la verdadera mantequilla con el elote, la papa asada y los rollos caseros, empezó a utilizar "sustituto de mantequilla." Más adelante dejó la crema de leche, y compró mayonesa baja en grasas. Hizo un esfuerzo para comer más pollo y cortar el consumo de postres altos en grasas. ¡Incluso empezó a tomar cerveza *ligera*! A fines de 1980, Charlie escogía una variedad de refrigerios bajos en calorías como los pastelillos de arroz inflado, los bagels, y las galletas bajas en grasa (Graham)- en vez de comer tantas papas fritas. En la actualidad, la dieta de Charlie se compone de:

Grasas: 20%

Proteína: se mantuvo igual 15%

Carbohidratos: un aumento de hasta 65%

La campaña de reducción del consumo de grasas malas fue todo un éxito. Se redujeron aproximadamente el cuarenta y dos por ciento de las calorías hasta llegar al nivel actual de treinta y cuatro por ciento de nuestra energía dietética.[3] ¡Sin embargo, el misterio reside en que durante el mismo período de tiempo, la cantidad de gente con sobrepeso *incrementó dramáticamente,* al punto que en la actualidad, uno de cada cuatro niños tiene sobrepeso, y una de cada dos personas o más (o el 65 por ciento) de entre la población adulta se considera que tiene sobrepeso![4] (En 1976, solamente el 39 por ciento de los adultos varones tenía sobrepeso, y solamente el 24.3 por ciento de las mujeres tenía sobrepeso.)[5]

Aparentemente, algo no concordaba. Sin embargo, el peso de Charlie había subido diez libras más en el transcurso de tres años. Como es el caso de Charlie, lo único que hemos escuchado es que la cantidad de grasas (y de calorías) que consumimos en nuestra dieta nos está poniendo obesos. Nosotros, como sociedad, hemos reducido significativamente la cantidad de grasas que consumimos, y sin embargo, somos testigos de un incremento constante y dramático de obesidad en los Estados Unidos y en todo el mundo. ¿Será posible que hayamos asumido algo incorrecto? Quizás no eran las grasas lo que nos condujo al sobrepeso.

Cuando consideramos la gran cantidad de gente que está luchando con su peso, podemos darnos cuenta claramente que esta recomendación ha sido un fracaso completo. De hecho, me atrevo a decir que una dieta alta en carbohidratos y baja en grasas es absolutamente la peor dieta que una persona pueda escoger para reducir el riesgo de enfermedades del corazón, diabetes, hipertensión *o peso*.

Inicialmente, la campaña a favor de una dieta alta en carbohidratos y baja en grasas fue seguida por una reducción en el índice de infartos al corazón en los Estados Unidos y Canadá; sin embargo, se ha llegado a un límite y es posible que las enfermedades del corazón estén *aumentando*. Esto es un grave problema ya que las enfermedades del corazón continúan siendo la primera causa de muertes en los Estados Unidos (más de 750,000 muertes al año).[6]

Recomendaciones confiables

En los treinta años anteriores, la industria alimentaria ha estado muy dispuesta a presionar a la población Norte Americana al producir una cantidad increíble de alimentos procesados, entre los cuales podemos escoger los sustitutos de las variedades obsoletas "llenas de grasa." Si acudes a cualquier supermercado grande encontrarás coloridas hileras de alimentos procesados (por supuesto, en variedades bajas de grasa): papas fritas, pastelillos de arroz inflado, bagels, panes de harina refinada, tortillas, harina blanca, alimentos enlatados, y pastas y arroz altamente procesados.

La gran mayoría de los médicos especialistas en nutrición se aferra a la premisa que "un carbohidrato es un carbohidrato", es decir que todos tienen el mismo propósito de proporcionar energía al cuerpo. Los carbohidratos son simplemente largas cadenas de azúcar que son absorbidas por el cuerpo en diferentes proporciones (ver el Indice Glicémico en el Capítulo 3). La naturaleza proporciona a nuestros cuerpos los carbohidratos necesarios a través de las frutas, vegetales, nueces, legumbres, y granos. Dicho de otra manera, los carbohidratos son extraídos principalmente del suelo, y no son un componente principal de productos animales (excepto por la leche y los derivados de la leche). Sin embargo, aproximadamente el noventa por ciento de los carbohidratos consumidos en los Estados Unidos en la actualidad, son lo que llamamos carbohidratos altamente procesados o almidones de gran contenido glicémico – muchos de los cuales se han promocionados como elecciones saludables.[7]

Muchos médicos especialistas en nutrición sugieren cierta cantidad de carbohidratos para ser consumidas a diario. Mientras que casi todos están de acuerdo que el azúcar simple y los productos derivados del azúcar no son buenos, se hace hincapié en la cantidad de gramos de carbohidratos contenidos en un alimento en particular, y se ofrecen tablas de cambio a los pacientes para ayudar a elegir qué carbohidratos consumir. Lo que la mayoría de Norte Americanos no comprende, es que, en términos generales, estas recomendaciones confiables no solamente han jugado una función central en el desarrollo de la obesidad y de la diabetes de nuestra nación, sino que además han tenido un efecto considerable en las enfermedades del corazón. ¿Por qué se encuentra tu alacena llena de alimentos altamente procesados con etiquetas de bajo contenido en grasas? Al igual que la gran mayoría de nosotros, tú confías en que la comunidad médica te recomiende una dieta saludable, y que, la industria alimentaria te proporcione los alimentos necesarios para satisfacer esas recomendaciones.

Sin darnos cuenta del peligro, creemos haber elegido lo correcto al almacenar en nuestras alacenas comidas ligeras y otras etiquetadas como "bajas en grasa." Mientras tanto, no nos detenemos a leer las etiquetas, y hemos fracasado en reconocer el peligro existente en la cantidad de franquicias de comida rápida que aparecen en cada esquina de la ciudad. Es más, ni mencionemos cuantas veces nosotros mismos *hemos* consumido una comida rápida. Se ha efectuado un cambio muy sutil con consecuencias monumentales en nuestras familias. "Rápida" (*fast*) significa que en la actualidad los métodos de cocina convencionales son demasiado lentos. ¿Y cómo se cocina la comida en forma rápida? Con sartenes para freír alimentos en abundante manteca, parrillas grasosas y hornos microondas. ¿Qué los mantiene "frescos" y calientes? Las lámparas de calor. Las comidas procesadas vienen embolsadas y listas para ser preparadas en cualquier momento por cualquier empleado adolescente, para que las puedan servir ricas y calientes.

La industria de la comida rápida se entromete

Pocos de nosotros argumentará en contra de lo perjudicial que puede ser consumir una dieta alta en grasas. Sin embargo, en realidad eso es exactamente lo que hacemos cuando no estamos en una de nuestras dietas bajas en grasas y altas en carbohidratos. ¿Tienes alguna idea de cuál es el contenido de grasa de una comida rápida? En una reunión reciente, el Doctor Lyle MacWilliam, bioquímico y autor, hizo una relación del contenido de grasa de una maravillosa comida de Pollo Frito que puedes consumir gracias al Coronel Sanders. ¡Ciertamente nos dejó una impresión perdurable!

Pollo frito, extra crujiente = 51 g (12^1/2 cda.) de grasa
Papas fritas, o a la francesa, grandes = 12 g (3 cda.) de grasa
Rosquilla glaseada de chocolate = 22 g (5^1/2 cda.) de grasa
Helado de mantequilla y nuez pecana = 50 g (12^1/2 cda.) de grasa
Un vaso de Cola grande = ^{1}/2 taza de azúcar refinada
TOTAL DE CONTENIDO DE GRASA = 135 g ó **34 cda. de grasa**

Parece que existe una brecha cada vez más grande entre lo que decimos qué creemos y como actuamos. ¿Los refrescos son buenos para ustedes? ¿No? Prácticamente, todos los refrescos no solamente contienen diez cucharadas de azúcar, sino que también están llenos de cafeína, lo cual a su vez estimula la secreción de azúcar de los almacenes de glicogen en el hígado. ¿Cuántos refrescos creen ustedes que consumen los Norte Americanos cada año? Las estadísticas nos muestran que en promedio, cada hombre, mujer y niño consume seiscientas latas de doce onzas de refresco al año. Si tú no consumes refrescos, piensa en la cantidad de personas que toman más de seiscientas latas para llegar a este promedio.

De hecho *creemos* que debemos vivir saludables, pero observen a su alrededor la abrumadora cantidad de personas que toman ruidosamente sus refrescos, y que comen con ansiedad hamburguesas, nugets de pollo, papas fritas, y todos los aderezos que van acompañados de nuestro mundo rápido. Eric Schlosser en su libro, *The Fast Food Nation* (La Nación de las Comidas Rápidas)[8], dice que en 1970 los Norte Americanos gastaron aproximadamente seis mil millones de dólares en comida rápida. ¡Para el año 2001, más de 110 mil millones del presupuesto de comestibles de la familia Norte Americana se gastó en comidas rápidas! En la actualidad, los Norte Americanos gastan más dinero en comida rápida que en educación superior, computadoras personales, o carros nuevos; y también gastamos más en comida chatarra que en películas, libros, revistas, periódicos, videos, y música grabada – todo junto.

¿Cuántas veces a la semana te detienes a comer, ya sea a la ida o al regreso de tu trabajo, de una película, de las clases universitarias, del fútbol, de la iglesia, de tu trabajo como niñera? O luego de un día árduo de trabajo, en el patio, en tu día de descanso, o durante un paseo familiar en la carretera? La lista es interminable. Y cuando comes en casa, ¿cuántas comidas preparas "desde el principio", que no sea de un paquete o caja? Desde que las comidas rápidas reemplazaron a las comidas caseras "a la antigua" como principal fuente de nutrición en este país, hemos comenzado a reflexionar sobre la clase de comida que estamos consumiendo. No es muy difícil de determinar: se estima que el Norte Americano promedio come tres hamburguesas y cuatro órdenes de papas fritas cada semana y todas las semanas. Asimismo, gritamos en el teléfono para hablar desde la ventanilla del autoservicio: "¡Por si acaso, agrande el pedido!" ¿No piensas que las estrategias de marketing han probado ser muy efectivas?

Pregunta:
¿Adivina cuáles son los tres vegetales más consumidos por los niños en Norte América?
Papas (papas fritas, o a la francesa)
Jitomates (¡muchos niños quieren incluir la salsa catsup!)
Lechuga (casi ningún valor nutritivo)
— Dra. Christine Wood, Anaheim, pediatra y autor

En nuestro mundo tan acelerado, me aventuraría a adivinar que también uno se mortifica si tiene que esperar en la fila para que le preparen la comida. He aquí un reto: la próxima vez que estés esperando en fila en el autoservicio, en vez de perder la paciencia tamborileando los dedos en el timón del carro, contando los minutos entre cada carro, considera cuanto esfuerzo y planeamiento ha requerido el desarrollo, marketing, y preparación de la "comida" que estás a punto de comer.

Con excepción de la lechuga y el jitomate, la mayor parte de los alimentos que pedimos en un restaurante de comida rápida son enlatados, congelados, deshidratados, o congelados seco – ¡el epítome de los carbohidratos altamente procesados y de las grasas altamente saturadas! Y por si esto no fuese suficientemente malo, nuestras papas (altas en índice glicémico) se cocinan usualmente en manteca vegetal a 320 grados – lo cual a estas altas temperaturas produce una grasa mucho más rancia.

Lo que no es un hecho muy conocido es que el enlatado, el congelado, y la deshidratación de estos carbohidratos altamente procesados destruye su sabor natural. Esto significa que nuestras comidas procesadas necesitan ser "medicadas" para poder darles el sabor, la consistencia y el aroma de la comida original. Ahora es el momento de anunciar en los "médicos de los alimentos", más conocidos como "la industria del sabor." Eric Schlosser indica de una manera dramática en su libro, *The Fast Food Nation*[8], que, sin la industria del sabor, la industria de la comida rápida no existiría hoy en día..

Schlosser pregunta: "¿Qué es más decisivo que el precio y la conveniencia de tener a los clientes de regreso? "La industria de la comida rápida sabe que la comida que ellos preparan debe tener buen sabor. *Los clientes no se preocupan de cuan saludable sea la comida rápida, sino del sabor, lo cual es absolutamente decisivo.*"

Por ejemplo, observe el caso de McDonald's: cambiaron a un aceite vegetal puro en respuesta a la crítica por el alto contenido de grasa saturada en las papas fritas. Cuando los altos ejecutivos de Golden Arch hicieron un osado intento para no utilizar el siete por ciento de aceite de semilla de algodón junto con un noventa y tres por ciento de sebo de res para cocinar las papas fritas, y en su lugar, llenaron sus ollas freidoras con aceite puro vegetal, se encontraron con un problema de primera consideración en sus manos – las papas fritas no sabían "bien." El sabor estaba determinado principalmente por el aceite de cocina. Como suele suceder en la industria de la comida, los "doctores en alimentos" llegaron como los salvadores de McDonald's con su cuota prescrita de sabores artificiales.

A pesar que tenemos la costumbre de ver una relación de ingredientes en los alimentos embolsados donde figuran todo los sabores que han añadido, muy pocos se preguntan por qué se encuentran allí. Los sabores artificiales de la comida – algunas veces se hace referencia a "sabores naturales" – determinan realmente el sabor de las comidas.

Que vengan los doctores especialistas en alimentación

Los sabores artificiales no solamente garantizan un sabor agradable, podemos contar con sus efectos para: "las sensaciones bucales", la textura, y hasta el olor. La industria del sabor es la responsable de dar a las papas fritas, panes, galletas saladas, galletitas, helados, cereales para el desayuno, y muchas otras comidas procesadas, los sabores que tanto nos gustan. Estoy seguro que quisiéramos creer que estas comidas con sabores increíbles son el resultado de una preparación laboriosa en la cocina. Sin embargo, me temo que no es así. Es más, podemos anticipar, que si los sabores artificiales son necesarios para dar color y consistencia, además del aroma, el alimento original procesado no es muy sabroso. (Ver tabla 1 para obtener una relación de ingredientes utilizados para obtener un sabor artificial de fresas, el cual se encuentra en algunos batidos de fresas.)

Tabla 1.- Sabor típico de la fresa artificial

Acetato de amilo, butirato de amilo, valerato de amilo, anetol, formiato de anisilo, acetato de bencilo, isobutirato de bencilo, ácido butirico, isobutirato de cinamilo, valerato de cinamilo, aceite esencial de brandy, diacetilo, dipropil cetona, heptanoato, heptilato de etilo, lactato de etilo, metilfenilglidihidroxifenil-2-butanona de etilo, alfa ionona, antranilato de isobutilo, butirato de isobutilo, aceite esencial de limón, maltol, 4-metilacetofenona, antranilato de metilo, benzoato de metilo, cinamato de metilo, metil hepti(a), metil naftil cetona, salicilato de metilo, aceite esencial de menta, aceite esencial de neroli, nerolina, isobutirato de nerilo, mantequilla de orris, fenetilo, alcohol, rosa, éter de ron, gama-undecalactona, vanillina, y solvente.[9]

¡Y pensábamos que el agradable color y sabor rosado provenía de las fresas! Los sabores naturales no son necesariamente más saludables que los sabores artificiales, y también pueden contener tantos químicos como los que se nombran en el tabla 1. Por supuesto, la mezcla precisa de químicos que da un aroma y sabor particular a cualquier marca de alimentos procesados, permanece como un secreto celosamente guardado, no solamente para la competencia, sino para la mayoría de consumidores.

Lo más importante que debes recordar después de esta discusión es que lo que ves, hueles, y saboreas cuando se trata de alimentos procesados, es puramente una *representación química* de lo que piensas que estás comiendo. ¡Puedes estar seguro que lo que decide finalmente la preparación de los alimentos procesados son las ganancias, no los niveles de energía, tampoco la necesidad de que tu hijo tenga dientes sanos ni la necesidad de desarrollar su cerebro, y ciertamente, tampoco la preocupación de perder peso!

Defina "altamente procesado"

¿Podrán nuestros hijos imaginarse una vida como la que vivían sus abuelos? ¿Cuántos de nosotros saben cómo trozar un pollo para dorar? ¿Cómo haríamos si tuviésemos que cortar y desplumar un ave tal y como lo hacía mi abuela? En la actualidad, muchos ya ni sabemos como cocinar sin un microondas, o sin carnes envasadas, o solamente sabemos añadir agua a los copos de papas, o preparar arroz instantáneo y cereal al instante. ¿Dónde se encuentran aquellas deliciosas frutas y vegetales?

Corremos al trabajo en las mañanas y tomamos una rebanada de tostada, un vaso de jugo de naranja, y una taza "grande" de café, prácticamente de salida a la puerta. A la hora del almuerzo, pasamos por nuestro autoservicio o deli al paso favorito para comer un sub sándwich con mayonesa extra, papas fritas y refresco. Luego de un largo día en la oficina, ambos, el esposo y la esposa hacen algunas llamadas rápidas desde sus teléfonos celulares para decidir quien recogerá a los niños, y quién pasará a recoger la pizza para la cena. *La comida rápida, las recetas instantáneas y el consumo de comidas altamente procesadas forman parte de los cambios más dramáticos que hayan ocurrido en nuestra sociedad en las últimas dos generaciones.* Como resultado, las consecuencias de este gigantesco cambio de la salud, no solamente son devastadoras, sino que también son fatales. Cuando observes la lista del origen de los veinte principales carbohidratos en nuestra dieta en la actualidad, compilados por un investigador de la Escuela de Harvard de Salud Pública, podrás observar que lo anterior está en la mira.

Tabla 2- 20 Principales carbohidratos consumidos en
Norte América en la actualidad

1. Papas (puré o asada)
2. Pan blanco
3. Cereal Desayuno frío
4. Pan negro (elaborado con harina de trigo)
5. Jugo de naranja
6. Plátanos
7. Arroz blanco
8. Pizza
9. Pasta
10. Muffins
11. Ponche de frutas
12. Coca-Cola
13. Manzanas
14. Leche descremada
15. Panqueques
16. Azúcar refinada
17. Conserva de frutas
18. Jugo de arándano
19. Papas a la francesa
20. Dulces

LA COMIDA RAPIDA, LAS RECETAS INSTANTANEAS, Y EL CONSUMO DE ALIMENTOS ALTAMENTE PROCESADOS SON LOS CAMBIOS MÁS DRAMATICOS QUE HAN OCURRIDO EN NUESTRA SOCIEDAD EN LAS DOS ÚLTIMAS GENERACIONES. COMO RESULTADO, LAS CONSECUENCIAS DE SALUD DE ESTE INMENSO CAMBIO NO SON SOLAMENTE DEVASTADORAS SINO TAMBIEN FATALES.

Conclusión

¿Por qué nuestros abuelos se sentían agradablemente gordos en la prosperidad y nosotros nos sentimos gordos y fofos? ¿Por qué en la actualidad estamos frente a una epidemia de enfermedades mortales asociadas a nuestros cuerpos con sobrepeso? No solamente se ha incentivado un consumo tan alto de carbohidratos, sino que también vivimos en la Nación de los Carbohidratos de alimentos altamente procesados, alimentos empacados, comida rápida y sabores artificiales. A diferencia de mis abuelos, quienes vivieron hasta los noventa años aproximadamente sin enfermedades (los dos se mantuvieron activos prácticamente hasta el último año o algo así de sus vidas), les garantizo que estamos peleando una batalla en contra de la obesidad y las enfermedades degenerativas, debido a nuestra "típica" dieta Norte Americana de comida rápida procesada. ¿No les parece que este sobrepeso, que en la actualidad, ocurre en el sesenta y cinco por ciento de nuestra población, no es tan confuso luego de observar de cerca?

Evaluemos juntos el lucrativo negocio de la industria de los alimentos que hace publicidad a los carbohidratos procesados, a los almidones, y a la comida rápida. ¿Cuál es el resultado? ¿Será la salud? Estamos atrapados en una dicotomía de alimentos bajos en grasas y refrigerios por un lado; y por el otro lado, las comidas rápidas. Nuestra dieta "All-American" es nuestro verdadero enemigo. Por lo general, cualquier carbohidrato procesado o empaquetado por el hombre es el responsable del aumento de la circunferencia de nuestra cintura y de la pérdida de la libertad en los Estados Unidos.

CAPÍTULO 3

El indice de glicemia

There is no happiness where there is no wisdom.
(No hay felicidad donde no hay sabiduría)
—Epicure

¿Por qué tanto alboroto por los carbohidratos? Hoy en día escuchamos muchas cosas sobre los carbohidratos en los noticieros, en la radio y en la televisión, y si ya has cambiado de dieta muchas veces, como ocurre con el típico Norte Americano, ya has tenido la oportunidad de experimentar con una cantidad amplia de alimentos que entran en esta categoría. Aunque muchas personas están familiarizadas con su clasificación, muchas no están conscientes de la forma tan efectiva como afectan sus cuerpos. ¿Alguna vez has considerado el poder que tienen los carbohidratos sobre tus propios deseos vehementes de comer?

¿Acaso has tratado recientemente de evitar comer pan blanco, harina blanca, pasta, arroz, y papas durante un día o durante toda una semana? ¿Cómo lo hiciste? Estos carbohidratos procesados no solamente predominan en la típica dieta Norte Americana (haciendo que sea difícil preparar una comida sin ellos), sino que, si evitamos los carbohidratos procesados durante uno o dos días, pronto descubrimos que nuestros cuerpos claman por ellos.

El poder del azúcar

El cuerpo necesita y pide carbohidratos debido a la glucosa (azúcar) que funciona como combustible, especialmente para el cerebro. En otras palabras, nuestro cerebro necesita azúcar para poder trabajar. En consecuencia, nuestro cuerpo en todo momento, está totalmente pendiente del nivel de azúcar en el torrente sanguíneo. Si el azúcar en la sangre llega a niveles muy altos – más de 200 mg./dl – una persona puede empezar a eliminar azúcar en la orina, y también puede experimentar dolor de cabeza, náuseas, y un malestar general. Si baja mucho – menos de 40 mg./dl – él o ella pueden llegar a estar confundidos, en un estado de letargo, tener una convulsión, entrar en coma, e inclusive, podrían llegar a tener un número significativo de células cerebrales muertas.*

Esta verdad se hizo muy evidente el primer día de práctica clínica en el piso de cirugía del Hospital VA en Denver, Colorado. Yo era un estudiante que cursaba el tercer año de medicina, y aún no tenía ninguna experiencia médica. Solamente habían transcurrido unas tres horas en mi turno, cuando la enfermera entró corriendo por el pasadizo llamando a gritos para que la ayudara con un paciente. Aparentemente, se le había administrado mucha insulina al paciente que acababa de salir de cirugía, y sus niveles de azúcar habían bajado tanto que había entrado en coma.

Mientras corría a través del pasadizo, pusieron en mis manos una enorme jeringa llena de glucosa, la cual debía inyectar a este hombre en forma intravenosa. Era una experiencia interesante, ya que nunca antes había administrado nada de manera intravenosa a un paciente. Los primeros dos años en la escuela de medicina transcurren mayormente en el salón de clases sin ningún contacto con los pacientes, y éste era mi primer día de práctica en el hospital. Por supuesto, no me sentía muy confiado.

---

* Toda indicación o nota relativa a los niveles de azúcar en la sangre, de colesterol o a los niveles de triglicéridos, ha sido efectuada de acuerdo a las medidas imperiales utilizadas en los Estados Unidos. Para aquellos lectores provenientes de Canadá y de otros países dónde no se utiliza esta medida, se deberá utilizar la siguiente fórmula para la conversión: multiplicar por 0.02586 para el nivel de colesterol, por 0.05551 para los niveles de azúcar en la sangre, y por 0.01129 para los de triglicéridos.

Al llegar al lado del hombre, él yacía frío y sudoroso, y en un coma profundo. Mis manos temblaban. Sin embargo, fui capaz de introducir la aguja en la vena y sacar algo de sangre dentro de la jeringa. Inmediatamente, empecé a inyectar un poco de glucosa dentro de su vena. Solamente había logrado administrar el diez por ciento de la glucosa en el torrente sanguíneo cuando levanté la mirada para chequear una vez más al paciente. Para mi desconcierto, me estaba mirando a los ojos.

"¿Qué hace? ", me preguntó tranquilamente.

"¡Ah!" ¡Casi me muero del susto! ¡No podía creer lo que veía! Minutos después de haberle administrado el azúcar no sólo ya no estaba en coma, sino que estaba completamente alerta y preguntándome directamente muchas cosas. Nunca olvidaré esta experiencia mientras viva, y definitivamente, siempre recordaré cuan rápidamente responde nuestro cerebro al azúcar que necesita para funcionar bien.

El azúcar que se encuentra en los carbohidratos no es solamente una necesidad absoluta para la vida misma, sino que también puede ser tan adictivo como la droga más poderosa. La confianza excesiva en los carbohidratos en nuestra dieta, nos lleva a cosechar consecuencias que los investigadores y los especialistas nunca pudieron anticipar. Sin pensarlo, hemos creado una adicción que literalmente nos lleva a comer continuamente.

La clasificación de los carbohidratos

Cuando menciono la palabra "carbohidrato", ¿qué viene a tu mente? Mucha gente piensa en los almidones: pan, papas, arroz, y galletas saladas. ¿Por qué? Porque nos han enseñado desde el colegio que los carbohidratos complejos, como los que he mencionado, son una elección saludable. ¿Después de todo forman parte del escalón más amplio de la pirámide de alimentos de los Estados Unidos, no es verdad? Durante largo tiempo se ha creído que estos alimentos se dividen en glucosa más lentamente, proporcionando de una manera continua una descarga de energía al cuerpo, haciendo de ellos la mejor elección.

Sin embargo, esta teoría se ha puesto a prueba formalmente, y pienso que finalmente podemos haber descubierto el nexo faltante del misterio de la causa de la obesidad en nuestra nación.

¿Simple o complejo?

Sin duda, esto es cierto: los carbohidratos no son iguales. No podemos intercambiar una caloría por otra como tantos programas de dietas conocidas han estado haciendo. Al mirar bajo el microscopio descubrimos que los carbohidratos son simplemente largas cadenas de azucares. Siempre se ha creído que el tiempo de digestión, y en consecuencia, de elevación del nivel de azúcar en la sangre después de ingerir un carbohidrato específico, estaba determinado por la longitud de esta cadena de azúcar. Las cadenas cortas eran consideradas carbohidratos simples, y las cadenas más largas, carbohidratos complejos.

En 1901, se introdujo por primera vez el concepto de azúcar simple en contraposición al concepto de los carbohidratos complejos, y este concepto ha prevalecido durante todo el Siglo XX y en el Siglo XXI.[1] Desde el principio de esta teoría, los científicos han mantenido firmemente la creencia que si se ingiere un azúcar simple como glucosa, fructosa, malta, o azúcar de caña, el nivel de azúcar en la sangre se elevará rápidamente porque el cuerpo no necesita transformarla. Pero si se ingiere algún carbohidrato complejo que contenga una larga cadena de azúcar, como una papa o un pedazo de pan, su nivel de azúcar en la sangre aumentará en forma más lenta, y en consecuencia, será una mejor elección, no solamente para aquellos que no sufren complicaciones de salud, sino también para los diabéticos. Es por ello que los granos y panes se encuentran en el escalón inferior de la pirámide alimenticia, y los azucares simples como los dulces y caramelos, en la cúspide.

Dado que este concepto de carbohidratos simples y complejos ha sido un estándar de cuidado en la comunidad médica durante más de cien años, está firmemente arraigado dentro de nuestro pensamiento y de nuestra práctica de medicina. De hecho, esta teoría tan importante se enseña todavía, sobre todo a nuestros diabéticos en los Estados Unidos (aunque, espero que en el momento que este libro salga a la luz, esta declaración ya no sea verdadera).

Es muy difícil cambiar un concepto que ha permanecido con nosotros tanto tiempo. Sin embargo, pienso que esta falacia es la principal razón por la que estamos atravesando una crisis de salud abrumadora en los Estados Unidos. ¡Te has preguntado que tiene esto que ver con mantenerte saludable y delgado! Quédate conmigo, estoy construyendo mi premisa apoyado en hechos importantes que la mayoría de Norte Americanos desconocen, y como resultado, los tienen en una lucha interminable.

A principios de 1970, el concepto de una dieta alta en carbohidratos y baja en grasas ganó aceptación, y la recomendación básica era que cualquier carbohidrato que no fuera azúcar era aceptable en las dietas "saludables" recomendadas últimamente. Mientras no se hiciera distinción entre las diferentes características de los carbohidratos complejos, el punto central residía principalmente en enseñar a nuestra nación a reducir la cantidad de grasa consumida en la dieta.

Un descubrimiento revolucionario:
- El indice de glicemia

El índice de glicemia es simplemente un sistema numérico que mide la rapidez con que los alimentos que contienen carbohidratos se dividen en glucosa y entran al torrente sanguíneo. Este concepto ha cambiado radicalmente la manera de ver los carbohidratos. En lugar de aceptar la teoría que el promedio de absorción, y por consiguiente, de la elevación del nivel de azúcar en la sangre, se basa simplemente en la longitud de la cadena y la complejidad del azúcar consumido, en la actualidad, la elevación real de los niveles de azúcar en la sangre está siendo determinada en un ambiente clínico con técnicas estandarizadas.

Recién en 1981, el Doctor Jenkins, investigador, introdujo este nuevo concepto en el *American Journal of Clinical Nutrition*[2]. Jenkins definió el índice de glicemia como el nivel de azúcar en la sangre que aumenta al ingerir un determinado alimento, y se compara al de un alimento estándar (por lo general pan blanco o glucosa). En un principio, se creía que la glucosa era la que aumentaba rápidamente el azúcar en la sangre, por lo cual se le atribuyó un nivel de cien. Sin embargo, diez años después (en 1990), otros alimentos pasaron por la misma prueba y se encontró que muchos de ellos contenían niveles aún más altos. Incluso, si tienes la oportunidad de platicar de este tema con algún doctor especialista en nutrición, o con un especialista en dietas, obtendrás diversas respuestas. La gran mayoría de profesionales de salud no adoptan todavía el concepto de índice glicémico, ni el valor intrínseco que aporta en el cuidado de la salud de sus pacientes. Por el contrario muchos de ellos se basan todavía en la antigua teoría que dice que todos los carbohidratos han sido creados iguales.

El índice glicémico en los alimentos básicos

Cuando el índice glicémico fue descubierto, la mayoría de los médicos especialistas en dietas, los especialistas en nutrición, y los médicos en general, estaban sorprendidos por los resultados. ¿Por qué? Porque este descubrimiento contradecía la teoría de que todos los carbohidratos son iguales. Por ejemplo, los azúcares simples como el azúcar de mesa (sucrosa) tienen un índice glicémico de 61 mientras que el azúcar de las frutas (fructosa) solamente tiene 19.

¿Qué debemos hacer con nuestra pirámide alimenticia donde los carbohidratos complejos como los que hay en las papas (con un índice glicémico de 85), o el pan blanco (en el rango 70), elevan más rápidamente el azúcar en la sangre que el azúcar de mesa? ¡Sabías que gran parte de los desayunos "saludables" como los cereales de maíz, los cereales integrales, así como la marca *Cheerios* llegan al máximo en el índice glicémico, inclusive algunos con niveles de 92!

Estas revelaciones literalmente contraponen el concepto que el nivel de azúcar en la sangre se puede determinar solamente a partir de la premisa de los carbohidratos simples o los complejos. Estoy seguro que esto provocará alguna resistencia de ciertos

TABLA 1
Indice y peso glicémicos de los alimentos más comunes

	INDICE GLICÉMICO	CARBOHIDRATOS POR PORCIÓN	PESO GLICÉMICO
Glucosa	100	10	10
Fructosa (azúcar de las frutas)	19	10	6
Sucrosa (azúcar de mesa)	61	10	6
Productos de Panadería			
Pastel de Angel	67	29	19
Cuerno	67	26	17
Dona, pastel	76	23	17
Mantecada, salvado	60	24	15
Verduras			
Zanahorias	47	6	3
Arvejas	48	7	3
Maíz dulce	54	17	9
Frutas			
Manzanas	38	16	6
Cerezas	22	12	3
Naranjas	42	11	5
Duraznos	28	13	4
Leguminosas			
Alubias	28	25	7
Frijoles negros	20	25	5
Pan			
Bagel blanco	72	35	25
Pan blanco	70	14	10
Pan integral	71	16	8
Papas			
Blanca horneada	85	30	26
Puré de papas instantáneo	85	20	17
Puré de papas	92	20	18

índices sorprendentes, ya que esto significa que nuestros profesionales médicos han estado recomendando a los diabéticos y a los pacientes que sufren de hipoglicemia, comer hidratos de carbono que pueden ser un peligro puesto que aumentan drásticamente el azúcar en la sangre.

El concepto del índice glicémico es todavía un tema controvertido. Han habido fuertes debates en las conferencias que han abordado el tema.[3] Evidentemente, un cambio de creencia de tal naturaleza toma mucho tiempo, sobretodo cuando hace más de un siglo existe una teoría fundamental considerada como el pilar de la orientación alimentaria. Estudios recientes realizados en Australia, Canadá, el Reino Unido, y en Europa, han comprobado sin lugar a dudas, el valor del índice glicémico. Sin embargo, Estados Unidos continúa oponiéndose a este nuevo concepto y sigue recomendando enseñar a nuestra nación y a los diabéticos el concepto de los azúcares simples y de los hidratos de carbono complejos.[4]

Sin embargo, al revisar la literatura médica acerca del índice glicémico, no me cabe la menor duda que los Estados Unidos adoptará este estándar científico. De hecho, en el ejemplar del 8 de mayo del 2002, del *Journal of the American Medical Association*, se presentó un artículo que contiene un análisis de trescientos once estudios que abordan el tema del índice glicérico.[5] Ciertamente, los estudios y los informes como éstos van a causar un impacto en la comunidad médica y a provocar un cambio realmente necesario.

¿Qué determina el índice glicémico de varios alimentos?

¿Por qué los que no tenemos diabetes tendríamos que estar preocupados por el índice glicémico? Dado que ahora sabemos que el azúcar simple y los carbohidratos complejos no nos informan mayormente sobre la velocidad con que nuestros cuerpos absorben los alimentos que comemos, debemos saber qué es lo que determina la capacidad de nuestro cuerpo para absorber determinados alimentos para que podamos elegirlos de manera más sabia y evitar de esta manera la peligrosa adicción a los carbohidratos.

Pregunta:
¿Cuál es uno de los principales factores alimenticios determinantes que aumentan el índice glicémico?

Respuesta:
El grado en el cual un carbohidrato en particular fue procesado o preparado.

¿Recuerdas aquella historia infantil llamada La Pequeña Gallina Roja? Este es el cuento:

Había una vez un gato, un perro, un ratón y una pequeña gallina roja que vivían todos juntos confortablemente en una pequeña casa. Al gato le gustaba dormir el día entero en el sofá. Al perro le gustaba dormitar todo el día en la baranda, y al ratón le gustaba dormir todo el día en una silla muy abrigada cerca al fuego de la chimenea. Así es que a la pequeña gallina roja siempre le tocaba hacer todo el trabajo. Y conforme avanza la historia, la pequeña gallina roja estaba ocupada haciendo las tareas domésticas cuando encontró unos granos de trigo.

"¿Quién va a plantar el trigo? ...¿Quién va a moler el trigo? ...¿Quién va a hornear el pan?", preguntó la pequeña gallina roja.

Sabemos bien cuáles fueron las respuestas; "Yo no", dijo el gato; "Yo no" dijo el perro..." y así hasta que añadamos "*Yo tampoco" dijo el americano.*" El índice glicémico de los alimentos más consumidos en nuestra nación es extremadamente elevado. ¿Por qué? No solamente porque son altamente procesados sino porque ahora los alimentos están elaborados con la harina moderna.

La harina moderna viene de los molinos de alta velocidad, los cuales reemplazan a los molinos de piedra del siglo XVIII. Los nuevos molinos son muy eficientes porque, a diferencia de los primeros, pueden funcionar sin generar mucho calor, lo cual malogra rápidamente la harina debido principalmente a la oxidación del germen de la semilla. En consecuencia, la harina se oxidaba más rápido y tenía un ciclo de vida más corto. Poco después se descubrió que al desgerminar el grano (es decir, quitar el germen al grano), y quitar la cáscara a la semilla (llamada salvado) – lo cual hace que la fibra evite un nuevo proceso de molido – el proceso de oxidación se podía eliminar completamente.

El resultado fue una harina blanca superfina, que no se malogra. Este proceso único tuvo un impacto que cambió el curso de la historia Norte Americana. Realmente, fue una contribución a la economía, ya que no existe ningún hogar en los Estados Unidos que no comience el día con pan. Aún más, el pan y sus derivados, así como la pastelería preparada a partir de esta harina ligera y sabrosa, tienen ahora un período de vida mucho más largo. Rápidamente, la harina blanca se convirtió en una exquisitez de la gente rica, mientras que la harina preparada a la manera antigua con su textura gruesa se guardó para los campesinos del mundo.

Sin embargo, con el descubrimiento del índice glicémico, hemos comenzado a darnos cuenta que nuestro cuerpo es capaz de absorber rápidamente la glucosa contenida en las partículas superfinas de la harina blanca o harina de trigo. Esto a su vez provoca un aumento rápido del azúcar en la sangre, y con ello un nivel extremadamente alto del índice glicémico. De hecho, el pan blanco y la harina blanca incrementan el azúcar en la sangre más rápido que si comiéramos una cucharada de azúcar directamente del plato.

Piensa por un momento en la cantidad de granos procesados y de carbohidratos que están en tu régimen alimenticio: pan blanco y pasteles, masa de pizza, los bollos para las hamburguesas, la mayor parte del arroz, pastas, galletas saladas y dulces, donas y cereales para el desayuno. Ahora bien, consulta el índice glicémico de los alimentos sanos, en la Tabla 1.

POR LO TANTO, UN PRINCIPIO GENERAL (AUNQUE NO ES ABSOLUTO) ES QUE CUANTO MÁS PROCESADO SEA UN ALIMENTO, MÁS ALTO TIENDE A SER EL ÍNDICE GLICÉMICO.

Existen varios factores que tienen influencia sobre el índice glicémico, y bien vale la pena familiarizarnos con ellos. Por ejemplo, si comemos o no alimentos sanos, que tengan fibra soluble, que tengan alguna clase de almidón, o que contengan cierto nivel de azúcar, así como la forma cómo se prepara un alimento. Todo está en relación directa con el índice glicémico.

Alimentos sanos

Los alimentos sanos son aquellos que se consumen en su estado natural. No están procesados y se hace referencia a muchos de estos alimentos como a los "alimentos vivos", lo cual quiere decir, que aún conservan la fibra natural y su forma natural. Cuando consultes la tabla del índice glicémico y encuentres estos alimentos, observarás que todos son alimentos con bajo índice glicémico. Por lo tanto, un principio general (aunque no es absoluto) es que cuanto más procesado sea un alimento, más alto tiende a ser el índice glicémico.

Contenido de fibra

Por el contrario, cuanto más alto es el *contenido de fibra* en un alimento, más bajo será su índice glicémico correspondiente. ¿Sabes por qué? La fibra disminuye la asimilación de los carbohidratos en los alimentos. En otras palabras, el cuerpo tiene más dificultad para transformar los carbohidratos en glucosa. Sin embargo, hay que considerar también el tipo de fibra que contienen los alimentos que comemos.

Según Thomas Woelver, uno de los principales expertos en índice glicémico, es útil conocer la clase y la cantidad de fibra contenida en diferentes alimentos, aunque eso solamente constituya un factor para determinar el índice glicémico. Por ejemplo, la fibra que se encuentra en la harina elaborada (blanca o integral), no contribuye para nada en disminuir la asimilación de estos carbohidratos. Por otro lado, la fibra viscosa que se encuentra en las legumbres y en los copos de avena enteros, disminuye bastante la asimilación de los carbohidratos de estos alimentos. Woelver dice que por lo general, las fibras *solubles* en su forma purificada, tienen un efecto mayor sobre la respuesta glicémica en comparación con las fibras *insolubles*.

La proporción de almidones afecta el indice glicémico

Muchos de nuestros alimentos están formados por la unión de dos clases de almidones: la amilosa y la amilopectina. La proporción con la cual aparecen estos dos almidones tiene una enorme influencia sobre el índice glicémico (en diferentes proporciones). La amilosa es una molécula dispuesta en forma de cadena continua, como un collar de perlas. Esta configuración dificulta su gelatinización, y por lo tanto, se digiere y se asimila más lentamente. Los alimentos con un nivel más elevado de amilosa, como el arroz Basmati, los frijoles negros, las lentejas y los frijoles de soja, se sitúan en un nivel glicémico bajo.[6] Por otra parte, la amilopectina está compuesta de moléculas lineales con muchas ramas. Eso facilita la digestión de los alimentos. El arroz contiene un porcentaje elevado de amilopectina; esto contribuye a una digestión más rápida y tiene como resultado, un índice glicémico más alto.

El tipo de contenido de azúcar tiene una influencia mayor sobre el índice glicémico

Uno de los aspectos más asombrosos del índice glicémico es la considerable variación que existe en la asimilación de los azucares naturales. Por ejemplo, el azúcar principal que se encuentra en las frutas (la fructosa) tiene un índice glicémico de diecinueve, mientras que la glucosa tiene un índice de cien. Muchas personas no se dan cuenta que el azúcar de mesa (la sacarosa) es un disacárido (hecho de dos moléculas), lo que significa que es un azúcar doble, formado de una molécula de glucosa y una molécula de fructosa. Por esta razón, el azúcar de mesa tiene un índice glicémico de sesenta y uno, situándose entre los dos azúcares que forman la sacarosa. Hay otros como:

- La miel - 55
- La lactosa - 46
- El azúcar de malta - 105

El índice glicémico de varios alimentos se determina en gran parte por la clase y la cantidad de azúcar presente. Muchos alimentos altamente procesados como la mayoría de los yogures, contienen una mezcla de azúcares naturales y agregados y tienen, por lo tanto, un índice glicémico más elevado. Sin embargo, hay un nivel de variación amplio en las diferentes clases de frutas. Algunas frutas tropicales como el plátano, el mango y la piña, tienen un nivel glicémico mediano, mientras que la mayoría de las otras frutas (excluyendo la sandía), se sitúan en un nivel más bajo.

El modo en de preparación de los alimentos tiene una importancia significativa sobre el indice glicémico

Normalmente, los almidones contenidos en los alimentos crudos se almacenan en gránulos duros y comprimidos. lo cual dificulta su digestión. Por esta razón, casi todos los alimentos crudos tienen un índice glicémico más bajo que sus homólogos cocidos. Durante la cocción, estos almidones duros y compactos se expanden y pueden reventarse. Este proceso se llama gelatinización. Estos almidones hinchados, se digieren y se asimilan muy fácilmente a través de las encimas del intestino delgado que digieren los almidones. Por eso no se debe cocinar demasiado los alimentos. Cuando se trata de nutrición, el calor se constituye en enemigo. Las temperaturas altas convierten a los carbohidratos de bajo índice glicémico en carbohidratos de alto índice glicémico. Por ejemplo, las pastas nunca se deben cocer completamente, para que queden firmes (al dente).

Sobra decir que, tratar de determinar el índice glicémico específico de los alimentos basándose en el contenido de fibra, de glúcidos y de carbohidratos, es bastante complicado. Sin embargo, por regla general, la mayoría de las frutas enteras, los granos enteros, y las verduras crudas o ligeramente cocidas al vapor, tienen un índice glicémico mucho más bajo que los alimentos altamente elaborados. Consulta la **Lista de Alimentos Recomendados** que se encuentra en las páginas de referencia al final de este libro, para observar los índices glicémicos de los carbohidratos más comunes.

El concepto de carga glicémica

Puesto que el concepto del índice glicémico es relativamente nuevo para la mayoría de las personas, a menudo existe confusión con respecto a su utilidad como guía de nutrición saludable. Una de las razones principales por la que queremos familiarizarnos con el índice glicémico de algunos alimentos comunes es para no provocar una elevación de glicemia y de insulina después de ingerir alimentos. Para entender mejor su uso, necesitamos comprender el concepto de carga glicémica.

La carga glicémica se define como el promedio ponderado del índice glicémico de un alimento, multiplicado por el porcentaje de la energía dietética (gramos de carbohidratos o de calorías) que contiene.[7] Un cálculo sencillo nos permite saber la carga glicémica de cualquier alimento. En la etiqueta de información de nutrición de cualquier alimento, lee la cantidad de gramos de carbohidratos que contiene; si no, puedes utilizar la tabla de composición de los alimentos que se encuentra al final de este libro, multiplicando los gramos por el índice glicémico. Luego, divide este número entre cien.

El concepto de carga glicémica nos brinda una mejor idea de la respuesta de nuestro cuerpo hacia un alimento en particular. Por ejemplo, las zanahorias cocidas tienen un índice glicémico mediano de 49 y una carga glicémica de 2.4 (porque hay pocas calorías en las zanahorias). Esto quiere decir que la ingestión de zanahorias no podrá elevar la glicemia. Sin embargo, las papas tienen un índice glicémico alto y además una carga glicémica alta, lo que provoca una subida rápida de glicemia y una respuesta intensa de insulina (véase el Capítulo 4).

¿Cómo se determina la Carga Glicémica?

Carga glicémica = (Indice Glicémico x gramos de carbohidratos) dividido entre 100

Espaguetis: 1 taza de espaguetis cocidos tiene un índice glicémico de 41 y contiene 52 gramos de carbohidratos.
Carga Glicémica: (41 x 52) dividido entre 100 = 21
Zanahorias: El índice glicémico es 49 y una porción contiene un promedio de 5 gramos de carbohidratos.
Carga Glicémica: (49 x 5) dividido entre 100 = 2.4

Este ejemplo ilustra el hecho de que el índice glicémico tan sólo es un aspecto en la manera de escoger la calidad de los carbohidratos. Si uno considerara únicamente el índice glicémico, el espagueti parecería ser una mejor alternativa que las zanahorias. Sin embargo, cuando consideramos la cantidad de gramos de carbohidratos que se ingiere en una porción (52 g o media taza) de espagueti comparado con una porción de zanahorias (5 gramos), es evidente que el espagueti producirá un alza de glicemia y una respuesta fuerte de insulina, especialmente cuando sabemos que pocos comemos solamente una porción de media taza de espagueti. Véase la tabla 1 para las cargas glicémicas de algunos alimentos comunes.

¿Cómo se determina el índice glicémico de las comidas mixtas?

Uno de los argumentos principales en contra del uso del índice glicémico para fines médicos viene de la teoría que dice que, aún si se mezclan los carbohidratos, las grasas y las proteínas en una sola comida, todos los carbohidratos se asimilan uniformemente. Inicialmente, existían algunos estudios que apoyaban este punto de vista. No obstante, estudios recientes apoyan claramente la noción de que el índice glicémico de los diferentes carbohidratos que comemos en una comida típica, tiene una relación recíproca con el índice glicémico de esa comida.

Las grasas retrasan el tiempo que tarda la comida en salir del estómago para ser absorbido por el intestino delgado, lo que reduce el índice glicémico de una comida mixta. De hecho, es una de las mayores preocupaciones en las dietas bajas en grasas y altas en carbohidratos. La realidad es que cuando alguien incorpora más carbohidratos en su dieta, suele comer menos grasas (incluyendo las grasas necesarias). Esto ocasiona alzas de niveles de azúcar en la sangre aún más altas después de las comidas. Sin embargo, con el tiempo, cada vez más estudios demuestran que cuando uno considera el índice de glicemia de los alimentos de una comida en particular, se puede predecir con exactitud la respuesta glicémica y la respuesta de insulina de esa comida. Se podrán hacer entonces elecciones más saludables.[8, 9, 10, 11]

El índice glicémico es tan sólo una manera de escoger los tipos de comidas que debemos comer. Por ejemplo, el azúcar, los refrescos, y varios dulces, tienen un índice mediano. Sin embargo, el valor nutritivo es pobre y la carga glicémica no es la ideal para la salud. En el Capítulo 11 veremos una mejor manera y más sencilla de aplicar el concepto del índice glicémico a un estilo de vida saludable. Es importante reconocer que tu mayor enemigo son los carbohidratos elaborados. No debes olvidar los graves peligros que se pueden derivar de nuestra mentalidad aficionada a las comidas instantáneas y rápidas.

Conclusión

Un carbohidrato no es tan sólo un carbohidrato, y una caloría no se puede cambiar por otra. Si no estamos dispuestos a examinar seriamente lo que comemos cada día – en cada comida o merienda – continuarán aumentando los riesgos de salud de nuestra nación. Por supuesto, que si llevamos un ritmo de vida *estresado* y descuidado, comiendo a la carrera, no vamos a corregir nuestros problemas de obesidad. ¿Estás dispuesto a realizar algunos cambios sencillos en tu estilo de vida para volver a recuperar y proteger tu salud?

Nuestra sociedad está cosechando las consecuencias que han ocasionado las numerosas adicciones en nuestra salud, siendo una de estas adicciones el tabaco. ¡Cuán asombroso es ver que uno puede volverse adicto a la nicotina solamente después de haber fumado una o dos semanas. Todos reconocemos que fumar puede causar infartos, derrames cerebrales, cáncer de pulmón y enfisema. Los costos de asistencia de salud son astronómicos. Hace muy poco nos hemos dado cuenta que los alimentos altamente glicémicos pueden ser tan adictivos como el tabaco, y que como consecuencia nos han traído problemas de obesidad con costos médicos más elevados que aquellos sucitados por el tabaquismo.

La mayoría de nosotros no estamos conscientes de lo fácil que nos volvemos adictos a los alimentos altamente glicémicos. Esto significa que ya perdimos el libre albedrío. Necesitamos otra dósis de glúcidos altos. La reacción del cuerpo a los niveles bajos de glicemia (hipoglicemia), que ocurre invariablemente después de una comida, y que produce un pico de glicemia y estimula excesivamente la secreción de insulina, es algo natural. ¿Alguna vez te has preguntado por qué te quedas con un deseo incontrolable de comer más meriendas o comida chatarra? Aprendamos más acerca de las reacciones del cuerpo después de ingerir una comida típicamente americana.

CAPÍTULO 4

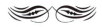

¿Cómo me convertí en un adicto a los carbohidratos?

Hunger is not debatable.
(*El hambre no se discute*)
—Harry Hopkins

Imaginemos una escena de la vida real: un adicto y traficante de drogas es condenado a prisión. Purga una pena de tres años, le dan libertad condicional y sale libre – por ley, es libre. Pero desde el momento que sale a la calle, se vuelve a juntar con su pandilla e inmediatamente vuelve a traficar con drogas. Ha acudido a muchas sesiones de rehabilitación y ha jurado que nunca más volverá a usar drogas. Esta vez está decidido, solamente las va a vender. ¿Le cree? Usted y yo sabemos que no pasará mucho tiempo antes que empiece a inyectarse de nuevo. ¿Por qué? Puesto que cuando estuvo en la cárcel *nunca desarrolló un nuevo estilo de vida*. Ahora, pregunto, ¿realmente es libre?

Imagina ahora otra escena de la vida real. Un hombre obeso se encuentra desesperado, y a pesar que no irá preso por haber dañado su cuerpo, está preso. Entonces se apunta en un programa de moda para reducir de peso, determinado a romper su adicción a la comida. Efectivamente, pierde algo de peso y está encantado por un tiempo.

Sin embargo, la dieta lo hace sentir muy mal, apático y frustrado. Tiene que armarse de una determinación férrea para poder resistir las comidas que ansía comer.

A diferencia del drogadicto quien tuvo que pasar un tiempo en el Centro Correccional Penitenciario del Estado, este hombre siempre tiene a la mano las comidas que lo tientan. Todos los días, en el camino de regreso de su trabajo a casa, pasa delante no de uno, ¡sino de treinta restaurantes de comida rápida! (de una manera real, sigue viviendo "en las calles"). Un buen día, ya no aguanta más. Se detiene en el Pizza Hut y engulle dos pizzas grandes y tres vasos gigantes de refresco. Ahora, pregunto, ¿este hombre realmente es libre?

Nuestra propia voracidad de carbohidratos nos hace regresar a las costumbres alimenticias que siempre hemos tenido. No podemos escapar de este mundo de alimentos procesados y encontrar otro donde no existan los restaurantes de comida rápida. Estar "institucionalizado" en un programa de dietas no nos devuelve necesariamente un nuevo estilo de vida. Si has tratado de hacer una dieta tras de la otra, y siempre has salido perdiendo la batalla, quizás el hecho de siempre "quedar colgado" te de náuseas. Si eso es verdadero, tienes una adicción. Muchas personas no comprenden realmente la naturaleza adictiva del azúcar, de los alimentos altamente procesados y de los carbohidratos altamente glicémicos. Durante los últimos cuarenta años, no hemos hecho mas que escuchar sobre las terribles consecuencias que acarrea el comer demasiada grasa. Entonces, encontramos consuelo comiendo más carbohidratos. Quizás te preguntes lo mismo que aquel caballero, ¿existe una esperanza para mí? Sin lugar a dudas, es un asunto muy difícil, pero sí hay esperanza.

Hace poco tiempo vi la película *Daddy Day Care* (*Guardería de papás*), protagonizada por Eddie Murphy. Mientras escribo este capítulo recuerdo una escena de la película. Dos papás, despedidos de una empresa de publicidad, deciden abrir una guardería. Estos dos hombres, ingenuos y neófitos en temas de niños, están a punto de recibir un curso intensivo sobre la crianza de niños pequeños. Como primera merienda, le ofrecen a los niños un montón de dulces. Como se puede prever, inmediatamente después de comer, los niños sufren una elevación del azúcar y se ponen a brincar fuera de control, pataleando, gritando, corriendo en círculos, colgándose de las cortinas, etc. Acto seguido, la siguiente escena silenciosa viene a mi mente. La cámara recorre la sala de un extremo al otro, y enfoca el piso donde se encuentran todos los niños desmayados y desparramados en varios lugares, después que la insulina volvió a bajar.

Estoy seguro que has presenciado algo semejante en alguna ocasión. Ciertamente, yo sí. Mi hijo Nick gozaba de una energía extraordinaria. Si en la actualidad Nick no fuera un adulto, con seguridad sería uno de los primeros en fila para recibir Ritalin. Mi esposa y yo aprendimos muy pronto que Nick no podía tomar una Coca sin perder la "chaveta." Para ayudarnos a mantener la cordura, debíamos encerrarlo en un lugar seguro, como en el carro, era todo lo que podíamos hacer por él después que había consumido dulces. Éramos testigos directos de lo que ahora llamo "la montaña rusa de la glucemia."

El cuerpo debe controlar la glucemia para poder operar adecuadamente. Si el azúcar se eleva demasiado, como en el caso de los diabéticos, la visión se torna borrosa y las ideas confusas. Si el azúcar baja demasiado, podemos incluso estar confundidos, tener un ataque, y hasta entrar en coma (como en el caso de mi paciente en el capítulo anterior). De esta manera, el cuerpo tiene

---

DEFINICIONES BÁSICAS

Carbohidratos – largas cadenas de azúcar, liberadas por el cuerpo en diferentes momentos.

Glucosa – la fuente principal de combustible y de energía que demandan las células (especialmente las del cerebro.

Insulina – hormona producida en las células beta del páncreas, *que almacena* la grasa.

Glucagón – hormona producida por las células alfa del páncreas, *que quema* la grasa.

Glucógeno – glucosa almacenada en los músculos y el hígado, que proporciona energía rápidamente.

un sistema regulador muy sofisticado diseñado para mantener el azúcar en la sangre dentro de una ventana estrecha donde el cuerpo opera a un nivel máximo. El sistema hormonal, principal responsable de este control, está formado de insulina y glucagón. Puesto que este sistema afecta nuestra salud y nuestra vida, es de suma importancia comprender sus funciones; así podremos tener más control del azúcar en nuestra sangre.

La insulina, la hormona que almacena

La **insulina**, nuestra hormona que almacena la grasa, tiene como responsabilidad primordial controlar la elevación del azúcar en la sangre, facilitando el transporte del azúcar desde la sangre hasta los músculos, el hígado y las células adiposas. Incluso, una mínima subida del azúcar en la sangre después de una comida, estimula la secreción de insulina. Y cuando sube rápidamente el azúcar en la sangre, la cantidad de insulina secretada por las células beta del páncreas es muy grande.

ADEMÁS DE CREAR UN AMBIENTE QUE TRANSFORMA EL AZÚCAR EN GRASA, LA INSULINA SE APODERA TAMBIÉN DE LAS GRASAS ALMACENADAS COMO UNA ESPONJA CON EL AGUA.

Es interesante observar que el cerebro no utiliza la insulina para obtener la glucosa que necesita, puesto que la glucosa pasa por el cerebro por sus propios medios. En cuanto al resto del cuerpo, la insulina se acopla a los sitios receptores en la superficie de los músculos, de la grasa, de las células del hígado, y luego atrae proteínas transportadoras de glucosa (GLUT-4), que la entregan al área correspondiente de la célula donde se necesita.

La insulina transporta el azúcar a la célula, para ser procesada o almacenada como glicógeno o grasa. En las células adiposas, la insulina realiza la transformación de la glucosa en grasa (lipogenesis). Ésta es una de las principales razones por la que no puedes perder peso. Otra función de la insulina es la de inhibir la asimilación de la grasa (lipolisis). En otras palabras, además de crear un ambiente que transforma el azúcar en grasa, la insulina se apodera también de las grasas almacenadas como una esponja con el agua.

El glucagón, la hormona que libera la grasa

En medicina aprendemos que siempre existen dos lados en cualquier sistema regulador. En este caso, la hormona opuesta a la insulina es el glucagón. **El glucagón** es producida y secretada por las células alfa del páncreas. La secreción de esta hormona, que libera grasas, es estimulada al ingerir proteínas en nuestra dieta, y la secreción se suspende al ingerir carbohidratos (cuando queremos perder peso, de hecho no deseamos que la hormona que libera las grasas se suspenda). Por consiguiente, cuando ingerimos muchos carbohidratos con un alto nivel de glicemia durante una comida, los niveles de insulina empiezan a subir rápidamente y los niveles de glucagón descienden. Por otro lado, cuando ingerimos una comida balanceada en grasas, proteínas y carbohidratos de bajo nivel de glicemia, los niveles de insulina y los niveles de glucagón mantienen un balance saludable o lo que Barry Sears ha popularizado como, "La Zona."

Altas y bajas

Sabemos que los alimentos con alto nivel glicémico como el pan blanco, la harina blanca, el arroz, y las papas, son absorbidos por el torrente sanguíneo rápidamente, ocasionando que nuestros niveles de azúcar se disparen más rápido que si estuviéramos echando azúcar de mesa directamente en nuestra lengua. Por otro lado, los carbohidratos que liberan los azúcares en forma más lenta son los frijoles, las leguminosas, las manzanas y la coliflor. Nuestros niveles de azúcar en la sangre suben y bajan en respuesta a nuestra alimentación y a estas hormonas reguladoras, lo que podemos comparar con una montaña rusa en un parque de diversiones. En este momento debemos observar lo que está sucediendo a nivel celular después de una comida que se compone principalmente de carbohidratos de alto nivel glicémico.

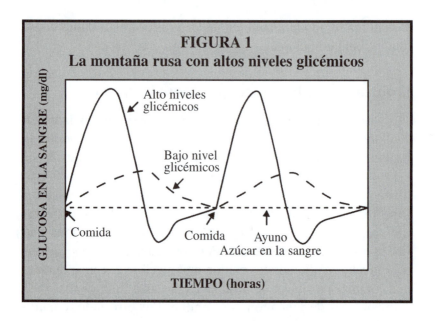

FIGURA 1
La montaña rusa con altos niveles glicémicos

(eje vertical) GLUCOSA EN LA SANGRE (mg/dl)

Alto niveles glicémicos

Bajo nivel glicémicos

Comida

Comida

Ayuno

Azúcar en la sangre

TIEMPO (horas)

Consecuencias luego de una comida con alto nivel glicémico

Después de ingerir un desayuno de avena instantánea, una tostada de pan blanco, y jugo de naranja endulzado, el azúcar de nuestra sangre empieza a subir rápidamente. Como sabemos, esta subida rápida del nivel de azúcar en la sangre, estimulará casi de inmediato la liberación de una considerable cantidad de insulina, y a su vez suprimirá significativamente la liberación de glucagón. De inmediato, los altos niveles de insulina transportarán el azúcar a los músculos, al hígado, y a las grasas, para ser utilizada o almacenada como glicógeno o como grasa.

Imagina lo siguiente: te encuentras en un parque de diversiones, y finalmente, luego de una larga espera llegas a una de las atracciones "El pequeño carro rojo de carrera." Muy contento, te subes al carro, anticipando que irás en un viaje similar al de "Mi pequeño mundo."

Súbitamente, el carro empieza a moverse pero el ángulo no se siente bien. El carro comienza a subir, arriba, arriba. De pronto, por un momento, el pequeño carro rojo se sale de los rieles. Da la impresión que el piso se ha despegado, y te quedas sin aliento hasta llegar a la siguiente cuesta, cuando el carro comienza a subir nuevamente. ¡Después de todo, no se comparaba al paseo de "Mi pequeño mundo!

Así como El pequeño carro de carrera, nuestro nivel de azúcar comienza a bajar tan rápidamente como subió. De hecho, generalmente descenderá a niveles más bajos que los niveles de azúcar en la sangre en ayunas, lo cual se denomina "el nivel de hipoglicemia" (nivel bajo de azúcar en la sangre), tal como sucede en las montañas rusas cuando descienden abruptamente a un túnel subterráneo. (Ver Figura 1 – gráfico que muestra la elevación y el descenso del azúcar en la sangre en el nivel hipoglicémico.)

Al igual que el torrente de adrenalina que experimentamos al subir una montaña rusa, y que, aterrorizados, nos hace agarrarnos fuertemente de la barra de seguridad alrededor de la cintura, el cuerpo, anticipando un viaje suave, atraviesa una clase de pánico similar ya que sufre una conmoción con esta subida y bajada tan drástica. A continuación, después del torrente de insulina, el nivel de azúcar en la sangre deberá volver a subir. Esto ocasiona la liberación de lo que se conoce como las hormonas contra reguladoras. Estas hormonas son: el cortisol (la hormona del estrés), la adrenalina (la hormona de las peleas o de los vuelos), la hormona del crecimiento, y el glucagón.[1] Este proceso es conocido como una *respuesta contra reguladora,* y su principal razón de ser es la de llevar los niveles de azúcar de vuelta a niveles aceptables.

Aunque eventualmente los niveles de azúcar en la sangre regresan a los niveles de ayuno, y mucha veces a niveles más altos; el cuerpo se queda con un "hambre incontrolable", produciendo un deseo voraz e insaciable de comida (llamado también hiperfagia). Generalmente, en este momento anhelamos cualquier otra merienda o comida de alto índice glicémico, y este ciclo se repetirá una y otra vez. La condición de hiperfagia, o el deseo de comer más, puede prolongarse o durar muchas horas, y hasta todo un día.[2]

Lo que siempre se pensó que era "falta de voluntad", a pesar de haber hecho todo lo posible para regirse a una dieta, es en realidad un anhelo natural que no puede ser suprimido. Una situación similar y comparable es la siguiente: intenta evitar utilizar el baño cuando el cuerpo nos avisa que nuestra vejiga está llena. Puedes esbozar una sonrisa y cruzar fuertemente las pierna. Sin embargo, si no permanecemos atentos a las señales de aviso, *tendremos que ir* al baño aún cuando no nos encontremos en el lugar! Esta respuesta fisiológica es similar a la que tiene lugar cuando se experimenta un ansia incontrolable de hambre. Se puede luchar contra esto por un momento, pero finalmente tendrás que ceder y comer algo. Se puede llamar hambre voraz, deseo incontrolable, comida emotiva o adicción. Al final, te lleva al fracaso, y te obliga a hacer exactamente lo opuesto a lo que deseabas hacer en primer lugar – comer menos.

Para ilustrar la enorme diferencia entre un fenómeno glicémico alto y otro bajo, dimos desayuno, con la misma cantidad de calorías, a un grupo de niños. Sin embargo, a un grupo se les dio avena instantánea y al otro grupo una tortilla de vegetales y fruta. Más adelante se les ofreció almuerzo, a algunos niños un almuerzo con alto índice glicémico y a otros con bajo índice glicémico, ambos con la misma cantidad de calorías. Después del almuerzo, al medio día, se les permitió a los niños comer lo que quisieran durante el resto del día. Lo que pudieron observar los investigadores fue que los niños que comieron los alimentos con alto índice glicémico comieron un ochenta por ciento más de calorías que aquellos que ingirieron alimentos con bajo índice glicémico. Para asegurarse que no existían diferencias entre los dos grupos, los investigadores intercambiaron las comidas de los dos grupos de niños, y nuevamente, encontraron que los niños que comían los alimentos con alto índice glicémico comían un ochenta por ciento más de calorías que los niños que comían alimentos con bajo índice glicémico. El anhelo natural de comer más, al igual que querer comer alimentos con alto índice glicémico fue el resultado del tipo de comida que comían, no de la cantidad de calorías.[3] Este estudio ilustra claramente la trampa en la cual caemos muchos de nosotros. Realmente, es un círculo vicioso que puede denominarse adicción de carbohidratos con alto índice glicémico.

Abuso de insulina

Los Norte Americanos forman parte de uno de los grupos más grandes de adictos a los carbohidratos. Sin darnos cuenta, nos hemos convertido en adictos a los carbohidratos procesados, tal y como sucedió con aquellas personas que se volvieron adictos al cigarrillo hace muchos años. Continuamos haciendo que los niveles de azúcar en la sangre suban abruptamente, y que vuelvan a descender rápidamente por la sobre estimulación de insulina. El deseo incontrolable que nos lleva a comer otros alimentos con alto índice glicémico no hace mas que reforzar esta adicción y de esta manera, continúa el ciclo vicioso ...sube y baja, sube y baja... Al estimular a diario nuestra insulina una y otra vez, estamos abusando de la insulina de una manera espantosa, y ésta responde de la manera esperada – transformando el exceso de glucosa en grasa.

La emoción intensa que se experimenta al subir una montaña rusa es divertida una vez al año u ocasionalmente, pero no sería nada divertido si lo hiciéramos todos los días durante varios años. Las subidas y las bajadas tan bruscas en nuestros niveles de azúcar en la sangre son sumamente peligrosos. La típica dieta norteamericana no solamente hace que almacenemos más grasa, pero, literalmente, que nos quedemos enganchados en – los carbohidratos procesados de alto índice glicémico. Asimismo, de igual manera que un fumador empedernido necesita desesperadamente la nicotina, nuestros antojos incontrolables de comida, nos hacen regresar por más y más calorías inútiles. Muy pronto, el abuso de insulina se convierte en una adicción y la adicción nos controla. Ya no somos libres para elegir. Sin pensar, ingerimos los carbohidratos con alto índice glicémico. ¡Si no piensas lo mismo, observa cuan terrible ves el panorama cuando te sugieren que reemplaces tus comidas favoritas por carbohidratos saludables!

Asimismo, al observar nuevamente la Figura 1, podrás realmente darte cuenta porque te sientes tan bien veinte o treinta minutos después de haber ingerido un paquete grande de galletas saladas y un refresco. Esto sucede porque el nivel de azúcar en la sangre sube. Sin embargo, en cuestión de minutos éste bajará abruptamente de nuevo. Y puesto que el cerebro funciona con el azúcar de la sangre, éste hará lo imposible para que consumas más alimentos para poder subir el nivel de azúcar en la sangre nuevamente. Esta es la razón principal por la que tanta gente fracasa al hacer dieta.

Estás tratando de comer menos para bajar el consumo de calorías, y tienes un anhelo incontrolable de comer más. Luego de atiborrarte de cualquier comida, te sentirás totalmente descorazonado, ya que sentirás que no tienes fuerza de voluntad. Lo que sucede realmente, es que el mismo cuerpo responde de manera natural a las dietas de carbohidratos con alto índice glicémico, lo cual nos lleva a fracasar.

En consecuencia, podemos deducir con exactitud que aquellas dietas bajas en grasas y con alto contenido de carbohidratos (principalmente aquellos altamente procesados y con alto índice glicémico) que has estado siguiendo religiosamente durante todos estos años, han ocasionado mucho daño. Al final, terminas comiendo más calorías, ganas más peso, y pierdes la salud, todo al mismo tiempo.

La historia de Laurie

Yo venía de una familia Cristiana y conservadora, nunca consumí drogas, ni fumé cigarrillos ni fui a fiestas. Me mantuve sexualmente casta y pura, y siempre creí firmemente que era una excelente administradora de mi tiempo, de mi dinero, y de mis talentos... Nunca pensé que con mi alimentación y mis costumbres alimenticias había descuidado el cuidado de mi cuerpo. Tampoco me detuve a pensar que las decisiones que tomaba a diario me estaban quitando años de mi vida.

Al ingresar a una clínica local para ejercer mi carrera recién graduada de enfermera, me sorprendí al descubrir que una de las rutinas del personal era la de designar a un empleado diferente todos los días para llevar algunas golosinas a la clínica. Generalmente, consistían en productos horneados como donas, panecillos dulces, tortas, galletas, etc. Al principio, intenté evitarlos, pero mi fuerza de voluntad duró muy poco. Me encontré deseando desesperadamente comer un refrigerio varias veces al día, y no podía vencer la tentación de ir al salón de descanso a buscar otro panecillo y una taza de café. Obviamente, empecé a ganar peso. Las dietas me permiten bajar un poco de peso de vez en cuando. Sin embargo, siempre recupero el peso en pocas semanas. No puedo resistir el deseo incontrolable de comer dulces. Estoy muy avergonzada ya que he comprendido como he maltratado y dañado mi cuerpo.

Lo que sucede luego de una dieta *glicémica baja*

Los parques de diversiones son bien conocidos por sus estremecedores viajes en la montaña rusa. Asimismo, muchos de estos parques también tienen un colorido tranvía aéreo que transporta lentamente gente de un lado al otro del parque de diversiones. ¿Alguna vez has subido a uno? No hay gritos, y la fuerza G no mantiene firmemente asidos a sus ocupantes en los asientos, pero es cómodo, se siente bien, y sus ocupantes saben a que atenerse. Al igual que el paseo en tranvía, luego de una comida de bajo índice glicémico, el cuerpo puede romper largas cadenas de azúcares para permitir que ingresen lenta y consistentemente en el torrente sanguíneo.

Compara lo que sucede cuando un individuo ingiere una dieta de carbohidratos de bajo índice glicémico en vez de una dieta con alto índice glicémico. Una vez más, esto significa comer alimentos como las frutas enteras, vegetales enteros, y granos enteros acompañados de alguna buena proteína y grasas buenas – ver la Lista de alimentos recomendados en la Sección de recursos. En este caso, el nivel de azúcar se eleva lentamente estimulando la liberación de insulina y glucagón de una manera mucho más balanceada y natural. El músculo se apodera de la glucosa (85 90 por ciento es normal) y la célula adiposa (grasa) y el hígado se apoderan del resto. Cuando se hace un balance de la insulina con niveles normales de glucagón, la grasa se descompone a la misma velocidad que es elaborada. Dicho de otra manera, no subes de peso.

El glucagón es la hormona de liberación de grasas. Si quieres eliminar las grasas, deberás subir tus niveles de glucagón. Si eres adicto a los carbohidratos con alto índice glicémico, estás continuamente estimulando la expulsión de insulina y suspendiendo la liberación de glucagón. Al empezar a ingerir dietas balanceadas y de bajo índice glicémico, empezarás a bajar los niveles de insulina y a incrementar los niveles de glucagón. La clave para el programa *Saludable para la Vida* es permitir que los niveles de glucagón permanezcan altos, lo cual aumenta la resistencia a la insulina. Esto te permite revertir todas aquellas consecuencias poco saludables de tu antiguo estilo de vida. Como irás aprendiendo más adelante en este libro, agregar un programa de ejercicios modesto y una nutrición celular a una dieta de bajo índice glicémico, te permitirá liberar efectivamente y permanentemente las grasas por primera vez en tu vida. Puesto que los niveles de insulina en la sangre no suben ni tan rápido ni tan alto, tampoco existe un almacenamiento anormal de la grasa. La proporción de insulina-glucagón se encuentra donde debe de estar, y en consecuencia, la grasa todavía se distribuye de igual manera, o en mayor proporción de lo que se produce. El nivel de azúcar en la sangre regresa lentamente a su línea de base (nivel del azúcar en la sangre en ayunas), y no desciende a los niveles de hipoglicemia. Este proceso constante no compensa la respuesta hormonal contra reguladora, y te encontrarás mucho más satisfecho luego de una comida de este tipo. Los deseos incontrolables de comer alimentos con alto índice glicémico no aparecerán, y no sentirás hambre durante horas luego de una comida de bajo índice glicémico. Naturalmente, consumirás menos calorías porque tu cuerpo no anhela comida.[4]

(Ver la Figura 1 – y observa la línea discontinua, que representa la respuesta del azúcar en la sangre luego de una comida de bajo índice glicémico)

Conclusión

Los antojos producen mucho daño; ¡representan un costo muy alto en nuestra salud! Aún cuando el azúcar empieza a descender lentamente a los niveles normales, los estudios han demostrado que durante las horas que siguen a una comida de alto índice glicémico, comienzan a aparecer anhelos incontrolables de carbohidratos de alto índice glicémico, perpetuando el ciclo destructivo, a lo que yo me refiero como "La Adicción a los Carbohidratos." No tendrías que decir: "El diablo me tentó." Realmente, el responsable es la respuesta natural del cuerpo a las comidas y refrigerios de dietas "saludables" altas en carbohidratos y bajas en grasas.

El abuso continuo de la insulina se compara a un lobo que aúlla día tras día. Al continuar comiendo de la manera que comen tantos Norte Americanos, el cuerpo se encuentra ante un continúo estrés de glicemia, y responde con la liberación de insulina una y otra vez. Con el correr del tiempo, ocurren cambios que conducen a una continua reducción de sensibilidad de nuestra propia insulina, hasta que un buen día, ya no solamente estamos *abusando* de la insulina, sino que tenemos "resistencia a la insulina", que es el comienzo de una condición seria conocida como "el síndrome metabólico." Esto nos lleva al próximo capítulo.

SEGUNDA PARTE

NUESTRA GENTE MUERE POR FALTA DE INFORMACIÓN

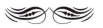

CAPÍTULO 5

El fantasma – El síndrome metabólico (síndrome X)

But to know that which before us lies
in daily life is the prime wisdom.
(La sabiduría máxima reside en saber
lo que nos da la vida a diario.)
—John Milton, *Paradise Lost*

L as luces se vuelven más tenues, la audiencia se calla aguardando que suban la cortina de terciopelo. Algunos acordes majestuosos de una partitura de órgano avivan nuestra imaginación. Las vibraciones rítmicas conocidas y amadas por todos llenan el gran auditorio fascinando a cada invitado. "El Fantasma de la Opera se encuentra allí ...dentro de mi mente..."

Para aquellos que están familiarizados con este famoso musical, podrán recordar muy bien el gran baile de máscaras que se lleva a cabo con alegría y con bailes fabulosos, y mientras tanto, nadie percibe las advertencias silenciosas enviadas por un fantasma que se esconde en las sombras de la Casa de la Opera. Súbitamente, la gran araña de cristal hace una barrida amplia hacia abajo, estrellándose en medio de los invitados vestidos con trajes de la época.

Al hablar de obesidad o de enfermedades degenerativas como los accidentes cerebro vasculares, sabemos de que se trata. Podemos *ver de manera tangible* con nuestros propios ojos la manifestación de una destrucción celular que tiene lugar dentro del cuerpo. Las adicciones son muy misteriosas, sin embargo, las podemos *sentir* y sabemos cuando llegan y cuando se van. Sin embargo, la causa subyacente de ambas continúa sin ser detectada y sin recibir tratamiento. No existe ninguna droga o prescripción médica para esta condición fantasmal, el síndrome metabólico (también conocido como síndrome X o el síndrome de la resistencia a la insulina). Hasta que no nos sucede un accidente casi fatal en medio de la fiesta de la vida, no nos detenemos a escuchar las advertencias engañosas.

Las subidas y bajadas radicales de los niveles de azúcar en la sangre, varias veces en el transcurso del día, y la resultante sobre estimulación de la insulina conducen a lo que es sin lugar a dudas el punto central de la crisis actual de salud asistencial – el síndrome metabólico. Asimismo, es la causa subyacente que conduce a la dislipidemia (triglicéridos elevados y colesterol VLDL acompañado de colesterol bajo HDL), a la hipertensión, a las enfermedades al corazón, a los accidentes cerebrovasculares, a la diabetes mellitus, y por supuesto, a la obesidad. Se estima que en el año 1994, el predominio del síndrome metabólico llegaba al veinticuatro por ciento de la población adulta. Sin embargo, desde entonces, ha habido una increíble alza de obesidad, y la mayor parte de las autoridades creen que este número ha aumentado en forma significativa.[1] Gerald Reaven, quien inicialmente identificó el síndrome, asevera que existen más de 75 millones de Norte Americanos que han desarrollado este conjunto de problemas.[2] (ver Tabla 1).

Tabla 1
Síndrome metabólico – Un conjunto de problemas serios

• Obesidad central	• Niveles elevados de fibrinogen
• Hipertensión	• Riesgo elevado de enfermedad cardiovascular
• Nivel alto de triglicéridos	
• Riesgo elevado de diabetes	• Enfermedad cística de los ovarios
• HDL bajo "buen" nivel de colesterol	• Nivel aumentado de colesterol VLDL

Desde el punto de vista de un médico clínico, a través de los años, he tenido la oportunidad de observar personalmente a cientos de pacientes que han desarrollado lentamente todos los problemas asociados con la amenaza silenciosa del síndrome metabólico. A pesar que solamente desde hace ocho años me percaté de los efectos de la resistencia a la insulina en la salud de mis pacientes, desde entonces he vuelto a revisar los exámenes físicos y de sangre de años anteriores de pacientes que han estado a mi cuidado las últimas tres décadas. He efectuado exámenes anuales físicos para la policía, el alguacil, el departamento de bomberos, y para la gran mayoría de mis pacientes, así es que tengo los resultados documentados (estudios longitudinales) de los cambios graduales en el estado de salud de los individuos en un período largo de tiempo.

Lo que he descubierto es que el síndrome metabólico maduro no se desarrolla de la noche a la mañana. Es la consecuencia de muchos años de decisiones diarias. Imaginemos el patrón (como aquel de la montaña rusa) que se desarrolla cuando se ingieren alimentos de alto índice glicémico por un período de tiempo, lo cual te mantiene en un ciclo vicioso de continuo abuso de insulina y de adicción a los carbohidratos.

La cantidad de personas que comienzan un descenso engañador de envejecimiento acelerado es impresionante. De hecho, me asombra cuando encuentro un paciente que no ha comenzado a mostrar signos de resistencia a la insulina – cada año el número disminuye. He aquí la parte más increíble: a diferencia de un desorden genético, este síndrome fantasmal puede ser prevenido completamente. Cuanto antes puedas revertir la resistencia a la insulina mediante estilos de vida saludables, más alta será la probabilidad de proteger tu salud. Extraordinariamente, este proceso tan dañino puede ser revertido en casi cualquier periodo a lo largo del camino – inclusive después de convertirte en diabético!

La historia de Mary Jo

Frustración, ansiedad, rabia, y un creciente sentimiento de desesperanza se apoderaron de Mary Jo como marejadas ahogando cualquier sentido de auto estima que hubiese sobrevivido tormentas pasadas. La mañana de su cumpleaños número cuarenta y dos, se sentía no solamente vieja y carente de atractivos, sino que también se sentía cansada y floja. Le dolía todo su cuerpo. La lucha que libraba Mary Jo con la obesidad parecía haber llegado a su clímax. ¡No importaba qué cosa hiciera o cuán firmemente lo intentaba, simplemente no podía perder peso!

Todo lo que ella quería era comprar algo lindo para ponerse en una fiesta con sus amigos y verse linda con el atuendo. ¿Realmente, todo había llegado a su fin para ella? ¿Ya nadie voltearía a admirarla? Después de pasar una tarde entera comprando ropa, Mary Jo ni siquiera tenía ganas de ir a la fiesta. Más bien, la opción de esconderse debajo de los cobertores con una bolsa de M&M's le parecía mucho más atractiva.

A DIFERENCIA DE UN DESORDEN GENÉTICO, ESTE SÍNDROME FANTASMAL PUEDE SER PREVENIDO COMPLETAMENTE.

Ella intuía que algo debía estar físicamente mal; pero, a pesar de haber visitado muchos médicos – unos con aires de condescendencia, y otros sinceros – en los últimos años, nadie le había podido encontrar nada. Finalmente, Mary Jo sacó una cita conmigo en un último gran esfuerzo para ver si yo podía encontrar alguna explicación médica.

El día que mi nueva paciente entró al consultorio, no la encontré obesa, más bien, me pareció que era una atractiva dama que simplemente había ganado unas cuantas libras a través de los años. Sin embargo, ella se veía cansada y desdichada. Mi asistente administrativo pudo percibir rápidamente su disgusto cuando le pidió que contara una vez más su historia para llenar la historia médica.

En la primera consulta, Mary Jo explicó que ella había sido una atleta consumada en la escuela, y que incluso había destacado en voleibol y baloncesto. Ella medía cinco pies y siete pulgadas, y cuando se graduó de la escuela pesaba solamente 122 libras. Lucía muy bien en una talla ocho. Mantuvo esa talla durante los siguientes cinco años, a excepción de un alarmante aumento de quince libras durante su primer año en la Universidad (los infames "quince iniciales"), los cuales bajó fácilmente el siguiente verano.

Comenzó a prestar más atención a sus costumbres alimenticias y se mantuvo muy activa durante los siguientes años en la Universidad. Esto fue fácil ya que se había enamorado de su ídolo, el running back del equipo de fútbol. Mary Jo comenzó a salir con Dave en el semestre de la primavera de su segundo año de Universidad. Los sueños de Mary Jo de casarse con su enamorado se hicieron realidad y después de la graduación se casaron en la playa, una noche de verano, bajo la luz de la luna.

Poco después de recibir su título en educación elemental, Mary Jo empezó a enseñar, y tal como lo esperaba, quedó embarazada de su primer hijo dos años después. Todo fue de maravilla, excepto por el hecho que ella aumentó cuarenta libras durante el embarazo. Definitivamente, el partero estaba preocupado y alentó a la joven madre a vigilar el aumento de peso. Sin embargo, sin importar lo que ella hiciera, ella seguía aumentando de peso. Asimismo, desarrolló un caso leve de diabetes gestacional y tuvo que ponerse en una dieta para diabéticos para controlar sus niveles de azúcar en la sangre. Tuvo un embarazo a término y dio a luz una niña saludable que pesó nueve libras y diez onzas.

Dave y Mary estaban encantados con el nacimiento de su primer hijo, y estaban muy contentos al descubrir que los niveles de azúcar en la sangre de Mary habían regresado a su normalidad después de seis semanas del parto. ¡Sin embargo, Mary Jo no estaba del todo feliz porque solamente había bajado veinticinco libras de las cuarenta que había subido! Ahora, ella era la orgullosa dueña de quince libras adicionales que no se iban por nada. Muy pronto volvió a la actividad, pero el tener un bebé no le dejaba el tiempo necesario que ella antes dedicaba a los deportes. Empezó a trotar varias veces al día durante la semana, y también recortó sus calorías.

El embarazo de su segundo niño fue prácticamente un duplicado del primero. Sin embargo, ella hizo un mejor trabajo en cuanto a la elección de alimentos, y aumentó solamente treinta y cinco libras. Tanto ella como el bebé estaban saludables. Para cuando su hijo cumplió nueve meses, Mary Jo estaba feliz de haber logrado bajar varias libras, a excepción de cuatro o cinco libras.

Mary Jo intentó hacer por lo menos cinco dietas durante los siguientes cuatro años. Todas ellas tuvieron un éxito limitado, y después de cada dieta, ella volvía eventualmente a aumentar de peso, inclusive mucho más. La época de más frustración fue cuando llegó a la mitad de los treinta años. Mary Jo continuó siendo muy cuidadosa con lo que comía. Su nivel de actividad no había variado, y de ser posible, se encontraba más activa ahora que los niños habían crecido. A pesar de su estilo de vida cuidadoso, ella siguió aumentando cinco o seis libras adicionales todos los años desde que cumplió los treinta. Ya no tenía cintura, y casi todo su peso parecía haberse acumulado en su abdomen.

Mary Jo consultó por lo menos tres médicos diferentes en un intento para determinar qué era lo que estaba sucediendo. Ella pensaba que con seguridad había desarrollado un trastorno llamado hipotiroidismo, en el cual la glándula tiroidea produce cantidades insuficientes de la hormona tiroidea, o alguna otra condición médica que pudiera explicar su aumento de peso. Incluso, llegó a pensar en la diabetes, ya que durante sus dos embarazos ella había desarrollado diabetes gestacional.

Las visitas a los doctores fueron infructuosas. Por supuesto que estaba contenta al saber que se encontraba en buen estado de salud. Sin embargo, ella creía que tenía que haber una razón inexplicable para su aumento de peso. Ella no aceptó la explicación cordial que le dieron los tres doctores que decían que su metabolismo se había vuelto más lento. Uno de los doctores hizo un comentario sobre el hecho que su nivel de triglicéridos (la grasa que se encuentra en la sangre) era alto y que su colesterol "bueno" había bajado significativamente. Mencionó que un nivel bajo de colesterol bueno (HDL) era un indicador de riesgo incrementado para el desarrollo en el futuro de una enfermedad del corazón.

Mary Jo empezó a preocuparse, sobre todo luego que su doctor de cabecera le dijo que estaba desarrollando hipertensión y que necesitaba un tratamiento. Asimismo, el medico la animó para que perdiera peso. Al preguntarle cómo podía lograrlo, no le dio ningún consejo específico que no fuera el intentar nuevamente con los programas para perder peso en los que ella ya había fracasado.

Ésta era la historia de Mary Jo, quien, a los cuarenta y dos años y con una talla dieciseis, estaba sentada frente a mí en mi consultorio. Ella permaneció vigilante durante toda la historia médica y el examen físico. Sin embargo, cuando empezó a hablar sobre su peso, se le empezaron a caer las lágrimas. Ella no esperaba ninguna gran revelación, pero a pesar de querer protegerse de una nueva desilusión, no podía evitar las oleadas de emociones. Se sentía atrapada dentro de un cuerpo que no le permitía la libertad que ella había conocido. Mary Jo estaba cansada y sus pies y espalda le dolían debido al exceso de peso. No solamente se sentía desdichada, sino que ahora se encontraba preocupada de haber desarrollado problemas de salud serios.

Inmediatamente, pude darme cuenta porque mi nueva paciente no podía perder peso. Los pormenores de su historia se asemejaban a las piezas de un rompecabezas y al juntarlas supe que ella había desarrollado resistencia a la insulina, y que se encontraba en camino a desarrollar un caso abierto y maduro del síndrome metabólico. Su nivel de triglicéridos era de 480, y su HDL o colesterol "bueno" era solamente de 34. Lo mejor que pude intenté explicar a Mary Jo que el aumento de peso se debía a lo siguiente. Era el resultado de que su cuerpo había desarrollado una resistencia a la insulina, y que el mismo problema subyacente era también el responsable de su nivel elevado de triglicéridos, el colesterol bajo HDL, y la hipertensión. Me miró atónita, ya que nunca había escuchado algo así de ninguno de sus médicos.

Puesto que yo contaba con la mayor parte de los antiguos archivos y registros de laboratorio de sus médicos anteriores, pude señalarle las etapas de su vida y los períodos durante los cuales había desarrollado esta resistencia a la insulina durante los últimos diez a quince años. De hecho, en primer lugar se había desarrollado durante sus embarazos, lo que podía ser evidenciado por el hecho que tuvo diabetes gestacional. Asimismo, durante los últimos quince años, Mary Jo había seguido las recomendaciones de su médico haciendo una dieta alta en carbohidratos y baja en grasas. Le pude explicar la razón por la que estas dietas constituían la peor elección de alimentos que podía haber estado consumiendo. No solamente no había logrado perder peso, sino que inclusive estas dietas acentuaban su condición médica subyacente.

Mary Jo estaba bastante aliviada al escuchar que sus preocupaciones no estaban solamente en su cabeza. Sin embargo, ella también se encontraba confundida y se preguntaba qué debía hacer. Empecé a explicarle que realmente la resistencia a la insulina es muy fácil de revertir, pero que ello requeriría motivación y esfuerzo de su parte, ya que no existe ningún medicamento aprobado para tratar este problema. A lo que ella rápidamente respondió: "Doctor, con todo el respeto, ¿cómo puede Usted cuestionar mi propio esfuerzo durante los últimos quince años? ¡No encontrará a nadie más motivada que yo!" Por supuesto que le dije que estaba totalmente de acuerdo.

Las etapas de resistencia a la insulina

Al igual que Mary Jo, un alarmante veinticinco por ciento de la población adulta ya ha desarrollado el síndrome metabólico, y miles más están en camino a desarrollar la diabetes mellitus tipo II. Es sumamente importante para ti saber donde te encuentras en relación al desarrollo de esta enfermedad. ¿Quizás esta sea la razón por la que no puedes perder peso? ¿Es éste un problema de salud que necesitas enfrentar en tu vida antes que sea muy tarde? ¿Qué harás con los peligrosos fantasmas que se esconden en los lugares ocultos de tu vida? Necesitamos observar de cerca para ver como se desarrolla este síndrome mortal. Para ello, he dividido el desarrollo del síndrome metabólico en cuatro etapas: abuso de insulina, el comienzo de la resistencia a la insulina, el síndrome metabólico y diabetes mellitus.

Etapa I: abusando de nuestra insulina

Nos han hecho creer que estamos comiendo "bastante saludable" cuando intentamos observar la cantidad de grasa que consumimos. La comunidad médica aprueba nuestro pan bagel, el cereal frío, la avena instantánea, y el jugo de naranja endulzado, como una excelente forma de empezar nuestro día. Sin embargo, después de un par de horas el cuerpo anhela más comida. Es bastante usual que el nivel de azúcar en la sangre suba abruptamente cuatro y hasta cinco veces al día, lo cual estimula la liberación de insulina del páncreas e inhibe la descarga de glucagón. Esto está en oposición a un desayuno glicémico bajo consistente en una omelette de vegetales y un tazón de fruta entera fresca.

Con las continuas subidas y bajadas abruptas de azúcar en la sangre, estamos literalmente abusando de la insulina puesto que sobre estimulamos la descarga varias veces al día. Una de las consecuencias más serias de abusar de la insulina es el daño que empieza en las arterias. La rápida elevación del azúcar en la sangre luego de una comida de alto índice glicémico o de una lata de refresco de un refresco para deportistas e incluso de jugo de fruta, ocasiona una significativa inflamación de una delicada estructura ubicada en el revestimiento interno de los vasos (llamada el Endotelio). Este es el principio de lo que actualmente se cree que es la falla inicial que conduce a la resistencia de la insulina.

El nivel elevado de azúcar en la corriente sanguínea luego de una comida poco saludable, es una de las mayores causas de inflamación de este delicado revestimiento de nuestras arterias.[3] Esta inflamación afecta principalmente las arterias más pequeñas o capilares del músculo. La subida de azúcar en la sangre en forma continua y los subsecuentes niveles de insulina irritan el revestimiento de la arteria y el cuerpo reacciona tratando de reparar el daño. Sin embargo, la inflamación resultante al tratar de reparar el daño puede incluso dañar aún más la arteria.

EL NIVEL ELEVADO DE AZÚCAR EN LA CORRIENTE SANGUÍNEA LUEGO DE UNA COMIDA POCO SALUDABLE, ES UNA DE LAS MAYORES CAUSAS DE INFLAMACIÓN DE ESTE DELICADO REVESTIMIENTO DE NUESTRAS ARTERIAS.

Esto ocasiona disfunción endotelial y el revestimiento de la arteria ya no puede funcionar normalmente. Asimismo, hoy en día estamos observando señales de endurecimiento precoz en las arterias de niños de tan sólo diez años de edad. Las paredes de las arterias ya se encuentran engrosadas y poco plegables.

Stress glicémico

Quisiera presentar un nuevo concepto, al cual me refiero como "estrés glicémico." Esta condición se da mayormente debido al creciente número de radicales libres que han sido elaborados por azucares elevados en la sangre. La gran mayoría de los profesionales de asistencia de salud no se han percatado que aún una subida rápida y a corto plazo del azúcar en la sangre ocasiona estrés en el delicado revestimiento de las arterias. Esto es especialmente cierto en los capilares. Este estrés glicémico ocurre poco tiempo después de una comida con alto índice glicémico, puesto que los azúcares de la sangre suben rápidamente. El abuso preliminar a las arterias se debe a la producción aumentada de estas moléculas cargadas de oxígeno, que se denominan radicales libres. El estrés de oxidación resultante daña el delicado revestimiento de estos diminutos capilares. Este abuso repetido a los capilares del músculo es el comienzo de la resistencia a la insulina.

Básicamente, cuando el revestimiento de las arterias se inflama o se atrofia en las arterias más pequeñas de los músculos (capilares), existe la probabilidad de que se constriñan y se vuelvan más gruesas. Además, crea una barrera física que dificulta a la insulina del torrente sanguíneo atravezar el fluido alrededor de la célula donde se puede adherir a los lugares receptores de insulina situados en la superficie de la célula, y hacer su trabajo – permitiendo así que el azúcar ingrese dentro de la célula.

Debes comprender lo que sucede en tus arterias cada vez que te atiborras de comida repleta de carbohidratos procesados y con alto índice glicémico. Este proceso puede demorar años hasta llegar a la Etapa 2 de resistencia a la insulina, con la excepción de los niños, ya que en ellos se da de una manera más rápida.

Etapa 2 – El comienzo de la resistencia a la insulina

Existen muchas teorías en cuanto a la razón de la resistencia a la insulina que se desarrolla en algunos individuos y en otros no. Sin embargo, sin importar sus diferencias, existen cada vez más estudios que demuestran que la disfunción endotelial, principalmente de los capilares de los músculos, es un evento precoz y conspicuo en el proceso.[4]

La investigación publicada por Jonathan Pickney, et al., titulada "Endothelial Dysfunction: Cause of the Insulin Resistance", *diabetes*, 1977, sustenta esta teoría. Pickney dice que la disfunción endotelial, que ocasiona la resistencia a la insulina, compromete mayormente las pequeñas arterias que conforman la red capilar. Esta disfunción endotelial ocasionada por alza de azúcar en la sangre y por la alta liberación de insulina que viene a continuación (llamada hiperglicemia y hiperinsulinemia) ocasiona vasoconstricción (estrechamiento de las arterias) en la red capilar. Se ha demostrado que un endotelio constreñido e inflamado es realmente una barrera para el transporte de la insulina a los lugares receptores de insulina en el músculo, en las adiposidades, y en las células del hígado.[5] El cuerpo responde estimulando las células beta del páncreas para poder producir más insulina y de esta manera, los niveles de insulina en la sangre vuelven a subir.[6] Acto seguido el cuerpo trata de compensar esta resistencia inicial a la insulina produciendo cada vez más insulina, y básicamente, martilleando la

> *UNA VEZ QUE SE DESARROLLA LA HIPERINSULINEMIA, SE DESENCADENAN UNA SERIE DE SUCESOS QUE NO PUEDEN SER DETENIDOS DE NO HABER CAMBIOS SIGNIFICATIVOS EN EL ESTILO DE VIDA.*

insulina a través de esta barrera endotelial poco permeable, para así transportar la suficiente cantidad de insulina a la célula.

En este caso, los niveles de insulina se vuelven *permanentemente elevados* y la persona entra en un estado de hiperinsulinemia. *En este momento, el o ella han cruzado la línea que separa el simple abuso de insulina para desarrollar signos precoces de una verdadera resistencia a la insulina.* Estos constantes índices elevados de insulina tienen temibles consecuencias metabólicas, y eventualmente, tienen como resultado un alto índice de triglicéridos, niveles de colesterol HDL bajos, hipertensión, enfermedad cardiovascular, obesidad, y una diabetes en potencia, que conforman el síndrome metabólico. Una vez que se desarrolla la hiperinsulinemia, se desencadenan una serie de sucesos que no pueden ser detenidos de no haber cambios significativos en el estilo de vida.

Algunas definiciones importantes

HDL – el colesterol "bueno" (debe ser superior a 40 en los hombres y superior a 50 en las mujeres) – realmente limpia nuestras arterias al transportar el exceso de colesterol LDL de vuelta al hígado.

Triglicérido – otra grasa en el torrente sanguíneo (normalmente debe ser más bajo que 150) – se está convirtiendo en otro jugador principal en el desarrollo de la enfermedad arterial coronaria.

Indice Triglicérido/HDL – el índice que proporciona una medida indirecta de los niveles de insulina en la sangre – debe ser inferior a 2. Cuanto más alta sea esta proporción más alta será la insulina en la sangre.

LDL – el colesterol "malo" – ocasiona una significativa inflamación a las arterias cuando se oxida por exceso de radicales libres.

VLDL – el más pequeño, y denso colesterol LDL, que es más dañino que su pariente mayor, el colesterol LDL.

Lipotoxicidad – el daño ocasionado a las células beta del páncreas debido a los niveles altos de grasa en el torrente sanguíneo.

Glucotoxicidad – el daño ocasionado a las células beta del páncreas debido a los altos niveles de azúcar en la sangre.

Como médico, una de las primeras observaciones que hago en relación a los pacientes que entran a la Etapa 2 – La resistencia a la insulina, es un descenso en HDL o en el nivel de colesterol bueno (para las mujeres una numeración de 50, y para los hombres debajo de 40), lo cual también está asociado a índices aumentados de triglicéridos.[7] Este patrón es típico en aquellas personas que recién entran en la Etapa 2 de resistencia a la insulina, y es una evidencia de que el paciente está desarrollando resistencia a la insulina. Puedo hacer un cálculo de una proporción simple dividiendo el índice de triglicéridos del paciente por el índice de colesterol HDL. Cuando el nivel de colesterol Triglicéridos/HDL es mayor que 2, puedo asumir que mis pacientes están empezando a desarrollar niveles altos de insulina (hiperinsulinemia). Cuando los niveles de triglicéridos comienzan a subir mientras que los niveles de colesterol HDL descienden al subir los niveles de insulina en la sangre, de hecho esta proporción es un indicador indirecto de los niveles de insulina en la sangre. Cuanto más alta sea la proporción, más altos serán los niveles de insulina en la sangre del paciente. En consecuencia, normalmente en mi consultorio, yo no hago pruebas de niveles de insulina en la sangre ya que son pruebas bastante caras y además no están reguladas. En vez de ello, utilizo el perfil de lípidos en la sangre, que es una prueba barata y sencilla. Puesto que los niveles de colesterol HDL bajan y los niveles de triglicéridos suben al subir los niveles de insulina, me da una medida indirecta de los niveles de insulina en la sangre del paciente.

Asimismo, durante esta etapa se comienza a desarrollar la obesidad central, lo que se hace evidente en el aumento de la cintura. Rutinariamente, ahora mido la circunferencia de la cintura de mis pacientes y tomo nota de cualquier aumento. Estas observaciones junto con los resultados de las pruebas de sangre me permiten determinar cuáles de mis pacientes comienzan a desarrollar resistencia a la insulina. En este momento, sus arterias ya han empezado a envejecer mucho más rápido de lo debido, y se encuentran en riesgo mucho más alto de desarrollar diabetes de acá a diez o quince años. En consecuencia, brindar a estos individuos una verdadera oportunidad de intervenir y revertir este proceso antes que se produzca un daño permanente y no reversible en sus arterias es la "verdadera" medicina preventiva. En este momento, el paciente puede fácilmente revertir la resistencia a la insulina con los estilos de vida saludables y permanentes que presentamos en este libro. Estos nunca llegan a desarrollar todas las consecuencias de salud del síndrome metabólico.

He descrito algunos de los detalles más importantes de lo que sucede dentro del cuerpo tanto a nivel celular como a nivel hormonal. Sin embargo, mientras esto sucede puede que no "percibas" ningún cambio. Lo más probable es que te sientas bien sin muchos malestares físicos que no sean algunos mareos o un deseo incontrolable de comer carbohidratos. Asimismo, los pacientes empezarán a darse cuenta que comen más de noche, y que lentamente van aumentando de peso. Es por ello que la progresión lenta del fantasma de la resistencia a la insulina es tan peligroso.

De hecho, la gran mayoría de médicos ni siquiera intenta observar estos signos precoces de resistencia a la insulina, y si los reconocen, muchos de ellos no saben qué hacer para cambiar el curso. ¿Por qué? Principalmente porque no existe un medicamento aprobado por la FDA para un tratamiento precoz. Sin embargo, los médicos están ciertamente listos y dispuestos a tratar las consecuencias resultantes de la resistencia a la insulina.[8]

Cuando me gradué de la escuela de medicina, creía firmemente que me había convertido en un "experto en asistencia de salud." Luego de una investigación exhaustiva de la literatura médica durante estos últimos ocho años, me he dado cuenta que yo ya era un "experto en el cuidado de las enfermedades." Me capacitaron para reconocer y tratar las enfermedades; sin embargo, no me capacitaron para prevenirlas. Entonces, no nos debemos sorprender que los médicos esperen tratar las enfermedades que son consecuencia del problema subyacente de la sensibilidad decreciente de nuestra insulina.

Etapa 3 – Síndrome metabólico maduro

Con el transcurso del tiempo, los pacientes que han desarrollado resistencia precoz a la insulina se vuelven mucho más resistentes, lo cual hace que los niveles de insulina continúen aumentando. Estos niveles elevados de insulina conducen a consecuencias metabólicamente dramáticas como: hipertensión, dislipidemia, fibrinógeno elevado (coagulación de la sangre), enfermedad cardiovascular y diabetes.

Hipertensión (presión arterial alta)

Una de las primeras señales del síndrome metabólico maduro, el cual es identificado y tratado por los médicos, es la aparición inicial de presión arterial alta. La resistencia a la insulina, junto con la hiperinsulinemia resultante, son conocidas por incrementar la absorción de sodio de los riñones, lo cual ocasiona un aumento significativo de la retención de fluidos. A su vez, esto incrementa la presión arterial.[9] Asimismo, se ha demostrado que los altos índices de insulina también incrementan la estimulación de nuestro sistema nervioso simpático, ocasionando una constricción adicional de las arterias e hipertensión.[10] Además, la insulina es un factor eficiente para el crecimiento, y la hiperinsulinemia estimula anormalmente el crecimiento de los músculos suaves de las arterias. A su vez, también contribuye a que la presión arterial se eleve.[11]

Dislipidemia

Ya hemos discutido porqué dentro de las señales precoces de resistencia a la insulina se encuentran el descenso del HDL (buen colesterol) y el aumento de los triglicéridos (partículas de grasa). Los niveles altos y continuos de insulina también estimulan la producción del VLDL del hígado (lipoproteína de muy baja densidad), mientras que al mismo tiempo, ocasionan un aumento significativo del promedio de división del buen colesterol.

Esto nos lleva al patrón que es tan frecuente en el síndrome metabólico: el colesterol bajo HDL, índices elevados de triglicéridos, y niveles crecientes de colesterol VLDL – llamados también dislipidemia.[12] Estas diminutas y densas partículas LDL (VLDL) son muy peligrosas y ocasionan una inflamación posterior en las arterias, ya que se oxidan con mucha facilidad.[13]

Niveles Aumentados de Fibrinógeno

Algunas proteínas que se encuentran involucradas en el proceso de coagulación están afectadas por la hiperinsulinemia. El fibrinógeno, el inhibidor del activador del plasminógeno 1, y muchos otros factores de coagulación son altos en aquellos pacientes en la Etapa 3 – del síndrome metabólico. Esto significa que ellos tienden a coagular más fácilmente de lo que deberían. Con todo los problemas que se están desarrollando y que incrementan el riesgo de enfermedad del corazón y accidentes cerebro vasculares, lo último que una persona quiere es coagular más rápido, ya que esto implica un riesgo adicional incrementado de enfermedad cardiovascular.

Enfermedad cardiovascular

La dislipidemia, la hipertensión, la hiperinsulinemia, los niveles elevados de azúcar en la sangre, el fibrinógeno alto, la obesidad, y una posible diabetes que podría desarrollarse, son algunos de los factores de riesgo independientes de la enfermedad del corazón y de accidentes cerebro vasculares. El ataque al corazón puede ser la manera que usted se de cuenta que tiene un problema de resistencia a la insulina. Sin embargo, la terrible verdad es que más de un tercio de las señales en las etapas tempranas de la enfermedad del corazón, terminan en muerte súbita. La muerte prematura debido a un ataque al corazón u accidente cerebro vascular es una manifestación de primera consideración del síndrome metabólico. Las consecuencias de estos cambios silenciosos mantienen preso al cuerpo a nivel celular y le quitan años de vida.

Etapa 4 – diabetes mellitus

LA MUERTE PREMATURA DEBIDO A UN ATAQUE AL CORAZÓN O ACCIDENTE CEREBRO VASCULAR ES UNA EXIIIBICIÓN DE PRIMERA CONSIDERACIÓN DEL SÍNDROME METABÓLICO.

El resultado eventual y final de la mayoría de pacientes con el síndrome metabólico es el desarrollo de la diabetes mellitus tipo 2, y en Norte América se está llegando a esta etapa en proporciones epidémicas. La diabetes mellitus tipo 2 aumentó más del quinientos por ciento durante la generación pasada, y el noventa por ciento de estos casos se ha debido a la resistencia a la insulina.

Mientras que las células beta del páncreas sean capaces de compensar el estado de avance continuo de la resistencia de la insulina al liberar cantidades excesivas de insulina, los niveles de azúcar en la sangre permanecen relativamente normales. Sin embargo, eventualmente, muchas personas desarrollan un agotamiento de las células beta (el páncreas no puede continuar produciendo las cantidades excesivas de insulina), lo cual hace que los niveles anteriormente altos de insulina comiencen a descender. Inicialmente, la célula beta del páncreas puede compensar la insensibilidad de la insulina al producir cantidades mayores de insulina. Sin embargo, con el tiempo, las células beta del páncreas, que producen insulina, simplemente se desgastan. En consecuencia, los azúcares en la sangre comienzan a subir y la diabetes mellitus tipo 2 se hará presente en un futuro inminente.

LA DIABETES MELLITUS TIPO 2 HA AUMENTADO MÁS DEL 500 POR CIENTO DURANTE LA GENERACIÓN PASADA, Y UN 90 POR CIENTO DE ESTOS CASOS SE HAN DEBIDO A LA RESISTENCIA A LA INSULINA.

Los individuos que sufren del síndrome metabólico se encuentran en una espiral cuesta abajo. Dos situaciones distintas son necesarias para que se desarrolle la diabetes mellitus tipo 2 (siendo un posible tercer factor la predisposición genética). En primer lugar, obviamente deberá ser resistente a la insulina, y en segundo lugar, deberá haber desarrollado un agotamiento de las células beta del páncreas. En la actualidad, los investigadores se han dado cuenta que existe un conjunto de abusos, que eventualmente conducen al agotamiento de las células beta y al descenso de la producción de insulina. A través del tiempo, el estado crónico de resistencia a la insulina ha exigido que las células beta arrojen cantidades anormalmente altas de insulina. Al empeorar la insensibilidad a la insulina, los niveles elevados de ácidos grasos libres (lipotoxicidad), acompañados de una subida lenta de los niveles de azúcar en la sangre (toxicidad de la glucosa),[14] dañan las células beta y contribuyen al desgaste de éstas.

SIN EMBARGO, AÚN CUANDO UNO NO DESARROLLE DIABETES, EL PROCESO ACELERADO DE ENVEJECIMIENTO DE LAS ARTERIAS TODAVÍA CONTINÚA DEBIDO A LOS OTROS CAMBIOS METABÓLICOS ASOCIADOS A LA RESISTENCIA A LA INSULINA.

Algunas personas son genéticamente menos susceptibles de sufrir este daño en las células beta. Es más, existen personas que pueden continuar produciendo niveles elevados de insulina sin llegar a convertirse en diabéticos. Mientras que el cuerpo sea capaz de compensar su propia resistencia a la insulina produciendo cantidades elevadas de insulina, la diabetes no se desarrollará. Sin embargo, aún cuando uno no desarrolle diabetes, el proceso acelerado de envejecimiento de las arterias todavía continúa debido a los otros cambios metabólicos asociados con la resistencia a la insulina.[15]

¿Qué viene primero – la obesidad o la diabetes?

En la actualidad, uno de los debates más controvertidos en la comunidad médica es si el sobrepeso ocasiona insensibilidad a la insulina o al contrario – la resistencia a la insulina produce obesidad. Voy a dar todo el peso a este argumento (no hay ningún

Síntomas y señales de desarrollo de la resistencia a la insulina

Etapa 1 – Abuso de insulina
- Fatiga y probable debilidad trémula después de comer
- Anhelo de carbohidratos o hambre incontrolable (adicción o comida emocional)
- Patrón de comidas nocturnas
- Aumento de peso lento y constante (aumento de circunferencia de la cintura)
- Resistencia incrementada para perder de peso

Etapa 2- Resistencia a la insulina
- Colesterol HDL bajo
- Niveles Aumentados de Triglicéridos
- Aumento de Peso significativo (central) – circunferencia de cintura en aumento
- Creciente fatiga luego de una comida o refrigerio con alto índice glicérico
- Patrón de comidas nocturnas
- Anhelos de carbohidratos, hambre incontrolable, y comida emocional en aumento
- Trastorno menstrual
- Hipoglicemia
- Adicción a los carbohidratos – anhelos vehementes de comer carbohidratos de alto índice glicémico y azúcar

Etapa 3 – Resistencia a la insulina madura
(El paciente deberá presentar tres o más de los siguientes cinco criterios para ser diagnosticado con el Síndrome Metabólico*)
- Hipertensión:>130/85 mm Hg
- Obesidad Central: Circunferencia de la cintura > de 34.5 pulgadas (88cm) en mujeres; > de 40 pulgadas (102 cm) en hombres
- Niveles elevados de triglicéridos > 150 (1.69 mmol/L)
- Nivel bajo de colesterol HDL: mujeres < 50 mg./dl (1.29 mmol/L); hombres < 40 (1.04 mmol/L
- Glucosa en ayunas (nivel de azúcar en la sangre): 110 mg./dL (>6.1 mmol/L)

Etapa 4 – Diabetes mellitus (Tipo 2)
- El paciente ha desarrollado la Diabetes Mellitus tipo 2: nivel de azúcar en la sangre de ayuno > 125 mg./dL (6.9 mmol/L)

* *Panel de Expertos del Programa de Educación de Colesterol a nivel Nacional para el Diagnóstico del Síndrome Metabólico.*

juego intencional) puesto que es la clave para comprender la razón por la que no puedes perder peso.

Los medios y la comunidad médica nos dicen continuamente que la razón por la que estamos viendo una epidemia tipo 2 de diabetes mellitus es que la gente está aumentando de peso con más frecuencia. Sin embargo, lo que es bastante aparente para mí después de investigar la literatura médica y de observar a los pacientes en mi propia práctica médica, es que la gente está: 1) ganando sobrepeso debido a la resistencia a la insulina, y 2) desarrollando diabetes mellitus tipo 2 debido a la resistencia a la insulina.

La epidemia de obesidad y la diabetes tipo 2 es el resultado de los millones de personas que están entrando progresiva y lentamente en el síndrome metabólico. Esto es de suma importancia en nuestro acercamiento para retardar y hasta revertir, tanto la incidencia creciente de obesidad así como la diabetes mellitus tipo 2. Podría muy bien ser la respuesta central a la crisis de salud asistencial que está dañando nuestra salud y amenazando con llevar a la bancarrota nuestro sistema de salud asistencial.

Es muy difícil de entender el hecho de que una de las principales consecuencias de la resistencia a la insulina sea la *obesidad central*. Necesitamos tener un claro conocimiento sobre esta grasa metabólica activa, que se está desarrollando dentro del abdomen. Luego de escuchar el resto de la historia de Mary, usted aprenderá porque la comunidad médica ha llamado a esta obesidad central – La Grasa Asesina.

El resto de la historia

Mary estaba impresionada con las revelaciones que le hicieron durante su cita. Cuando le expliqué que aproximadamente el veinticinco por ciento de la población adulta en los Estados Unidos sufría del síndrome metabólico, ella supo que no se encontraba sola. Y ¡por supuesto que ella no quería encontrarse dentro de esta estadística! Ella quería saber cómo corregir su condición.

Le pude explicar que su problema subyacente de incapacidad para bajar de peso, los malestares y dolores en su cuerpo y la hipertensión provenían todos de su estado de insensibilidad continua a la insulina. Algunos cambios metabólicos adversos y serios habían estado ocurriendo en su cuerpo, lo cual había contribuido a que apareciera una diabetes gestacional durante sus embarazos.

Mary Jo se interesó cada vez más en el tema, y aceptó de muy buena gana lo que yo tenía para compartir. Por primera vez tenía esperanzas de que cuando corrigiera esta resistencia, ella podría por fin librarse del sobrepeso. Le pude asegurar a mi paciente que desde el comienzo se sentiría mejor, pero que no perdería el sobrepeso de la noche a la mañana; es más, el sobrepeso comenzaría a desaparecer tan misteriosamente como se había presentado. Con la ayuda de simples cambios en su estilo de vida, ella se haría cada vez más sensible a su propia insulina, y no solamente perdería peso, sino que su presión arterial, sus triglicéridos, y el HDL bajo también mejorarían.

Mary Jo procedió a seguir mis recomendaciones para hacer algunos cambios positivos en su estilo de vida, y la pude orientar para que pudiera cumplir sus metas con el apoyo de mi personal. Luego de doce semanas en nuestro programa *Saludable para la Vida* (Ver Capítulo 15), volví a evaluar a Mary Jo y repetí sus pruebas de sangre. Sus triglicéridos habían descendido de 480 a 105, su colesterol HDL había subido de 34 a 48, y su promedio de triglicéridos/HDL era un poco más alto que 2. Asimismo, su presión arterial estaba totalmente bajo control sin la ayuda de ningún medicamento.

Los resultados de las pruebas de sangre fueron muy alentadoras para Mary Jo, pero no tan satisfactorios como el poder usar cómodamente una talla doce. ¡Se veía fantástica! Su energía había regresado y ya no sufría por cada paso que daba. Le expliqué que ya no era resistente a la insulina, y que continuaría liberando grasa mientras continuara con los cambios en el estilo de vida que había desarrollado. "Dr. Strand, no me había sentido tan bien en años, y no he sentido hambre en estas doce semanas.

De haber sabido que esto era posible no hubiese perdido tantos años."

CAPÍTULO 6

La grasa asesina

Is not the true romantic feeling
– not to desire to escape life;
but to prevent life from escaping you?
(No reside el verdadero sentimiento romántico
– No en desear escapar a la vida;
Sino en impedir que la vida se te escape?)
—Thomas Wolfe

La historia de Cynthia

En mi niñez, yo era una niña muy gruesa, pero mi mamá siempre me animaba y me recordaba lo linda que yo era, y me decía que yo tenía "huesos grandes" – que no debía preocuparme. Siempre tuve un abdomen prominente, y además era amplia de busto. Sin embargo, mis largas y delgadas piernas eran preciosas. Creo que todo tiene un balance. En los años sesenta, me vestía con blusas hippie, minifaldas y pantalones de mezclilla de boca ancha – jeans –. ¡Puesto que medía cinco pies y nueve pulgadas llamaba mucho la atención!

Cuando cumplí los treinta años me encontraba lista para sentar cabeza, cambié la vida despreocupada por el mundo corporativo, y mis jeans de boca ancha por los sastres de una mujer de negocios. Puesto que siempre he tenido el cuerpo en "forma de manzana", los sastres de trabajo eran los adecuados para mi forma y estatura. Me consideraba muy afortunada porque podía esconder los centímetros que me sobraban.

No me había puesto a pensar que mi salud estaba en riesgo. Simplemente, pensé que estaba destinada a aumentar algunas libras con el transcurso de los años. Por supuesto, he aumentado varias libras alrededor de mi cintura. (¡Ya no tengo 25 años!) Supongo que todo el estrés en mi vida tiene que tomarse en cuenta y debo hacer ejercicio.

Los médicos y los investigadores están empezando a darse cuenta que uno de los aspectos más importantes del síndrome metabólico es la obesidad central. En la literatura médica esto también se conoce como grasa visceral o grasa abdominal. Todos hemos aceptado que algunas personas ganan peso alrededor de sus caderas y muslos (cuerpos en forma de pera), y otras ganan peso principalmente alrededor de su cintura (cuerpos en forma de manzana). Los diseñadores de moda hacen lo posible por camuflar la gordura en aquellos lugares donde no queremos tenerla. Sin embargo, el concepto general de aumento de peso así como la distribución de grasa tienen consecuencias ulteriores, que no son solamente las de la apariencia. Es muy importante para usted conocer que la grasa localizada en las caderas y muslos es física y metabólicamente diferente de la grasa localizada en el abdomen.[1]

La grasa en las extremidades y en el área de las nalgas es considerada como grasa de almacenamiento a largo plazo. Cuando esta grasa aumenta lo hace produciendo cada vez más células grasas. No es metabólicamente activa, y se utiliza principalmente en los estados de inanición prolongados o en los descensos prolongados de ingestión de calorías. Muchas mujeres detestan esta grasa que es la responsable de que sus caderas y muslos sean más amplios. Sin embargo, no es un factor de riesgo serio para nuestra salud, y es mas bien la manera en que la naturaleza ha hecho que algunas mujeres almacenen energía.

La grasa almacenada en las caderas y en los muslos puede ser utilizada como fuente de energía en situaciones estresantes como la inanición, el embarazo, y en momentos cuando las mujeres no pueden obtener la cantidad necesaria de calorías para vivir. ¡Por cierto, en nuestra nación estas situaciones no se producen muy a menudo! Por el contrario, la mayoría de mujeres en este país están mucho más preocupadas (y deberían estarlo) de ganar demasiado peso durante sus embarazos y en los años posteriores.

Al hablar de nuestra salud, un exceso de peso preocupante es el de la obesidad central (en forma de manzana). Cuando comenzamos a ganar peso alrededor de la circunferencia de la cintura, las células adiposas (células de grasa) no aumentan el número, sino que aumentan el tamaño. Esto significa que realmente crecen tanto que están prácticamente a punto de estallar. Esta clase de aumento de peso se desarrolla cuando uno se vuelve resistente a la insulina. Debido a que este aumento de peso está asociado a un riesgo aumentado de hipertensión, de elevación anormal de lípidos, de enfermedad del corazón, y de diabetes, la comunidad médica está empezando a referirse a la grasa central como "La Grasa Asesina."[2]

Al igual que Cynthia, puede que tú no consideres que tienes sobrepeso. (¿A quién le gusta llamarse obeso?). Aquellos que luchan con su peso hacen todo lo posible para no contemplarse en el espejo; se rehusan a salir en fotos y *no* quieren ver para nada las tallas de su ropa. No es una negación absoluta, pero definitivamente se tratan de enfocar la atención en otra cosa. Si este es tu caso, ¿cómo saber cuando tu peso se ha convertido en riesgo? Ya no puedes darte el lujo de seguir negándolo o de mirar en otra dirección.

¿Estás con sobrepeso u obeso?

La comunidad de salud asistencial ha tratado de dar algunos lineamientos al público para que puedan darse cuenta si están o no con sobrepeso. A través de los años, se han ideado y utilizado muchos sistemas como una vara de medir para determinar quién tiene sobrepeso y quién no. Sin embargo, ten presente que el área donde aumentas de peso es mucho más importante que el peso en sí. Revisemos algunos de los pros y contras de los diferentes métodos utilizados.

Tablas estatura/peso

Las Tablas estatura/peso han sido utilizadas, especialmente por las compañías de seguros, durante muchos años como una manera de determinar si es que un individuo tiene un problema de sobrepeso. De hecho, durante mucho tiempo el estándar fue el de la tabla estatura/peso desarrollada por Prudential Life Insurance. La mayoría de la gente está de acuerdo en que la tabla antigua no es un indicativo real e ideal del peso de una persona, ya que no se ha considerado la estructura de los huesos. En la actualidad, estas tablas han sido modificadas, tomando en consideración la estructura de los huesos, tanto la pequeña, mediana o grande. Sin embargo, los investigadores médicos aún encuentran que a esta tabla modificada le falta exactitud, y han desarrollado lo que se denomina el Indice de Masa Corporal (IMC).

Indice de Masa Corporal (IMC)

Este novedoso acercamiento es un método para calcular el riesgo de salud de una persona utilizando su estatura y peso. Este no es un cálculo fácil de hacer. Por consiguiente, he proporcionado el cuadro de la tabla 1 para dar una idea general del índice personal de masa corporal. De acuerdo al National Institute of Health, de los Estados Unidos, tú puedes fácilmente determinar tu índice de masa corporal y observar a cual grupo perteneces:

Peso Ideal - IMC menor de 25

Sobrepeso - IMC entre 25 y 29.9

Obesidad - Clase 1 – IMC entre 30 y 34.9

Obesidad - Clase 2 – IMC entre 35 y 39.9

Obesidad extrema - IMC mayor de 40

Relación cintura-cadera

Otro método rápido y fácil para medir el riesgo de salud de una persona es la relación entre la cintura y la cadera. Este método también se puede realizar en privado, en tu casa. Se mide la circunferencia de la cintura, un centímetro por debajo del ombligo, y luego se mide la parte más ancha de las caderas y nalgas. Acto seguido, se divide la medida de la cintura por la medida de la cadera para llegar a la relación cintura-cadera (*waist-to-hip ratio*, o WHR). Una relación de cintura-cadera menor de 0.75 es la ideal. Al ir aumentando las proporciones te preocuparás cada vez más. La relación de 0.76 a 0.84 significa que debes considerar seriamente efectuar un cambio, y si la relación cintura-cadera es mayor del 0.85, te encuentras en un riesgo muy alto en relación a las enfermedades asociadas a la obesidad. Sin embargo, este método para medir la grasa abdominal no es muy exacto. y de hecho, te podrás dar una idea mucho más exacta de tu grasa abdominal simplemente midiendo tu cintura.

Medida o talla de cintura

Detectar si estás desarrollando o no una obesidad central es mucho más fácil aún. En la actualidad, muchos médicos e investigadores dicen que los pacientes solamente necesitan medir sus cinturas.[3] El Doctor Jean-Pierre Despré se encuentra a favor de este método. Él dice: "La circunferencia de la cintura es un índice bueno para determinar el total *absoluto* de grasa abdominal, mientras que la relación cintura-cadera (WHR) refleja depósitos abdominales *relativos*, lo cual no siempre se encuentra asociado a niveles altos y absolutos de grasa abdominal."[4]

Los investigadores han determinado que si la medida de la cintura de una mujer (circunferencia) es de 34.5 (88cms) o mayor, o si la medida de la cintura de un hombre es mayor a 40 pulgadas (102 cm), tienen una grasa abdominal considerable y están en peligro. El método para medir no tiene que ser extravagante. Simplemente toma una cinta de medir y verifica la circunferencia de tu

Tabla del índice de Masa Corporal (IMC)

Busca tu estatura a la izquierda
Examina cuidadosamente la hilera y encuentra el peso más cercano a tu estatura
Observa el extremo más alto de la columna e identifica tu IMC
El peso ideal es un IMC menor de 25

$$IMC = \dfrac{peso\ (libras) \times 703}{altura\ centímetros\ (pulgadas^2)}$$

Cálculo

IMC (kg/m²)	25	26	27	28	29	30	31	32	33	34	35	36	37	38	39	40
								PESO								
4'10"	119	124	129	134	138	143	148	153	158	162	167	172	177	181	186	191
4'11"	124	128	133	138	143	148	153	158	163	168	173	178	183	188	193	198
5'0"	128	133	138	143	148	153	158	163	168	174	179	184	189	194	199	204
5'1"	132	137	143	148	153	158	164	169	174	180	185	190	195	201	206	211
5'2"	136	142	147	153	158	164	169	175	180	186	191	196	202	207	213	218
5'3"	141	146	152	158	163	169	175	180	186	191	197	203	208	214	220	225
5'4"	145	151	157	163	169	174	180	186	192	197	204	209	215	221	227	232
5'5"	150	156	162	168	174	180	186	192	198	204	210	216	222	228	234	240
5'6"	155	161	167	173	179	186	192	198	204	210	216	223	229	235	241	247
5'7"	159	166	172	178	185	191	198	204	211	217	223	230	236	242	249	255
5'8"	164	171	177	184	190	197	203	210	216	223	230	236	243	249	256	262
5'9"	169	176	182	189	196	203	209	216	223	230	236	243	250	257	263	270
5'10"	174	181	188	195	202	209	216	222	229	236	243	250	257	264	271	278
5'11"	179	186	193	200	208	215	222	229	236	243	250	257	265	272	279	286
6'0"	184	191	199	206	213	221	228	235	242	250	258	265	272	279	287	294
6'1"	189	197	204	212	219	227	235	242	250	257	265	272	280	288	295	302
6'2"	194	202	210	218	225	233	241	249	256	264	272	280	287	295	303	311
6'3"	200	208	216	224	232	240	248	256	264	272	280	287	295	303	311	319
6'4"	205	213	221	230	238	246	254	263	271	279	287	295	304	312	320	328

MENOR RIESGO IMC → MAYOR RIESGO IMC

cintura. Se puede obtener un buen cálculo midiendo una pulgada debajo del ombligo y a lo ancho de la parte superior de la pelvis (la cresta ilíaca).

Tal y como lo aprendimos en el capítulo anterior, la resistencia a la insulina y el síndrome metabólico tardan años en desarrollar. En otras palabras, el síndrome metabólico no se desarrolla de la noche a la mañana, y como médico me preocupa mucho cuando observo que un paciente ha aumentado varios centímetros alrededor de su cintura. En la actualidad, siempre mido la circunferencia de la cintura cuando hago un examen físico. Es mucho más importante que el peso, la estatura, el índice de masa corporal, o la relación cintura-cadera debido a las serias consecuencias de salud que están asociadas con el aumento de peso central.

La Historia de Hank

Este año, Hank vino a verme para un examen médico rutinario, a pesar que no había visitado mi consultorio en años. Ahora, Hank tiene sesenta y dos años y acaba de pasar el invierno en Arizona, disfrutando de su jubilación en compañía de su esposa e hijos, como lo habían hecho durante muchos años. Sin embargo, esta visita era un poco distinta.

Hank comenzó a notar signos de fatiga y falta de energía junto con dolor en las rodillas y pies. A Hank le encanta jugar golf, pero durante el año anterior se le había hecho cada vez más difícil caminar alrededor del campo de golf. Principalmente, esto se debía a un notorio aumento de peso. Como él dijo: "En los últimos diez años, lentamente he ido aumentado de peso alrededor de mi abdomen, pero realmente se ha convertido en un problema en los últimos dos años."

A simple vista durante el examen físico de Hank, pude observar que había desarrollado un serio problema de obesidad central. Yo sabía lo que iba a encontrar en sus pruebas de sangre sin siquiera echar un vistazo. Los triglicéridos estaban muy altos, el nivel de colesterol HDL muy bajo, y la presión arterial estaba en constante aumento. Me sorprendí un tanto al observar que el nivel de azúcar en la sangre era de 118 mg./dL (lo normal es menos de 110), y que él ya había desarrollado intolerancia a la glucosa (diabetes pre clínica), pero todavía no era una diabetes madura (se debe tener un nivel de azúcar en ayunas superior a 125 mg./dL para ser clasificado como diabético). A este paso, se podía esperar una diabetes en el futuro cercano de Hank.

Luego de revisar todas las pruebas de laboratorio con mi paciente, obtuve toda su atención. Hank sabía que estaba en problemas. Muy desanimado, preguntó si ya era demasiado tarde para hacer algunos cambios además de tomar sus medicamentos. Sin embargo, quería saber si podía hacer algo. Hank no estaba tan preocupado por su peso como por su salud en general. El podía percibirlo. El exceso de peso estaba ocasionando un esfuerzo excesivo en sus caderas, rodillas, así como en sus pies, lo cual lo hacía hacer todo con más lentitud y se fatigaba más rápido.

"Doctor, ¡no puedo creer que he trabajado tan duro toda mi vida pera terminar acurrucándome y al mismo tiempo observando como se deteriora mi salud ante mis propios ojos! ¿Qué debo hacer?"

Le expliqué que su problema subyacente se debía a que había estado desarrollado resistencia a la insulina durante los últimos años, y que actualmente se encontraba en la Etapa 3 de un síndrome metabólico maduro. En ese momento, él presentaba intolerancia a la glucosa, y solamente era cuestión de tiempo antes que fuera declarado un diabético completo.

Durante doce semanas, Hank se enroló en el programa *Saludable para la Vida*, en un intento por corregir los estilos de vida que habían estado ocasionado sus problemas en primer lugar. El comprendió que si deseaba triunfar o tener esperanzas de recobrar su salud, debía de realizar cambios significativos para corregir el problema subyacente: la resistencia a la insulina. Estaba seguro que, como resultado de tomar decisiones firmes a diario, él descubriría el lado maravilloso al liberarse de todo el sobrepeso que había ganado alrededor de su abdomen.

La historia de Hank sigue en desarrollo mientras escribo. Él se encuentra muy motivado para hacer cambios permanentes en su estilo de vida. ¡Todo me indica que Hank será otra de nuestras historias exitosas!

Esta historia verdadera nos demuestra claramente lo que sucede con tres de cada cuatro personas quienes están literalmente destruyendo su salud al ganar tanto peso. Detrás de la cortina de la adicción a los carbohidratos y del abuso de insulina, es de suma importancia comprender plenamente lo que sucede con nuestros cuerpos y las razones por las que en primer lugar comenzamos a aumentar de peso misteriosamente alrededor de nuestros abdomen. ¿Por qué no podemos bajar de peso, no obstante lo que hagamos?

Cambiando el rumbo

De niño, me fascinaban los trenes. En los años de mi infancia, mi hermano Allen había armado un magnífico tren Lionel en el sótano de nuestra casa. Yo lo observaba jugar con el tren durante horas enteras. Por supuesto, estaba fuera de mis límites ya que yo era seis años menor que él.

Lo que era muy divertido era observar la locomotora cuando se acercaba a las curvas haciendo mucho ruido, con todos los vagones repletos de carga, echando humo a través de los túneles más allá de la estación central del tren. Súbitamente, como por arte de magia, se pasaba a otro grupo de carriles y cambiaba su curso completamente. ¡Por mi vida, no podía imaginarme como es que esto sucedía! ¡Para un pequeño como yo era un misterio, hasta el día que finalmente supe que mi hermano había estado arrojando el cambiavía sobre los carriles cuando yo no me daba cuenta.

En forma parecida, misteriosamente ocurre un cambio dentro de nuestros cuerpos, lo cual ayuda a entender porque una persona como Hank, que comienza a desarrollar resistencia a la insulina, empieza de pronto a aumentar de peso alrededor del abdomen. Normalmente, el 85 al 90 por ciento de toda la glucosa producida después de ingerir una comida se va a las células del músculo, ya sea para ser utilizada como energía o para ser almacenada como glicógeno como reserva de energía inmediata en el músculo. Esto significa que solamente diez a quince por ciento de la glucosa va a dar a nuestras células grasas. Si los niveles de insulina y de glucagón son normales, habrá un buen balance de grasa que se elabora y divide, y no habrá aumento de peso.[5]

Estudios realizados con animales revelan que cuando se desarrolla la resistencia a la insulina, las células de los músculos se vuelven resistentes a la insulina antes que las células grasas.[6] Este descubrimiento es muy importante en esta discusión ya que esto significa que, cuando se desarrolla la resistencia a la insulina, las células de los músculos comienzan a rechazar la mayor parte de glucosa después de una comida, y se dirigen hacia las células grasas. Como lo vimos en el capítulo anterior, la primera vez que uno se vuelve resistente a la insulina, el cuerpo compensa produciendo cada vez más insulina.

Recuerde, la insulina es nuestra hormona de almacenamiento de grasa, que cambia el azúcar en grasa. Puesto que en una situación normal la mayor parte de la glucosa se va a las células de los músculos, queda relativamente muy poca azúcar disponible para la célula grasa. Sin embargo, cuando empieza la resistencia a la insulina es como si alguien o algo misteriosamente cambiara los carriles. Imagínese el azúcar en la sangre viajando en un vagón detrás de la locomotora, dirigiéndose hacia las células de los músculos. De pronto, en una etapa temprana de resistencia a la insulina, los carriles se cambian, y ese tren es desviado y se dirige directamente a los sitios de almacenamiento – las células grasas.

Esto es un "un golpe muy fuerte" que tumbaría al suelo a cualquiera de nosotros. La resistencia a la insulina no solamente aumenta la cantidad de insulina (nuestra hormona de almacenamiento) en nuestro torrente sanguíneo, sino que las células de nuestros músculos son las primeras es volverse resistentes, y de esa manera desvían toda la glucosa de un alimento hacia nuestras células grasas (principalmente nuestra grasa visceral o central). Es entonces cuando empezamos a aumentar rápidamente de peso alrededor de la cintura, aún cuando no haya habido ningún cambio significativo en nuestra dieta o en nuestro nivel de actividad física.

Llegar a esta etapa puede tomar años de abuso de nuestra insulina con una dieta de carbohidratos altos, de índices glicémicos altos, y de falta de actividad. Sin embargo, cuando esto sucede es una conmoción. En consecuencia, la circunferencia de la cintura es la principal consideración para poder determinar si él o ella están desarrollando una resistencia a la insulina con la consiguiente Grasa Asesina.

Rumbo a la gordura

Mientras progresa este proceso, las células grasas alrededor de nuestro abdomen simplemente se ponen cada vez más gordas. Cada célula de grasa abdominal empieza a funcionar pobremente. Eventualmente, se harán resistentes a la insulina y empezarán a liberar algo de la grasa a la que se han estado asiendo tan firmemente. Quizás esta situación podría parecer buena si te encuentras en el proceso de bajar de peso, pero déjame decirte que esto no es así. En primer lugar, nuevamente la grasa se volverá a adherir aproximadamente al mismo ritmo que se liberan las células grasas. Sin embargo, en este momento, las células abdominales grasas empiezan a liberar grandes cantidades de grasa en el torrente sanguíneo en forma de triglicéridos. Esto coloca un estrés inmenso tanto en las células beta del páncreas (lipotoxicidad) como, obviamente, en las arterias. Se ha observado que los individuos que desarrollan obesidad central tienen una inflamación creciente significativa en sus arterias. Esta condición tan seria es la razón por la que los médicos han empezado a referirse a las células grasas abdominales como metabólicamente activas y dañinas para nuestra salud.

Cuando el área abdominal comienza a acumular grasa en exceso durante la fase de resistencia a la insulina inicial, y la grasa visceral continúa poniéndose más gorda, el descomunal tamaño de estas células produce un descenso relativo en los lugares receptores de insulina en la superficie de la célula.[7] Como recordarán de los capítulos anteriores, los lugares de recepción son la puerta de entrada para que las células reciban insulina.

Esto produce aún más resistencia a la insulina, y puesto que hay una fuerte evidencia que la insulina regula sus propios puntos de recepción, el aumento de los niveles de insulina hace descender aún más los puntos de recepción.[8] Mientras este proceso esté avanzando, el transporte de glucosa dentro de la célula se quiebra.[9]

La falacia de una caloría dentro y una caloría afuera

Estás comenzando a comprender una verdad muy importante – al hablar de resistencia a la insulina, una caloría no es solamente una caloría. De hecho, tus células grasas comienzan a actuar como una esponja y absorben toda la glucosa, y las convierten eficientemente en grasa sin importar cuantas calorías trates de quemar. El concepto de "una caloría dentro y una caloría afuera" que ha sido el sostén principal de las terapias para perder de peso durante todo el siglo pasado tiene que cambiar. Cuando empiezas a darte cuenta del efecto que tiene la resistencia a la insulina en esta ecuación, una caloría ya no es solamente una caloría.

Cuantos pacientes acuden a mí todos los años lamentándose que han comenzado misteriosamente a ganar de peso aunque no han cambiado ni sus costumbres alimenticias ni su nivel de actividad física. En el pasado, mi respuesta estándar era que su metabolismo se había vuelto más lento. Estoy seguro que incluso has escuchado comentarios similares de tu médico. Sin embargo, ahora puedo comprender que la mayoría de las veces este aumento misterioso de peso es el resultado de que el paciente ha "cambiado de carril." Hank, después de años de abusar de la insulina y haber aumentado solamente unas diez a quince libras, desarrolló resistencia a la insulina y empezó a aumentar diez a quince libras *cada año*. ¡Hasta que no revierta el síndrome subyacente, no podrá perder de peso haga lo que haga!

Liberando grasa

Después de muchos años de abusar de nuestra insulina con las tremendas cantidades de carbohidratos procesados consumidos todos los días, probablemente tú también te estás volviendo resistente a su insulina. Una caloría ya no es más una caloría puesto que tu carril ha sido cambiado, y tu cuerpo no está funcionando adecuadamente. Si no aprendes cómo cambiar el carril de nuevo, simplemente no podrás perder peso aunque hagas las dietas más agresivas. En estas condiciones, el cuerpo es resistente a prácticamente cualquier programa de reducción de peso que se haya estado apoyando en la actualidad.

En los últimos ocho años ayudando a pacientes a desarrollar estilos sanos de vida, así corrigiendo su resistencia a la insulina, he sido testigo de un fenómeno asombroso – mis pacientes empiezan a "liberar grasa" sin siquiera intentarlo. Mis pacientes se asombran cuando se dan cuenta que la grasa se está simplemente derritiendo. No tienen hambre (no están restringiendo las calorías) puesto que han vencido su adicción a los carbohidratos. Están haciendo ejercicios continuamente y proporcionando nutrición celular a sus cuerpos. Esta pérdida de peso que están experimentando no puede ser explicada con una dieta baja en calorías (calorías internas) o por ejercicios agresivos (calorías externas). Siempre vuelvo a repetir las pruebas de sangre, observo que los niveles de colesterol triglicéridos/HDL han descendido a menos de 2. Literalmente, han vuelto a dirigir el carril hacia sus músculos. Mis pacientes comienzan a comprender la razón por la que aumentaron tanto de peso, y están emocionados al ir "liberando la grasa."

Conclusión

Hemos observado cómo nuestras costumbres alimenticias, nuestro peso, así como la salud de nuestros corazones están estrechamente ligados. No solamente nuestro peso y nuestros niveles de sangre son factores de primera consideración, sino también la conformación – la distribución de nuestro peso, son factores importantes del síndrome metabólico. Tenemos la tendencia a enfocar demasiado en la parte estética de los problemas de sobrepeso, y nos es difícil comprender que el aumento de la circunferencia de la cintura pueda ser uno de los riesgos más grandes de nuestra salud.

En un principio, la gran mayoría de mis pacientes no se encuentran tan preocupados por su salud como por su apariencia. Sin embargo, pronto se dan cuenta de la seriedad de su situación. Tengo la esperanza que ustedes también entiendan la realidad en su totalidad, que la grasa asesina es mucho más preocupante que nuestra apariencia. Por ello, me toma tanto tiempo explicar a mis pacientes que para que puedan perder peso deben de cambiar a estilos de vida saludables que puedan corregir el problema subyacente de la resistencia a la insulina. No solamente podrán mejorar enormemente su salud, sino que también podrán liberar grasas efectivamente por primera vez en años.

Si no puedes perder peso, no quiere decir que tu habilidad para quemar grasas ha desaparecido. Si tu médico te ha dicho que la razón por la que has comenzado a ganar de peso es porque tu metabolismo se ha vuelto lento, está en un error. La verdad es que tu carril ha sido cambiado y la glucosa se está dirigiendo a tus células grasas en vez de dirigirse al músculo. Solamente a través de un programa diseñado para revertir la resistencia a la insulina podrás "revertir el proceso" con éxito. La Sección III explica paso a paso los lineamientos prácticos para efectuar cambios simples y saludables de estilo de vida que serán capaces de revertir completamente el proceso en su totalidad. Aprenderás como revertir efectivamente la resistencia a la insulina y, finalmente, a liberar la grasa.

CAPÍTULO 7

No todo tiene que ver con perder peso: Diabetes y las enfermedades del corazón

One cannot think well, love well, sep well,
if one has not dined well.
(No se puede pensar bien, amar bien,
y dormir bien, si no se ha cenado bien.)
—Virginia Woolf

N uestra libertad se consigue a un precio muy alto. Nuestros cuerpos son nuestros más preciados bienes. Las decisiones que tomamos traen consigo terribles consecuencias. Por supuesto que en la actualidad es importante lo que uno come y cúanta actividad física haga. Siempre debemos tomar decisiones inteligentes tomando en cuenta nuestras células. ¿Harás todo lo necesario para activar las células de tu cuerpo, o sufrirán de estrés?

Hipertensión (presión arterial alta)

El incremento radical de la resistencia a la insulina no es solamente la mayor causa de obesidad o de la epidemia de diabetes en nuestra nación, sino que muy pocos comprenden el papel de primera consideración que juega en la incidencia tan alta de las enfermedades cardiovasculares en el Mundo Occidental.

Como bien podrás darte cuenta, la hipertensión es un factor de riesgo de consideración para el desarrollo de las enfermedades cardiovasculares, entre las cuales se encuentran: los accidentes cerebrovasculares, los infartos al corazón, el infarto masivo del miocardio, enfermedades periférica vasculares y aneurismas.

Según los últimos informes, aproximadamente el veintinueve por ciento de la población adulta sufre de hipertensión.[1] Esto se reduce solamente a un cuatro por ciento de incremento en el total de adultos que sufren de hipertensión en los últimos diez años. Mucho más preocupante es el hecho que menos del treinta por ciento de estos individuos controlan la hipertensión, incluso con medicamentos recetados. Además de este significativo aumento de hipertensión, existe también un incremento importante de la obesidad y de la diabetes mellitus tipo 2. Creo que el denominador común obvio es la resistencia a la insulina y sus consecuencias metabólicas subyacentes. Los estudios de investigación demuestran que cuando los pacientes que sufren de obesidad, intolerancia a la glucosa e hipertensión, mejoran la resistencia a la insulina subyacente, no solamente pierden peso sino que su presión arterial desciende significativamente.[2]

En los últimos años los investigadores han comenzado a reconocer la relación directa entre la resistencia a la insulina y el desarrollo de la hipertensión. De hecho, se cree que la mayor parte de hipertensión que es tratada hoy en día es el resultado de la resistencia a la insulina. Al volverse más insensible a su insulina y cuando los niveles empiezan a subir (hiperinsulinemia) ocurren muchos cambios metabólicos que incrementan la presión arterial, a saber:

1. *Mayor retención incrementada de sodio* – el resultado más notable es el hecho que los niveles elevados de insulina en el torrente sanguíneo son conocidos por magnificar la retención de sodio de los riñones. Obviamente, esto aumenta la cantidad de fluido en el torrente sanguíneo y, en consecuencia, incrementa la presión arterial.[3]

2. *Mayor actividad aumentada del sistema nervioso simpá-*
   tico – esto ocasiona la constricción de las arterias y una
   subsecuente elevación de la presión arterial.[4]

3. *Estimulación del crecimiento de los músculos blandos de*
   las arterias – lo cual ocasiona que las arterias se pongan
   más gruesas, y como resultado, se produzca un aumento de
   la presión arterial.[5]

Todas estas consecuencias juntas ocasionan una elevación
de la presión arterial cuyo resultado es la hipertensión. Sin
embargo, la causa subyacente o fundamental es el nivel elevado
de insulina. Lamentablemente, la medicina moderna está igno-
rando este hecho y está confiando en los medicamentos, lo cual
no solamente ha fracasado para ayudar a mejorar la resistencia
a la insulina, sino que en muchos casos la ha empeorado. Esto
podría ser una de las tantas explicaciones de la razón por la que
el riesgo de enfermedad arterial coronaria no está mejorando,
aún cuando la presión arterial está siendo controlada.[6]

Las prescripciones médicas no están corrigiendo el problema subyacente ni sus consecuencias, ocasionando un daño
significativo en nuestras arterias. Si a esto le agregamos que la
frecuencia total de hipertensión ha ido en aumento, que la mayoría
de los pacientes no han sido bien examinados; y que el uso de
diuréticos, de beta bloqueadores y otros medicamentos para la
hipertensión no producen resultados para corregir el problema
subyacente, te darás cuenta perfectamente que la respuesta solamente podrá encontrarse en la promoción de estilos de vida
saludables que aumenten la sensibilidad a la insulina.

El séptimo informe del JNC

Hay una evidencia creciente que aún los niveles ligeramente elevados de presión arterial pueden ocasionar serias
consecuencias en la salud. El Séptimo Informe del Joint Nacional Committee sobre prevención, detección, evaluación y

tratamiento de la hipertensión arterial alerta a todos en la comunidad médica informando que los pacientes con una presión arterial sistólica de 120 - 139 o una presión arterial diastólica de 80 - 89 mm Hg, deberán ser considerados como pre-hipertensos, y necesitan hacer modificaciones en sus estilos de vida para mejorar la salud y prevenir las enfermedades cardiovasculares.[7] El riesgo de enfermedad cardiovascular comienza a subir con la presión arterial por encima de 115/75.

Aún teniendo la presión arterial en niveles normales, el riesgo de desarrollar hipertensión en su vida está por encima del 90%, a no ser que se desarrollen intencionalmente estilos de vida saludables.[8]

Los médicos han comprendido desde hace años que si los pacientes con una hipertensión leve, normal y subnormal adoptaran estilos de vida saludables (dietas balanceadas carbohidratos buenos, proteínas y grasas, ejercicio moderado y suplementos de nutrición), podrían reducir su presión arterial tanto como para evitar tomar medicamentos.[9] En la literatura médica se hecho cada vez más evidente que la comunidad médica, con su excesiva confianza en los medicamentos, está perdiendo la batalla contra estas enfermedades devastadoras. Aún cuando muchos médicos se mantienen vigilantes en cuanto a cambios saludables en el estilo de vida, que deben ser la primera opción de un tratamiento para cualquier paciente que comience a desarrollar presión arterial alta, colesterol elevado, enfermedad del corazón, o diabetes mellitus tipo 2, nosotros simplemente damos consejos en relación a los cambios en el estilo de vida al tomar nuestro cuaderno de recetas médicas. En general, los médicos sienten que los pacientes harán cambios en sus estilos de vida, sin embargo, aún cuando estén bastante dispuestos, la mayoría de los doctores no están convencidos que esto ayudará. En consecuencia, los medicamentos continúan siendo la primera elección en el tratamiento de estas enfermedades.

En 1990, el Congreso de los Estados Unidos se pronunció por el *National Nutrition Monitoring and Related Research Act*, el cual tenía como mandato que "los estudiantes enrolados en los colegios médicos de los Estados Unidos, y los médicos practicantes en los Estados Unidos tuvieran acceso a un entrenamiento adecuado en el campo de la nutrición y en relación a la salud de las personas."[10] Esta ley fue recibida con mucho entusiasmo debido a que en la actualidad cinco de cada diez causas principales de muerte en los Estados Unidos (enfermedad arterial coronaria, cáncer, accidente cerebro vascular, diabetes mellitus, y enfermedad cardiovascular general) están estrechamente ligadas a las costumbres y estilos de vida poco saludables. Las costumbres de vida poco saludables también contribuyen a la osteoporosis, a la obesidad, a la hipertensión, a la enfermedad diverticular, y al colesterol elevado. Desafortunadamente, esta ley hizo muy poco para cambiar los corazones y las mentes de los médicos, y parece ser que la falta de conocimientos en el campo médico en cuanto a nutrición y salud han empeorado en relación al año 1990.

> *LOS MÉDICOS HAN COMPRENDIDO DESDE HACE AÑOS QUE SI LOS PACIENTES CON UNA HIPERTENSIÓN LEVE NORMAL Y SUBNORMAL ADOPTARAN ESTILOS DE VIDA SALUDABLES (DIETAS BALANCEADAS CARBOHIDRATOS BUENOS, PROTEÍNAS Y GRASAS, EJERCICIO MODERADO Y SUPLEMENTOS DE NUTRICIÓN), PODRÍAN REDUCIR SU PRESIÓN ARTERIAL TANTO COMO PARA EVITAR TOMAR MEDICAMENTOS.*

Enfermedad del corazón

Prácticamente todo el mundo cree que el endurecimiento de la arterias es una enfermedad producida por tener demasiado colesterol circulando en el torrente sanguíneo. Esto me preocupa mucho ya que la enfermedad del corazón no es una enfermedad del colesterol. ¿Sabías que más de la mitad de los pacientes que sufren un ataque al corazón de hecho tienen niveles normales de colesterol? Recientemente, en la última década, los investigadores han empezado a comprender que la enfermedad del corazón es realmente el resultado de una inflamación de bajo nivel y a largo plazo de las arterias. Tal y como lo presentamos en los primeros capítulos, descubrirás que la mayoría de las causas de inflamación del endotelio forman parte del síndrome metabólico. Es más, uno de los descubrimientos más importantes en el estudio de la resistencia de la insulina es la elevada proteína C-reactiva, que es un marcador de la inflamación de nuestras arterias.

Tabla 1
Causas de inflamación de nuestras arterias

- Homocisteína
- Alimentos altos en glicemia
- Colesterol LDL "oxidado" (especialmente el pequeño, denso LDL llamado VLDL)
- Alimentos con alto contenido graso
- Niveles elevados de insulina (hiperinsulinemia)
- Obesidad central
- Hipertensión
- Diabetes tipo 2

Perfil lipoproteíco de patrón sub clase B

Los pacientes con síndrome metabólico tienen lo que los médicos denominan un perfil lipoproteíco de patrón clase B. Se caracteriza por niveles elevados de triglicéridos, colesterol HDL bajo, y colesterol VLDL elevado. Como recordarán, el colesterol VLDL está compuesto por pequeñas partículas LDL de baja densidad, y recientemente los investigadores han descubierto que se "oxida" fácilmente, y está asociado a la aterosclerosis (endurecimiento de las arterias), inclusive más que el LDL (colesterol malo). Por ello, ahora los médicos están midiendo el VLDL del paciente al hacer las pruebas rutinarias de sangre.

Los médicos en ejercicio se encuentran desanimados ya que este perfil lípido tipo B no ha observado una marcada mejoría en los últimos años, aún con la dieta tradicional baja en grasas, o con los medicamentos "statins" como el Zocor, Lipitor, o Mevacor. De hecho, cuando se ha seguido por recomendación médica una dieta alta en carbohidratos y baja en grasas en un intento de reducir el colesterol LDL, se ha demostrado que realmente este patrón B, producido por la resistencia a la insulina, se vuelve peor. Dicho de otra manera, cuanto más alto es el consumo de alimentos de alto contenido glicémico en nuestra dieta, el colesterol HDL desciende más y suben los niveles de triglicéridos y de colesterol VLDL.[11] Esto tiene sentido cuando comprendemos que una dieta glicémica alta es la que conduce en primer lugar a la resistencia a la insulina.

Como un primer paso para el tratamiento de los niveles elevados de colesterol se ha aceptado un plan tentativo de ejercicios y una dieta baja en grasas. Sin embargo, una de las grandes frustraciones de la comunidad médica es observar cuan poco efectiva ha sido la dieta para reducir el colesterol. Si un médico es afortunado, quizás, mediante estos cambios, puede ayudar a que su paciente baje el colesterol total y el colesterol LDL en un cinco por ciento, o con mucha suerte, en un diez por ciento. Poco a poco, nos estamos dando cuenta que los alimentos con alto contenido de carbohidratos (alimentos con alto índice glicémico), que generalmente se asocian a las dietas bajas en grasas, realmente reducen el nivel de colesterol bueno HDL al mismo tiempo, y nada puede ser más difícil que tratar de elevar el HDL o el colesterol bueno.[12]

Puesto que los niveles de colesterol HDL son un poderoso pronosticador de riesgo de desarrollar alguna enfermedad arterial coronaria, se debe asumir el riesgo de reducir el colesterol a expensas de reducir también el colesterol HDL. Esta es una de las principales razones por las que los médicos no dan mucho crédito al ejercicio y a la dieta cuando observan niveles muy elevados de colesterol en sus pacientes, y prefieren recetar medicamentos para reducir el colesterol. Sin embargo, cuando empecé a promocionar estilos de vida saludables en este libro a mis pacientes con niveles elevados de colesterol, empecé a ser testigo de unos resultados increíbles. Randy es un ejemplo perfecto.

La historia de Randy

Randy vino a mi consultorio para someterse a un examen médico de rutina. Él estaba preocupado por el riesgo de desarrollar una enfermedad del corazón, ya que muchos de los miembros de su familia habían fallecido de ataque al corazón. Otros médicos le habían recetado diversos medicamentos "statins" para bajar el colesterol, pero le producían severos dolores musculares y debilidad debido a los efectos secundarios adversos. Asimismo, había seguido dietas bajas en grasas sin ningún resultado. Randy había venido a mi consulta para ver si podía aconsejarlo sobre la manera de reducir el riesgo de desarrollar una enfermedad del corazón.

Cuando revisé su perfil lípido y químico me quedé bastante sorprendido. El colesterol total era de 338 (lo normal es menos de 200), y su colesterol LDL era de 233 (en la actualidad se considera normal menos de 100, aunque yo pienso que el antiguo nivel normal de 130 era más adecuado). Sin embargo, lo que más me preocupaba era que su nivel de triglicéridos era de 287 y el de HDL de 48, lo cual daba un promedio de Triglicéridos/HDL de aproximadamente 6. La literatura médica demuestra que cualquier promedio superior a dos o tres es una evidencia indirecta de los niveles elevados de insulina en el torrente sanguíneo, y por consiguiente, de resistencia a la insulina. En consecuencia, Randy no solamente tenía un problema de colesterol sino que tenía indicios de resistencia a la insulina. Asimismo, esto se confirmó porque el VLDL había subido a 57 (el promedio normal es de 0 á 40).

Le expliqué a mi paciente los problemas subyacentes con un perfil lípido tipo B, y empezó el programa *Saludable para la Vida*. Él estaba muy motivado ya que los efectos secundarios de las drogas habían sido terribles y las pruebas de sangre mostraban una mínima mejoría. Randy siguió mis instrucciones al pie de la letra. Cuando volví a repetir la prueba de sangre doce semanas después, me sorprendí al constatar que el colesterol total había descendido de 338 á 209 y que su colesterol LDL había descendido de 233 á 146. Aún más, lo que era maravilloso era que su nivel de triglicéridos había descendido de 287 hasta 79, y su colesterol HDL había permanecido en 48.

Esto significaba que Randy ya no mostraba señales de resistencia a la insulina, y que inclusive su nivel de VLDL había descendido de 57 a un nivel normal de 16. Personalmente, nunca había visto una mejoría tan dramática en un perfil lípido, simplemente cambiando estilos de vida. Sin embargo, desde mi experiencia inicial con Randy he constatado que esto sucede muy a menudo. ¿Por qué obtuvimos unos niveles tan impresionantes en el colesterol con este acercamiento?

Al tratar a las grasas como si fueran el enemigo, y reducir significativamente el consumo de todas, estamos eliminando al mismo tiempo las grasas buenas (Omega 3). Las grasas saturadas deberán reemplazarse por grasas esenciales más saludables y grasas monosaturadas, que *realmente ayudan a reducir* los niveles de colesterol. El añadir carbohidratos de bajo índice glicémico le permite a uno comer de tal manera que el azúcar en la sangre no se dispare. Si todo esto va acompañado de un programa sencillo de ejercicios y de nutrición celular, permite que la subyacente resistencia a la insulina sea corregida. No solamente desciende el nivel de colesterol total junto con el colesterol LDL, sino que también se observan descensos dramáticos en los niveles de triglicéridos y de colesterol VLDL, ya que se permite que el colesterol HDL aumente lentamente.

El corazón y los vasos sanguíneos de nuestro cuerpo se encuentran literalmente en conflicto debido a los estilos de vida que hemos elegido en nuestro país libre. El endurecimiento de nuestras arterias produce ataques al corazón, accidentes cerebro vasculares, aneurismas, y enfermedad periférica vascular. Es cierto, el colesterol se acumula de tal manera que obstruye la descarga de sangre a nuestros órganos vitales. Sin embargo, ahora los investigadores han comprendido que el colesterol aparece "después del hecho" en un intento de ayudar a sanar el daño ocasionado por la inflamación a nuestras arterias.[13] El proceso en su totalidad está mucho más comprometido y es más complicado que la sencilla proposición de la teoría del colesterol. Sin embargo, un factor importante bastante menospreciado es el síndrome metabólico y sus consecuencias en el cuerpo. Si a todo este conjunto le añadimos los niveles crecientes de colesterol VLDL, observamos que nuestra propia condición es seria. El Dr. Austin, et al., informó en el *Journal of American Medical Association (JAMA)* que con niveles elevados de VLDL se corría triple riesgo de sufrir un ataque al corazón.[14]

Niveles incrementados de fibrinógeno

Como ya es de nuestro conocimiento, un aspecto determinante de la Etapa 3 – el síndrome metabólico, es el aumento de los niveles de fibrinógeno. Aprendimos que el fibrinógeno es un factor de coagulación que aumentará nuestra disposición a formar coágulos si se eleva demasiado. El conjunto de plaquetas a lo largo del revestimiento de las arterias es un riesgo significativo para el desarrollo de ataques al corazón. Es por ello que a los enfermos del corazón se les recomienda tomar una dosis baja de aspirina todos los días. Una de las consecuencias de convertirse en resistente a la insulina es que se tiende a coagular fácilmente. Esto nos conduce a un riesgo aún mayor de desarrollar enfermedades del corazón.[15]

Hiperinsulinemia (niveles elevados de insulina)

Una de las marcas de la resistencia a la insulina es el hecho que sus niveles de insulina aumentan significativamente. El Doctor Jean-Pierre Despre y su grupo informaron en el *New England Journal of Medicine* que la hiperinsulinemia por sí misma es un factor de riesgo independiente y significativo para enfermedades del corazón. Asimismo, el colesterol elevado, la hipertensión, la diabetes, los triglicéridos altos, el colesterol HDL bajo, y el colesterol alto VLDL, y los niveles elevados de insulina en tu torrente sanguíneo son un factor de riesgo de primera consideración para enfermedades del corazón. Esto se convierte en una preocupación mayor al entender que esta es el sello de fábrica subyacente en el síndrome metabólico.

¿Te sorprende que el síndrome metabólico pueda ser una consideración mayor cuando se trata de la enfermedad arterial coronaria, accidentes cerebro vasculares y enfermedad vascular periférica? Los exhorto a que observen nuevamente todas las causas de inflamación de nuestras arterias enumeradas en la Tabla 1. Además de la homocisteína, todas estas causas de inflamación están significativamente aumentadas o directamente relacionadas con el síndrome metabólico. Aún más preocupante es el hecho que muchas personas predispuestas a enfermedades del corazón se vuelven también diabéticas debido al síndrome metabólico. Como podrás observar, esto hace que el riesgo de enfermedad cardiovascular sea aún más elevado.

Diabetes mellitus tipo 2

¿Sabías que más del ochenta por ciento de los diabéticos mueren por enfermedad cardiovascular? Esta cifra no ha variado en los últimos cuarenta años a pesar de los nuevos medicamentos y tratamientos desarrollados para tratar la diabetes. Hay que comprender que el daño a las arterias se está produciendo desde el mismo momento que se dispara el azúcar en la sangre, y se acelera aún más al progresar en el camino hacia un síndrome metabólico maduro. Al añadir a este conjunto la consecuencia final de este síndrome – la diabetes mellitus tipo 2,

¿SABÍAS QUE MÁS DEL OCHENTA POR CIENTO DE LOS DIABÉTICOS MUERE POR ENFERMEDAD CARDIOVASCULAR? ESTA CIFRA NO HA VARIADO EN LOS ÚLTIMOS CUARENTA AÑOS A PESAR DE LOS NUEVOS MEDICAMENTOS Y TRATAMIENTOS DESARROLLADOS PARA TRATAR LA DIABETES.

las probabilidades de enfermedad del corazón aumentan dramáticamente.

Glicosilación

Aún cuando estamos empezando a comprender que la enfermedad cardiovascular se dispara desde el momento que una persona se vuelve resistente a la insulina, una vez que se vuelven diabéticos, este proceso se acelera aún más debido a un proceso denominado *glicosilación*. En una situación de azucares elevados en la sangre, la glucosa empieza a adherirse a las proteínas, grasas y estructuras celulares a su alrededor.

Los médicos normalmente verifican la cantidad de azúcar que se adhiere a las células rojas de la sangre para poder determinar si los diabéticos realmente controlan la enfermedad. Esta prueba se llama A1C hemoglobina (HGBA1C). Sin embargo, cuando la glucosa se adhiere al LDL o al colesterol VLDL, lo vuelve más propenso a oxidarse y el proceso de envejecimiento de las arterias en sí se acelera aún más.[16]

Los investigadores han empezado a comprender que los momentos más importantes para un diabético son los minutos inmediatos a una comida. En consecuencia, para un diabético el nivel de alza del azúcar en la sangre después de una comida es mucho más importante que el azúcar en la sangre en ayunas, o aún el Hgb A1C. Así como una persona que consume un alimento de alto índice glicémico dispara el azúcar en la sangre, ocasionando un aumento del estrés de oxidación, esta situación es exagerada sobremanera en el paciente diabético.

De hecho, el Doctor Ciriello informó que la hiperglicemia (azúcar en la sangre elevado) después de una comida juega un papel importante en el desarrollo de la enfermedad cardiovascular en los pacientes diabéticos, debido a la cantidad aumentada de radicales libres producidos por los azúcares elevados en la sangre (estrés glicémico).[17] Después de haber sido declarado diabético, no es solamente un factor en el desarrollo de la resistencia a la insulina, sino que también es un factor primordial en el desarrollo de las enfermedades del corazón.

Esto es preocupante, ya que los médicos prestan muy poca atención a este aspecto del tratamiento de la diabetes. En Estados Unidos, el índice de glicemia prácticamente no es reconocido por la comunidad médica, y definitivamente no se le enseña a nuestros pacientes diabéticos. Sin embargo, ¿si más del ochenta por ciento de nuestros diabéticos mueren eventualmente del corazón, no deberíamos estar haciendo todo lo posible para protegerlos? Nuestra gente muere por falta de información. Creo firmemente que una de las recomendaciones más importantes que deberíamos dar, tanto a los pacientes con diabetes tipo 1 como a los del tipo 2, es que deben aprender a que no se dispare nunca el azúcar en la sangre. Asimismo, también es muy importante tomar suplementos antioxidantes en cada comida, ya que ha sido demostrado que protegen las arterias de la hiperglicemia.[18] (Ver Capítulos 11-15).

Dieta de bajo indice glicémico

Hasta ahora, diversos estudios han demostrado que cuando los pacientes diabéticos ingieren carbohidratos de bajo índice glicémico y no hacen que se disparen sus azúcares en la sangre, no solamente mejoran su control diabético sino que bajan el LDL y el colesterol VLDL.[19, 20] Se ha demostrado que comiendo alimentos de bajo índice glicémico, inclusive mezclando alimentos, los niveles de glucosa descienden después de la comida. Con toda la evidencia que he presentado relacionada con los peligros de la hiperglicemia, tiene sentido hacer todo lo posible para bajar el azúcar en la sangre después de una comida.

Cuando se trata de pacientes diabéticos, la comunidad médica se fía principalmente de los medicamentos farmacéuticos. Sin embargo, existen mejores opciones. El programa *Saludable para la Vida* (ver Capítulo 15) se ha fundado en evidencias científica-médicas que permiten a los individuos ser proactivos con su salud. Al establecer estos estilos de vida efectivos, las personas pueden prevenir todos los efectos del síndrome metabólico. Asimismo, la gran mayoría de personas son capaces de revertir la resistencia a la insulina, especialmente si son capaces de hacer estos cambios en una etapa temprana de la enfermedad.

El programa *Saludable para la Vida* ha sido desarrollado principalmente para ayudar a las personas a reducir el riesgo de sufrir o de morir como consecuencia del síndrome metabólico. El enfoque de este programa es el de brindar una oportunidad para cambiar el problema subyacente, o sea cambiar la resistencia a la insulina. Estas consecuencias metabólicas debilitantes pueden ser cambiadas. Ya que no existe ningún medicamento que pueda prescribir para mejorar el problema subyacente de la resistencia a la insulina, la única esperanza existente para rectificar los problemas que ocasiona es la de mejorar las elecciones diarias. Cuando se considera la seriedad de las consecuencias médicas que resultan del síndrome metabólico, la mayoría de las personas está dispuesta a hacer cualquier cosa para mejorar su salud. ¿No lo harías tú?

Conclusión

¿Eres un candidato perfecto para las enfermedades del corazón y la diabetes? Tu vida está en juego. No existe un medicamento aprobado para el tratamiento de la resistencia a la insulina. No existe un medicamento aprobado por la FDA para el tratamiento de la resistencia a la insulina a no ser que ya seas diabético. Las etapas del síndrome metabólico solamente podrán ser corregidas mediante estilos de vida saludables detallados en la Parte III de este libro. El programa *Saludable para la Vida* no es solamente una guía para desarrollar nuevos estilos de vida que además tienen como consecuencia la pérdida de peso, sino también es la base para reducir la presión arterial, los triglicéridos, el colesterol VLDL, la hiperglicemia, y los niveles de insulina. Esto a su vez reducirá el riesgo de desarrollar una enfermedad cardiovascular y diabetes.

CAPÍTULO 8

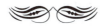

Salvenos a los niños

Practice yourself... in little things;
and thence proceed to greater.
(Practica ...con pequeñas cosas;
y luego procede con las grandiosas.)
—Epictetus, *Discursos*

La historia de Sarah

Uno de los gozos más extraordinarios de ser médico de cabecera en mi ciudad natal de Rapid City, Dakota del Sur, ha sido ver crecer a los niños que traje al mundo, y convertirse después de pasar por los desafíos de la niñez en jóvenes adultos. Los primeros veintiún años de mi práctica trabajé en obstetricia, y traje al mundo muchos niños como Sarah, una preciosa y saludable bebé de siete libras y dos onzas. Aquella mañana de diciembre cuando Sarah nació, tenía los pulmones fuertes y sanos. Sus padres estaban muy orgullosos del nuevo miembro de la familia.

Durante los siguientes años pude observar a Sarah mientras se desarrollaba en una niña saludable y activa. A diferencia de la mayoría de niños que se intimidan en el momento de entrar al consultorio del médico para un chequeo de rutina, Sarah era desinhibida. Su cabellera de rizos dorados se balanceaba al entrar saltando a mi consultorio. Daba una vuelta con sus grandes ojos azules y exclamaba: "¡Hola, Docto-saaand!" Rápidamente Sarah ingresó al jardín infantil. De vez en cuando me visitaba debido a enfermedades menores, como en aquella ocasión que hubo un virus de estreptococo o, cuando apareció el sarampión en el vecindario... y empecé a notar que la pequeña Sarah había empezado a ganar peso durante los tres años de escuela elemental. Incluso, en cuarto grado se le podía considerar rechoncha si la comparábamos con sus compañeros.

Para cuando Sarah ingresó al colegio medio sus grandes ojos azules estaban a menudo tristes. Ella tenía la misma edad de mi hija, y así podía verla tanto en las funciones escolares como en la ciudad. Sarah arrastraba los pies al caminar, y a pesar de tener un grupo de amigos cercanos su figura parecía querer desaparecer. A simple vista, ella tenía un problema de peso, y para cuando pude hacerme cargo Sarah ya tenía trece años y estaba en camino de convertirse en una persona con un serio problema de sobrepeso.

Hasta el momento, sus padres habían ignorado el asunto, creyendo que simplemente Sarah "estaba atravesando alguna fase." Ellos no querían que su preciosa hija fuera discriminada por su peso, y permanecieron sin hacer nada. Sin embargo, ahora estaban tan preocupados que querían que Sarah se hiciera un chequeo para poder estar seguros que no tenía ningún problema físico. Se concertó una consulta para el día lunes.

Cuando entré al consultorio, tuve que controlarme para no demostrar la impresión que me causó darme cuenta cómo había subido de peso Sarah en los meses que no la había visto. Se le hizo una historia habitual y un chequeo físico de rutina para descartar cualquier indicio de diabetes, tiroides lenta o, principalmente, cualquier proceso de enfermedad que pudiera explicar este sorprendente aumento de peso. Todo parecía normal. Sin embargo, los resultados de la prueba de sangre nos indicaban que los triglicéridos de Sarah eran más elevados de lo normal y que su colesterol HDL era más bajo de lo normal en una niña.

Prácticamente todo el sobrepeso de Sarah se había localizado en su abdomen, aunque todo su cuerpo estaba con sobrepeso. Le expliqué a la familia que parecía que ella estaba comenzando a desarrollar resistencia a la insulina, y que mi preocupación era debido a su fuerte historia familiar de diabetes. La literatura médica nos indica que estos niños son más propensos a desarrollar diabetes, tanto en los años previos a la pubertad como en la etapa inicial de la pubertad, debido a que en esta etapa del crecimiento se vuelven más resistentes a su propia insulina. Muchas veces esto es todo lo que se necesita para que la balanza se incline hacia el desarrollo de la diabetes tipo 2 madura, lo que ha comenzando a prevalecer entre nuestros niños.

Al preguntar a los padres cuáles eran las actividades físicas de Sarah, se miraron, y suspirando, levantaron los hombros. Alentaban a su hija para que se involucrara en actividades físicas pero debido a que ambos padres trabajaban, el tiempo y la energía eran limitados. Las ligas de fútbol de la ciudad a las que Sarah había pertenecido, acabaron en quinto grado, y solamente los niños más atléticos continuaban jugando fútbol y algunos deportes competitivos en clubes. Ahora, simplemente intentar que usara ropa de baño era algo impensable, y como ella nunca había destacado en atletismo, tendía a gravitar alrededor de actividades sedentarias como la música y los juegos de computadora. Sarah pertenecía al Club de Ciencias y le encantaba leer y acudir al cine con sus amigos.

Nuevamente sus padres pensaron que ella era una niña común y corriente. Su alimentación consistía principalmente en alimentos chatarra, cereal, pan, papas fritas, refrescos, papas, arroz, y hamburguesas. Además, le fascinaba las pizzas, y a menudo, las preparaba en casa. Sus padres reconocieron que Sarah utilizaba con frecuencia su propina para comprar refrigerios o refrescos en las máquinas de los pasadizos del colegio, antes de emprender el regreso a casa a pie con sus amigos. Luego, hurgaba en su comida aduciendo que no tenía mucha hambre.

Era fácil darse cuenta observando su alimentación y el nivel de actividad física que Sarah era una típica jovencita. Es más, la mayor parte de sus amigos tenían el mismo estilo de vida y aparentemente, no tenían ningún problema. Lo que ocurría con Sarah al haber aumentado tanto de peso, era que tenía una historia familiar de diabetes. Esto no solamente significaba que ella podía desarrollar resistencia a la insulina tempranamente, sino que, aumentaría de peso fácilmente con la dieta All-American.

Comprendí que si esta hermosa niña no hacía de inmediato algunos cambios saludables en su estilo de vida, también corría el riesgo de convertirse en diabética a una temprana etapa en su vida. Lo que Sarah tenía a su favor era que sus padres estaban dispuestos a ayudar de la manera que fuese necesaria. Les expliqué que aunque el cambio era duro, especialmente para una adolescente, si se unían como familia y apoyaban a Sarah en todo, mejorando sus costumbres alimenticias y su actividad física, podrían darle una oportunidad fabulosa de éxito.

¿Quién va a salvar a nuestros niños?

Observa detenidamente a los niños y jóvenes adolescentes en tu vecindario. ¿Ves algo diferente? Observa de cerca un grupo grande de niños jugando en el patio de la escuela local, o en un parque de recreo cercano. Podemos observar que cada vez más niños y adultos jóvenes están engordando. De hecho, la obesidad en los niños se ha triplicado en las últimas tres décadas.[1]

En la actualidad, la frecuencia tan chocante de casos de obesidad en nuestra gente joven de los Estados Unidos se ha elevado más que en cualquier otro momento que recuerde en la historia.[2] Aproximadamente el veinticinco por ciento (o uno de cada cuatro niños) tiene sobrepeso de acuerdo a nuestro más reciente *National Health and Nutrition Examination Survey*.[3] El increíble aumento de obesidad juvenil, así como de diabetes mellitus tipo 2 es desalentador para nuestros investigadores, y muy pocos parecen tener respuestas a la razón de esta tendencia.[4] La obesidad no solamente se ha convertido en un asunto social de consideración sino que también se ha convertido en un asunto de salud primordial.[5] Como podrás darte cuenta, estos niños al igual que Sarah, han aumentado significativamente el riesgo de desarrollar hipertensión, triglicéridos elevados, HDL bajo, enfermedades del corazón, y diabetes mellitus tipo 2.[6]

¿Padres, recuerdan ustedes su preocupación con respecto a lo que comían en los embarazos? ¿Si debían o no dar de lactar a su bebé? ¿Qué chupón ortopédico sería el más adecuado para mantener contento al bebé? ¿Cuándo empezar a introducir cereales orgánicos y alimentos para bebé? Sin embargo, menos de dos años después, el mismo niño se encuentra sentado frente al televisor comiendo macarrones con queso, una salchicha, y jugo artificial de color rojo. Tú y yo sabemos que hemos llegado a aceptar la filosofía que dice que a los pensadores fuertes e independientes se les debe permitir escoger. Por consiguiente, permitimos a nuestros niños de dos a tres años de edad empezar temprano. Ellos eligen lo que sus cuerpos necesitan para tener una dieta balanceada. Ellos mismos eligen lo que será el cimiento de unos dientes fuertes y unas mentes alertas, mientras sus cuerpos se encuentran en las etapas más cruciales del desarrollo. ¿Y qué prefieren los niños? Prefieren las comidas altamente procesadas que ven en los comerciales de televisión entre sus programas educativos. Las agencias de publicidad confían en el supuesto que dejarás que tus hijos elijan.

Pregúntale a cualquier profesor de primer grado qué clase de almuerzos y refrigerios vienen al colegio. La mayoría de profesores te dirá que tienen que poner reglas sobre lo que pueden o no traer los niños al colegio. Ingresa a cualquier supermercado en nuestra nación y verás a los padres de familia que permiten y hasta alientan a los niños para que elijan lo que quieren. Yo también creo firmemente que se debe dejar a los niños aprender a tomar decisiones – ¡saludables! No veo nada de malo en dejar a un niño elegir entre tres alimentos saludables para el desayuno. Sin embargo, ¡Papás, aquí no podemos incluir los Fruit Loops que vienen en ocho novedosos colores, o los Pop Tarts!

Haz esta prueba: Si tienes hijos en casa entre los dos y los veinte años de edad, escribe un diario de lo que han comido en los últimos tres días.

¿Cómo se alimentan tu hijo o tus hijos? ¿Los consideras los típicos niños Americanos si se trata de la dieta? De acuerdo a una encuesta del Departamento de Agricultura de los Estados Unidos efectuada en 1991 las diez fuentes principales de energía (carbohidratos), grasas, y proteínas se encuentran en las categorías de: leche, pan altamente procesado, tartas/galletas/pan instantáneo/ donas, carne de res y queso (ver tabla 1). Considera por un momento la cantidad de hamburguesas, pizzas, refrescos, caramelos, chips, pan blanco, y papas fritas, que nuestros niños están consumiendo (ver tabla 2). Encuentro fascinante sentarme y observar lo que comen los niños en los restaurantes locales tipo *Smorgasbord*. A pesar que disponen de frutas saludables, vegetales, carnes magras, y ensaladas, invariablemente los niños llenan sus platos con pizza, carne grasosa, puré de papas, papas fritas, tortas, donas, y bollos dulces. Por supuesto, todo ésto acompañado de un refresco gigantesco.

Ahora que estás mucho más informado sobre la amenaza, no solamente para nuestra cintura – sino a nuestra salud ocasionada por todos los carbohidratos procesados y las comidas rápidas, no necesitamos tener mucha imaginación para darnos cuenta porqué el riesgo de obesidad y diabetes se está también convirtiendo en la crisis de salud asistencial más seria del país entre los niños.

El consumo de grasa en nuestra dieta no es el problema. Si lo fuera, hubiésemos visto un descenso considerable en el total de obesidad a nivel nacional; especialmente en nuestros niños, ya que ha habido una reducción de prácticamente el veinticinco por ciento del consumo de grasa en los últimos treinta años. Sin embargo, la teoría detrás de las recomendaciones del Departamento de Agricultura de los Estados Unidos, de la Asociación Médica del Corazón, y de la Asociación Americana de Diabetes, se basa en la premisa que la obesidad en la juventud de nuestra nación es el resultado únicamente al consumo de mucha grasa. Debido a campañas recientes que se dirigen a la reducción del consumo de grasa, los programas de almuerzo escolares también han reducido el consumo de grasa en un treinticuatro por ciento, aún cuando el objetivo recomendable es del treinta por ciento.[7]

Esta reducción en el consumo de grasas ha sido reemplazada con un incremento fundamentado en el consumo de azúcar y almidones en nuestros niños.[8] ¡Sin embargo, a pesar de todos los cambios efectuados para reducir la obesidad y la diabetes, la crisis de salud no ha hecho más que aumentar en nuestra juventud!

El problema de la reducción del consumo de grasas en nuestros niños se refleja en la población adulta. Los alimentos con alto contenido en grasas están siendo reemplazados a menudo por

Tabla 1
Las 20 fuentes principales de alimentos de los niños Norte Americanos entre los 2 y los 18 años (CSFII 1989-91)

1. Leche 11.7%
2. Pan altamente procesado 9.3%
3. Tortas/ galletas/ panes rápidos, donas 6.2%
4. Carne de res 5.7%
5. Cereal instantáneo 4.5%
6. Bebidas sin licor/refresco 4.3%
7. Queso 3.7%
8. Papas fritas/elotes frito/maíz inflado 3.1%
9. Azúcares/miel/jaleas 3.0%
10. Aves 2.6%
11. Helados/sorbete/yogur helado 2.6%
12. Pasta 2.6%
13. Margarina 2.3%
14. Refrescos de fruta 2.2%
15. Papa blanca 2.1%
16. Harina/ingredientes para hornear 1.7%
17. Caramelos 1.7%
18. Arroz/granos cocidos 1.7%
19. Aderezos para ensalada/mayonesa 1.6%
20. Naranjas/jugo de toronja 1.6%

carbohidratos altamente procesados. Puedes observar los tipos de carbohidratos que los niños están consumiendo (tabla 8:2), que se componen casi exclusivamente de azúcar y de carbohidratos con alto contenido glicémico. Cuando llegues a la leche (tercera de la lista) mira hacia abajo hasta llegar al número diecisiete (manzanas) antes que puedas volver a encontrar algún otro carbohidrato de bajo índice glicémico. Estaba un poco sorprendido al ver tomates en la lista, hasta que comprendí que incluían la rebanada de tomate en las hamburguesas, la salsa de tomate utilizada en las pizzas y la salsa catsup.

Tabla 2
Los 20 carbohidratos principales de los niños Norte Americanos entre los 2 y los 18 años (CSFII 1989-1991

1.	Pan altamente procesado	13.0%
2.	Bebidas sin licor/refrescos	8.5%
3.	Leche	7.5%
4.	Cereales instantáneos	7.4%
5.	Tortas/galletas/donas	7.2%
6.	Azúcar/miel/jalea	6.0%
7.	Bebidas de fruta	4.3%
8.	Pasta	3.9%
9.	Papa blanca	3.7%
10.	Naranja/juego de toronja	2.9%
11.	Helados/sorbetes/yogur helado	2.9%
12.	Harina/ingredientes para hornear	2.8%
13.	Arroz/cereales cocidos	2.8%
14.	Papas fritas/elote frito/cancha	2.6%
15.	Caramelos	2.3%
16.	Otros jugos	2.1%
17.	Manzanas, puré de manzanas	1.7%
18.	Tomates	1.6%
19.	Elote	1.2%
20.	Frijoles secos/lentejas	1.2%

Una dieta de bajo índice glicémico en oposición a la dieta tradicional alta en carbohidratos y baja en contenido calórico

El Doctor Spieth del Hospital de Niños en Boston desafió el concepto que dice que la dieta adecuada para tratar la obesidad en los niños es una dieta baja en grasas y alta en carbohidratos. Su equipo de investigación dividió a 107 niños obesos en dos grupos (Septiembre del 2000).

Grupo #1 se les recomendó una dieta estándar baja en grasas y alta en carbohidratos, junto con algunos cambios de costumbre y ejercicios.

Grupo #2 se les recomendó una dieta glicémica baja, que consistía en 20 - 25% de proteína, 30 - 35% de grasa, y 45 - 50% de carbohidratos de bajo índice glicémico. A los niños en el grupo de la dieta de bajo índice glicémico *se les permitió comer toda la comida que quisieran.*

A todos los niños se les hizo un seguimiento durante cuatro meses. Los niños en el Grupo #1 de la dieta estándar reducida en grasas y reducida en calorías no perdieron peso. Es más, de hecho aumentaron un promedio de 2 1/2 libras. Los niños en el Grupo #2, el grupo de la dieta de bajo índice glicémico, bajó un promedio de 4 libras.[9]

En una editorial para el *Journal of the American Medical Association* (2003), el Doctor Bray escribe que uno de los principales cambios en la dieta de los niños se llevó a cabo con la introducción de los edulcorantes del elote, altos en fructosa.[10] Recientemente ¿has observado las etiquetas de los alimentos? Contabiliza cuántos en tu alacena y en tu refrigerador contienen miel de elote o edulcorantes en la lista de ingredientes. ¡Es asombroso! Combina todo con el increíble aumento de la cantidad de refrescos consumidos por nuestros niños y ya no cabrá la menor duda del porqué los carbohidratos de alto índice glicémico se disparan.

Caramelo líquido

Un estudio del año 1999 titulado "Liquid Candy" (Caramelo Líquido) que fue publicado por el *Center for Science in the Public Interest*, enfoca otro grave problema: el marketing tan agresivo de la industria de los refrescos para niños. Debido a la carga glicémica y de carbohidratos tan alta que se encuentra en los refrescos en la actualidad, no es de extrañar que los refrescos sean la segunda fuente más importante de carbohidratos en la dieta de nuestros niños.

En 1978, el adolescente promedio consumía un promedio de 7 onzas de refresco al día; en la actualidad, el promedio es de 20 onzas de refresco al día.[11]

Lo más probable es que estas cifras van a seguir subiendo, ya que los fabricantes de bebidas más importantes tienen en la mira a nuestros niños adolescentes, en un esfuerzo de marketing para intentar aumentar las ventas.[12] Lamentablemente, no podemos culpar solamente a los esquemas de autoservicio de los publicistas. ¡Muchas escuelas han puesto máquinas dispensadoras de caramelos y refrescos en un intento por recaudar fondos! Asimismo, la jurisdicción escolar también hace publicidad en los restaurantes de comida rápida en sus pasillos, así como en el exterior de sus ómnibus, para tener ingresos adicionales.[13] Ellos defienden esta práctica aduciendo que es una manera de recaudar fondos para algunos programas que, de otra manera, tendrían que ser recortados por falta de fondos.

Cuando el incremento en el porcentaje de carbohidratos en el programa alimenticio de las escuelas (los programas federales de almuerzos escolares alimentan a más de veintisiete millones de niños todos los días de escuela laborables[14]), se acompaña con un acceso fácil a los refrescos y dulces, no es de extrañar que comencemos a observar un

EL DESARROLLO DE LA RESISTENCIA A LA INSULINA PROGRESA AÚN MÁS RÁPIDO EN LOS NIÑOS QUE EN LOS ADULTOS.

incremento agudo de obesidad y de diabetes tipo 2 en nuestra juventud. ¡Nuestros niños no pueden resistir la oportunidad!

¡Padres de familia, es el momento de despertar y de ser proactivos por el bien de nuestros niños! ¿Qué futuro puede tener su niño? ¿Problemas de resistencia a la insulina – hipertensión, dislipidemia (grasas anormales), enfermedad prematura al corazón, diabetes?

La epidemia de diabetes en nuestra juventud

Cuando hacía mis prácticas en el colegio médico, recuerdo claramente a mi profesor declarar que si alguien desarrollaba diabetes antes de los treinticinco años, lo más probable es que sería diabetes mellitus tipo 1 o lo que se conocía anteriormente como "diabetes juvenil." Este tipo de diabetes es el resultado desafortunado de un ataque autoinmune en las células beta del páncreas, el cual destruye totalmente estas células. Como consecuencia, estos niños no pueden producir nada de insulina natural, y necesitan inyecciones de insulina para sobrevivir.

SIN EMBARGO, LOS INFORMES MÁS RECIENTES REGISTRAN QUE EN LA ACTUALIDAD UN PORCENTAJE ALTÍSIMO DEL CUARENTA Y CINCO POR CIENTO DE LOS NUEVOS CASOS DE DIABETES EN NIÑOS SON DEL TIPO DE DIABETES MELLITUS TIPO 2.

Por el contrario, la diabetes mellitus tipo 2, llamada antes "diabetes mellitus de adultos", se produce principalmente por la progresión del abuso de la insulina hasta llegar a una resistencia a la insulina madura. Hasta hace no mucho, solamente el uno o dos por ciento de los niños con diabetes sufría de diabetes tipo 2.[15] Sin embargo, los informes más recientes registran que en la actualidad un porcentaje altísimo del cuarenta y cinco por ciento de los nuevos casos de diabetes en los niños son de diabetes mellitus tipo 2.[16]

Entre los años 1982 y 1994, un estudio reciente nos muestra un *aumento diez veces mayor* en los casos de diabetes mellitus tipo 2 en niños.[17] La mayoría de estos niños solamente tienen once o doce años, están recién entrando a la pubertad. La Sociedad Americana de diabetes ha dicho que "...Si este aumento (de la diabetes tipo 2) no puede ser revertido, *nuestra sociedad enfrentará desafíos de primera consideración.*"[18] En otras palabras, el peso de la diabetes y sus complicaciones en el transcurso de una vida afectará a muchos más individuos que lo que se pueda haber anticipado en la actualidad, y la creciente epidemia de diabetes tendrá un costo muy alto para nuestra sociedad. Una cantidad mayor de Norte Americanos tendrá que tomar medicamentos muy fuertes y de enfrentar los riesgos consecuentes *prácticamente todas sus vidas.*

Aumento de peso anormal

Muchos niños están desarrollando tempranamente resistencia a la insulina con la condición resultante de niveles elevados de insulina, debido a las dietas glicémicas altas que consumen hoy en día. Esta elevación persistente de los niveles de insulina está asociada a un aumento de peso mayor al cincuenta por ciento, comparando con niños que tienen niveles de insulina normales.[19]

Los niños con niveles de insulina elevados en ayunas aumentarán más de peso que aquellos con niveles de insulina normales, y como en el caso de los adultos, este peso se concentrará alrededor del abdomen.[20] Los niños a los que se les ha encontrado niveles crónicos de insulina alta no solamente desarrollan obesidad central sino que también desarrollan hipertensión, colesterol total elevado, triglicéridos elevados, y colesterol bajo HDL. Simplemente, nuestros niños son más vulnerables al abuso de su propia insulina de una dieta glicémica alta, y alta en carbohidratos. Estos niños no solamente aumentarán de peso más rápido, sino también desarrollarán perfiles de riesgo cardiovasculares adversos de adultos jóvenes.[21]

¿Su niño se está dirigiendo a un fracaso futuro? Ahora, aún cuando sus niños tengan un ligero sobrepeso, una vez que el niño se convierta resistente a la insulina, su peso comenzará a aumentar. Algunos estudios han documentado que los estudiantes de secundaria que tienen una estimulación elevada de insulina como resultado de sus dietas, ganan mucho más peso.[22] Asimismo, los estudios demuestran que cuando los niños se convierten en hiperinsulinémicos temprano en la vida, aumentan mucho de peso central.

Muchos de estos niños podrán desarrollar diabetes mellitus tipo 2 en algún momento de sus vida. Sin embargo, lo que es chocante es observar cuántos niños están desarrollando diabetes tipo 2 de niños. La Doctora Ingrid Libman comparte con nosotros la razón por la que esto está sucediendo a una edad tan temprana. "...la mayoría de los niños que presentan diabetes mellitus tipo 2 tienen aproximadamente trece años de edad o se encuentran en la mitad de su pubertad. Probablemente esto se deba a la evolución temporal de resistencia a la insulina durante la maduración púber, manifestada por una reducción de aproximadamente el treinta por ciento de la acción de la insulina comparada con los niños pre púberes o los adultos."[23] Esto significa que han desarrollado algun indicio de resistencia a la insulina, y que cuando llegan a la etapa de cambio en su vida simplemente son empujados hacia el filo.

Recuerda, no es suficiente solamente ser resistente a la insulina para que se produzca una diabetes. Mientras que el páncreas pueda compensar este estado produciendo cada vez más insulina, los azucares en la sangre permanecen normales. Sin embargo, simplemente con un ligero descenso en la producción de insulina debido al desgaste de las células beta acompañado de una resistencia incrementada a la insulina, el niño desarrollará diabetes mellitus tipo 2.

Predisposición genética

Del setenticinco al ochenticinco por ciento de los niños que desarrollan diabetes mellitus tipo 2 tienen una verdadera historia familiar de diabetes, como el caso de Sarah. Muchas veces existen múltiples miembros de una misma generación en la familia con diabetes.[24] La susceptibilidad genética parece ser un factor determinante para que los niños desarrollen diabetes. Sin embargo, no significa que debamos aceptar pasivamente el destino de nuestros niños. La verdad es que esta tendencia genética a desarrollar diabetes ha estado presente a través de muchas generaciones, y recién ahora, en la generación más reciente, se está viendo niños afectados seriamente. Esto ha llevado a los investigadores a concluir que para que se desarrolle la diabetes a edad temprana no solamente se debe tener una predisposición genética, sino que debe de ir acompañada de factores medio ambientales, como la falta de ejercicios y una dieta de carbohidratos altos en nivel glicémico.

Una palabra en relación a las vitaminas y al ejercicio

Vivir en nuestro mundo dificulta a los niños la obtención de suficiente antioxidantes para protegerlos, así como la obtención de los nutrientes necesarios de sus alimentos. Es un desafío hacer que los niños consuman cinco a siete frutas frescas y vegetales al día. Nunca antes han sido tan necesarios los suplementos nutricionales para el rápido desarrollo de los cuerpos de los niños. Asegúrate de aplicar también en nuestros niños los principios del Capítulo 14, Confiando en los suplementos nutricionales.

Hablando de lo mismo, la actividad física y los niños son el uno para el otro. Si ves a uno sin el otro, hay algo que no está bien. Tus niños no saben lo que sus cuerpos necesitan para una comida balanceada, y frecuentemente, tampoco saben elegir correctamente sus actividades diarias. Se debe capacitar a los niños sobre la manera en que deben hacer las cosas, incluyendo actividades físicas divertidas (Ver Capítulo 13).

Elegir bien

Estamos entrenando a nuestros niños para que sepan hacer elecciones y elegir costumbres para toda la vida. Si sientes que estás por tirar la toalla, sigue leyendo. La respuesta para el problema de sobrepeso de tu niño se encuentra en este libro y en el estilo de vida. Nuestros niños necesitan conocer los peligros de vivir en la nación de los carbohidratos y aprender sobre el privilegio de la libertad de elección. Ten seguridad e involúcrate en ayudar a los niños a escoger correctamente.

¿Cómo recompensas a tus niños? ¿Qué invitas en ocasión de los cumpleaños, de los aniversarios, y de las celebraciones de la liga de fútbol infantil, que sea grandioso en la memoria de tu hijo? ¿Cuáles son los alimentos que hacen sentir bien a tu familia?

"Doctor Strand, no puedo controlar lo que comen mis hijos adolescentes." Si estás frustrado por esta situación, te tengo buenas noticias. Cuando se comiencen a reemplazar los carbohidratos glicémicos altos por carbohidratos saludables equilibrados, proteínas y grasas, tus niños dejarán de saquear las alacenas. Recuerda que los niños que comieron los alimentos con niveles altos indices glicémicos comieron un ochenta por ciento más de calorías que aquellos que comieron alimentos de bajo contenido glicémico. Es muy interesante observar que los niños que consumieron alimentos con altos niveles glicémicos también tendían a escoger alimentos que tenían además un alto contenido glicémico.[25]

Este estudio ilustra los principios tan cuidadosamente detallados en este libro. Cuando tus niños ingieren una comida de alto nivel glicémico, los niveles de azúcar en la sangre suben rápidamente, estimulando una sobreproducción de insulina. Esto hace que el azúcar en la sangre descienda a nivel hipoglicémico, estimulando la liberación de hormonas contra reguladoras necesarias para volver a elevar el nivel de azúcar en la sangre otra vez a un nivel óptimo. Aún cuando el nivel de azúcar en la sangre vuelva lentamente a subir hasta un nivel normal, este ciclo completo creará cantidades exorbitantes de hiperfagia (comer demasiado), y un anhelo continuo (hambre incontrolable) de comer más alimentos de alto nivel glicémico.

"Tengo ansias terribles de comer." Todos hemos dicho eso, y también oiremos a nuestros niños mencionarlo. Suena bastante inocente, pero en realidad nos demuestra un antojo. Es como decir, "Necesito un cigarrillo o una cerveza." ¿Sabes cuándo tus niños tienen ganas terribles de comer? Es especialmente importante que ellos aprendan a estar a tono con sus cuerpos, y que sepan la razón por la que se sienten así.

¡No lo compres si no es conveniente que lo comas! Solo porque hay una tienda de licores en la esquina no quiere decir que tenemos que detenernos. ¡De la misma manera, saber de la existencia de un restorán de autoservicio en la esquina no significa que debamos detenernos y comprar unos nugets de doce piezas y una porción de papas fritas grande al paso!

Sarah empezó caminando cuarenticinco minutos, cinco veces a la semana, y lentamente empezó a aumentar su velocidad hasta que comenzó a caminar tres millas cada vez. Sarah y sus padres, juntos en familia, limpiaban las alacenas, se divertían haciendo las compras, y probaban nuevas elecciones saludables. Encontraron diversos cereales de grano entero que les gustaban y llenaron el refrigerador con frutas y vegetales frescos. El monto adicional de dinero lo gastaban en cortes magros de res y pollo orgánico, que coincidían perfectamente con el presupuesto, puesto que ya no compraban los refrescos y refrigerios caros. Se aseguraban de tener a la mano barras y bebidas para que Sarah siempre tuviera algo saludable y adecuado para comer o beber cuando estuviera hambrienta.

Sus padres no hicieron cambios drásticos en sus estilos de vida. Mas bien empezaron a mejorar su alimentación conscientemente. Juntos buscaron y encontraron nuevas recetas. La madre de Sarah había previsto alguna resistencia, pero sorprendentemente Sarah disfrutaba la atención de sus padres y el nuevo tiempo compartido preparando comidas de índice glicémico bajo. Reconozco que hubo algunos episodios difíciles en el camino (¿quién no los tiene con los adolescentes?), pero para su sorpresa estos cambios se dieron de una manera natural para toda la familia.

No nos sorprendió ver a Sarah empezar a perder una considerable cantidad de peso. Para Sarah era un buen momento para empezar estos cambios en su estilo de vida, ya que empezaba un período breve y rápido de gran crecimiento. Sarah volvió a descubrir la libertad de su bicicleta, y toda la familia aprendió diferentes y nuevas actividades que podían compartir. Al ir perdiendo peso Sarah descubrió que le encantaba jugar tenis. Asimismo, encontró en la ciudad otra pequeña liga de béisbol, lo cual no le dejaba tiempo para ver televisión ni para jugar con su Play Station.

En la actualidad, Sarah es una chica de dieciseis años muy hermosa, que ya está empezando a interesarse en los chicos. ¿Puedes creerlo? Claro que sí, los triglicéridos en su sangre han regresado a sus niveles normales, y su colesterol HDL está subiendo constantemente. Sin embargo, lo que más puedo resaltar de la historia de Sarah es que se le brindó los límites y el apoyo que tan desesperadamente anhelaba para poder establecer la vida que deseaba. Esta ayuda no vino de la escuela o de su grupo juvenil, ni tampoco fue difundida en los programas televisivos. Esta ayuda se la dieron sus padres.

Los niños pueden ser resistentes y pueden tener arrebatos, pero necesitan (y muchas veces desean) una guía firme de sus padres para poder establecer estilos de vida saludables que perdurarán por el resto de sus vidas. Sorprendentemente, Sarah y su familia no extrañan los carbohidratos procesados, y han aprendido a evitarlos aún cuando se encuentran por doquier en nuestra sociedad. Sarah ha escogido la libertad para la "vida."

Recomendaciones:

1. Apaga el televisor. Los niños no solamente se vuelven sedentarios, sino que continuamente son influenciados por los comerciales de comida chatarra. Comerán mucho más refrigerios si están sentados frente al televisor que cuando leen o se ocupan con otros juegos.

2. Como regla general no consumas comida en ningún lugar de la casa con excepción de la cocina o del comedor.

3. Haz un esfuerzo consciente para comer juntos como familia y para que la hora de la comida sea agradable.

4. Asegúrate como padre de familia de dar un excelente ejemplo de estilos de vida saludables.

Una palabra de aviso: No pongas a tus niños a una dieta baja en calorías, alta en carbohidratos y baja en grasas. No debes restringir sus calorías. Simplemente enséñales a comer una dieta saludable, a incrementar su nivel de actividad, y a introducirlos en un programa de nutrición suplementaria. Aprende todos los aspectos del programa *Saludable para la Vida*, que se detallan más adelante en este libro.

TERCERA PARTE

SALUDABLE TENIENDO COMO EFECTO SECUNDARIO LA PÉRDIDA DE GRASA

CAPÍTULO 9

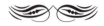

¿Por qué no funcionan las dietas?

*I have gained and lost the same ten pounds so many times
over and over again, my cellulite must have deja vu.*
*(He ganado y perdido tantas veces las mismas diez libras de
peso que mi celulitis debe tener dejá vu.)*
—Jane Wagner

La historia de Isabella

Isabella se unió a los *Weight Watchers* decidida a no ser
gorda como su madre. Las mujeres en su familia italiana
poseían una grandeza de alma, tenían carácter fuerte, y ama-
ban la cocina. A pesar que las admiraba con todo su corazón, ella
no quería aumentar de peso gradualmente como sus tías y su
abuela. Estaba decidida a mantener la fortaleza familiar, pero no
conformarse con esa talla. Isabella siguió el programa y la dieta "al
pie de la letra", y registraba fielmente todo lo que comía. Acudió a
la primera reunión semanal de *Weight Watchers* con mucha expectativa. Se dio ánimo escuchando hablar a otros miembros, y
descubrir con alegría que habían perdido dos o tres libras.
Asimismo, Isabella estaba asombrada al escuchar que una dama
había bajado cuatro libras esa semana. Isabella esperó que lla-
maran su nombre con una sensación de mariposas en su estómago. Le tocaba el siguiente turno para pesarse en la balanza.
Había esperado toda la semana este momento. Muy segura de sí
misma, la linda y joven mujer italiana se subió a la balanza.

Isabella había hecho todo tal y como se le había instruido. Sin embargo, recibió un golpe. Cuando el instructor anunció que Isabella solamente había perdido media libra, ella no podía creer lo que estaba escuchando. ¡¿Media libra?! Ni siquiera pudo escuchar los aplausos corteses del grupo. Casi atorándose con sus lágrimas, se volvió a sentar tropezándose, y en ese momento supo que le tomaría más de un año perder el peso adicional.

Durante las siguientes semanas Isabella continuó perdiendo de peso lentamente, y algunas veces cuando la pesaban, podía observar que incluso, había subido un poco de peso en vez de perderlo. Isabella renunció al programa luego de tres meses de determinación absoluta, y habiendo dado lo mejor de sí misma.

Hace poco vi a un hombre que pesaba aproximadamente trescientas libras (no podía pasar desapercibido), con una camiseta. En letras negritas se podía leer: "La minoría, los orgullosos, los grandes." ¡Ah, cómo quería que dicha declaración fuera verdadera! Cómo deseaba que solamente unas cuantas personas orgullosas poblaran nuestra nación. Cómo quisiera que el peso del cuerpo no nos produjera vergüenza, incomodidad, y riesgos importantes de salud, pero así es. También quisiera que nuestros programas para perder peso funcionen, para que las mujeres como Isabella puedan estar libres de desilusión y de frustración.

¿Quién no quisiera que la medicina moderna sacara una píldora o parche que pudiera derretir todo el exceso de grasa? ¡No creas que la industria farmacéutica no ha hecho el intento! Sin embargo, todos nosotros sabemos donde se encuentran los deseos: en los cuentos de hadas. En la vida real, tenemos nuestras repisas repletas de medicamentos para dietas. Sin embargo, hasta hoy no se ha descubierto una cura mágica.

Sin pócimas mágicas

Cuando empecé mis prácticas en el colegio médico, recuerdo perfectamente bien la manera tan tremenda de usar pastillas para dieta. Estas se convirtieron en lo que nuestros niños llaman "speed." ¡Las pastillas de dieta fueron un éxito inmediato, no solamente porque los que las consumían ya no sentían hambre sino porque también podían hacer el trabajo de una semana en un día! Sin embargo, la realidad engañosa (más allá del hecho que las pastillas para la dieta eran tan perjudiciales para el cuerpo) era que su efecto desaparecía muy rápido, y la gente tenía que tomar más medicamentos para obtener los mismos resultados. El abuso de las drogas abundaba, y ahora todas esas marcas de medicamentos de dieta eran consideradas drogas narcóticas de clase IV (la clase más poderosa de medicamentos narcóticos).

¿Recuerdas en los primeros años de 1990 y hasta mediados del mismo año, la infame combinación de la receta Phen/Fen? Tuvo de todo menos un final de cuento de hadas. Los médicos prescribían una combinación de dos pastillas de dieta (phentermina y fenfluramina), que habían sido vendidas individualmente durante muchos años. La FDA nunca aprobó que estos medicamentos fueran utilizados juntos, pero como ambos estaban a la venta en el mercado, los médicos simplemente escribían recetas individuales para cada medicamento, para entregar a sus pacientes que querían experimentar una pérdida de peso radical.

Muchas personas perdieron una cantidad considerable de peso con la combinación de estos medicamentos, y los médicos de cabecera, como yo, tuvimos una presión increíble de pacientes que deseaban los medicamentos. Al rehusar prescribír dicha combinación de medicamentos para mis pacientes, muchos estaban desilusionados, y otros estaban furiosos conmigo. Hice lo posible por explicarles que la literatura médica demostraba que cuando los pacientes dejaban este medicamento, el noventa y nueve al cien por ciento de ellos volvían a recuperar el peso perdido. Sin embargo, muchos pacientes aún insistían que querían los medicamentos, y que no tenían ninguna intención de dejarlos.

En ese entonces, muy pocas personas tenían conocimiento que ninguno de estos medicamentos podía ser utilizado por períodos prolongados. En primer lugar, y a pesar que la FDA nunca aprobó la utilización de los medicamentos combinados, ambos debían ser utilizados solamente por períodos menores a tres meses. A corto plazo la FDA tuvo que intervenir y retirar la combinación Phen/Fen del mercado, ya que se descubrió que aquellos individuos que tomaban esta combinación por un período de tiempo mayor de tres meses corrían un riesgo superior al treinta por ciento de desarrollar daño a las válvulas del corazón. Me siento muy agradecido de haberme mantenido fiel a mis convicciones y no haber sucumbido a la presión que algunos pacientes pusieron en mi persona. Yo los exhorto a que conozcan algo más en relación a la reducción del riesgo de la tercera causa principal de muerte – la medicación legal. Más de la mitad de las 180,000 muertes debido a medicación pueden y deben ser evitadas. Sin embargo, nadie nos enseña como protegernos o como proteger a nuestros seres queridos de los devastadores peligros de las reacciones adversas debido a las drogas.

Se estima que en los Estados Unidos se emplean más de treinta mil millones de dólares en pastillas, remedios, y dietas de una u otra clase. ¡Sin embargo, la obesidad continúa aumentando a un ritmo sin precedentes, y actualmente tiene la frecuencia más alta nunca antes registrada en la historia! ¿Cuál es la razón por la cual los Norte Americanos no están perdiendo peso, si consideramos todo el dinero que han dedicado a este esfuerzo? ¿Por qué no funcionan las dietas? Precisamente en este capítulo daremos una mirada extensa, firme y honesta del porqué las dietas nos están fallando.

Una solución a corto plazo para un problema a largo plazo

La razón más evidente del porqué las dietas no funcionan ni pueden funcionar, es el hecho que estamos tratando de curar o corregir un problema crónico con una solución sutil. En otras palabras, estamos tratando de arreglar una vida entera de problemas con una solución a corto plazo. Esta situación se puede comparar a intentar tapar un hueco en un globo aerostático con goma de mascar. Para aquellos pacientes que sufren de sobrepeso o de obesidad este es un problema "crónico" *para toda la vida*, con consecuencias de salud que literalmente quitan años de vida.

El aumento de peso es un problema de salud lento e insidioso que entra despacio en nosotros a través de los años (y para algunos, de las décadas) de vida. Sin embargo, cuando decidimos corregir el problema generalmente miramos la última dieta de moda o el *best-seller* más reciente en un intento de librarnos en unas pocas semanas o meses del peso excesivo. La misma frase, "ponerse a dieta", nos revela nuestro mayor error – si te "pones a dieta" para bajar de peso, estás pensando "salir" de la dieta en algún momento en el futuro.

¿Qué sucede cuando dejas el régimen de la dieta? Gradualmente, regresas al mismo modo de alimentarte que tenías antes de subir de peso, y que ocasionó la subida de peso en primer lugar. Rápidamente caes nuevamente en la adicción a los carbohidratos y en las costumbres alimenticias poco saludables del principio. Sin embargo, debido a la manera en que el cuerpo trabaja, este peso regresa de manera más rápida y mucho más agresiva. Está totalmente probado por medio de documentos, que aún en ambientes controlados la mayor parte de individuos que permanecen en un programa para perder peso, pierden un máximo del diez por ciento de su peso. Sin embargo, aproximadamente dos tercios de su peso se vuelve a recuperar en un año, y muchas veces su peso aumenta en los siguientes cinco años.[1]

Para simplificar, los programas para perder peso pueden, a lo sumo, lograr pérdidas de peso a corto plazo. Sin embargo, sin importar la manera como pierdas peso, más del noventiocho por ciento de los que siguen una dieta recuperarán su peso, y quizás más. En mi experiencia clínica, cuanto más rápido intentes perder peso, lo recuperarás más rápidamente. El corolario a esta observación es el hecho que *cuánto más tardes y más consecuente seas para perder peso, tomará mucho más tiempo recuperarlo.* Esta realidad me pareció muy interesante: cuando mis pacientes examinan conmigo las dietas más exitosas que han hecho, sin lugar a dudas comentan que fueron capaces de mantenerse delgados por uno o dos años. Sin embargo, lo que realmente están comunicando es que tardaron uno o dos años en recuperar nuevamente el peso que habían perdido con la dieta. ¿Puedes darte cuenta del problema que se suscita acá?

Normalmente, mientras estás a dieta la principal motivación es perder peso, para que, idealmente, puedas regresar a tus costumbres alimenticias regulares (por supuesto, haciendo más ejercicioss) y con la esperanza de que el peso no vuelva a recuperarse. Pero, considerando que la realidad es que la obesidad y el sobrepeso son problemas crónicos para toda la vida, seguir una dieta durante ocho o doce semanas no te puede dar la respuesta que tanto anhelas – sin importar qué programa elijas. Se puede comparar al caso de alguien que desarrolla un problema a la vista y decide usar lentes durante tres meses, y luego los deja. O también, con un paciente que ha desarrollado una enfermedad de ataques súbitos, y la controla bastante bien durante un año con medicamentos, y repentinamente decide interrumpir la medicación. En ambos casos, estos son problemas típicamente crónicos que necesitan un tratamiento o corrección de por vida.

En la actualidad, la mayoría de las dietas de moda son marketeadas como la manera más rápida y efectiva de reducir de peso. Es sorprendente cuánta gente continúa buscando una solución rápida después de batallar año tras año con su peso. Este escenario tan común ha derivado en el muy famoso término, la pérdida de peso "Yo-Yo." Cuando pierdes peso con una dieta de moda, simplemente lo vuelves a recuperar después de unos meses. Más adelante, vuelves perder más peso con el siguiente programa de moda, solamente para volver otra vez a recuperar el peso. Miles de personas han caído en esta trampa.

Hacer dieta se ha convertido en la ocupación favorita para algunos y en una adicción para otros. Esta es una de las principales razones por las que no funcionan las dietas. ¿Alguna vez te has preguntado qué efecto tienen sobre el cuerpo? Los músculos "entran en retiro", pensando que te encuentras "en un estado de inanición." Cuando empiezas a comer nuevamente, el cuerpo comienza a producir grasa y la almacena cuidadosamente para el siguiente período próximo de inanición. Es como si las manecillas de tu reloj metabólico se pusieran en marcha en la dirección equivocada. Y muy pronto el resorte no tendrá la suficiente fuerza para arremeter de vuelta. No solamente parece que ganamos más peso, sino que realmente nuestra salud se perjudica por este ciclo vicioso de perder peso y volverlo a recuperar nuevamente.

Programas de dietas de mantenimiento

Nunca olvidaré mi entusiasmo cuando en 1970 fue presentado el nuevo programa llamado *Weight Watchers*. Puedo recordar con exactitud quiénes de mis pacientes fueron los primeros en probar el programa cuando éste llegó a nuestra comunidad. Yo pensé: *Por fin alguien está trabajando con las personas para que consuman una dieta saludable, y les infundan el valor necesario para que realicen cambios en sus costumbres alimenticias que duren toda la vida.*

Contrariamente a otras dietas de solución rápida que existen en el mercado, *Weight Watchers* es un programa a largo plazo, que no solamente brinda apoyo personal, sino que también da una responsabilidad personal. Ellos ofrecen apoyo a sus participantes y ofrecen una membresía de por vida, a manera de fomentar su programa de mantenimiento. Aún en los primeros años, ellos daban instrucciones detalladas a sus clientes sobre la manera de mantener su peso. Ellos estaban enfrentando un problema crónico con un programa para toda la vida. Yo estaba muy complacido.

Desde que *Weight Watchers* fue presentado en el mercado, han aparecido numerosos y diversos programas con diferentes vueltas y trucos, pero con conceptos similares: *Diet Center*, *Jenny Craig*, y *LA Weight Loss* son solamente unos cuantos que han ingresado al mercado ofreciendo comida empacada, bebidas patentadas, o un programa más ilustrado. Solamente hay un problema – todos son similares en su aproximación y alcance.

Estos programas han estado acá durante muchos años, y me aventuraría a pensar que si alguna vez has tenido un problema de sobrepeso por lo menos has intentado hacer uno o varios de ellos. Las libras van desapareciendo lentamente con una cuidadosa persistencia. Usualmente, perderás peso por un tiempo largo, debido principalmente al hecho que te tomó bastante tiempo perderlo. Sin embargo, al igual que las otras dietas, a lo más la pérdida será moderada, y es muy inusual llegar al peso ideal.[2]

Con el tiempo, te sentiste frustrado y abandonaste el programa, ya sea porque tocaste el límite o porque te quedaste sin dinero. La conclusión más evidente del fracaso es que no seguiste el programa estrictamente. Quizás no tuviste suficiente fuerza de voluntad. Al igual que Isabella, pasaste por la vergüenza de subir a la balanza delante de tus compañeros con la esperanza de que esta fuera una semana de éxito.

Sin embargo, la razón principal por la que estas dietas fracasan es porque están basadas en una aproximación de la recomendación nutricional diaria, que considera las calorías por igual, y el programa está basado en una dieta baja en grasas y alta en carbohidratos. Una vez más debemos preguntarnos porqué estas dietas han fracasado en superar la dificultad de la epidemia de obesidad a pesar del fuerte apoyo personal y los programas de mantenimiento.

El problema de las dietas bajas en grasas y altas en carbohidratos

En base a la falsa premisa que la grasa en las dietas es el enemigo, la dieta baja en grasas y calorías alta en carbohidratos, ha sido principalmente recomendada por la comunidad asistencial de salud durante los últimos treinta años. En otras palabras, hemos llegado a la conclusión que la razón por la cual estamos más gordos es que estamos ingiriendo demasiadas grasas y calorías en nuestra dieta.

La grasa es un alimento muy denso que contiene el doble de la cantidad de calorías comparado con la cantidad equivalente de proteínas o carbohidratos. En consecuencia, el consenso de la industria de salud asistencial era que la mejor aproximación para una dieta para perder peso era disminuir la cantidad de grasas que consumíamos en nuestra dieta. Norte América podría perder peso con la dieta hipocalórica (bajas calorías), y al mismo tiempo reduciría el riesgo de enfermedad del corazón, con una disminución de la cantidad de grasas consumidas. Esta aproximación y concepto ha predominado en el pensamiento del Departamento de Agricultura de los Estados Unidos, de la Asociación Americana del Corazón, y de la Asociación Americana de Diabetes.

La gran mayoría de programas estructurados para perder de peso que se han introducido al mercado en la actualidad se basan en estos lineamientos básicos. La premisa ha sido elaborar una dieta baja en calorías y en grasas. Las calorías que ingresan deben ser menores a las calores que salen. Esencialmente, la cantidad de proteínas consumidas ha permanecido igual pero la cantidad de carbohidratos ingeridos subió dramáticamente. Haya sido o no esta la intención original, básicamente estas dietas han reemplazado las calorías de las grasas densas con carbohidratos de alto contenido glicémico.[3]

Las dietas altas en carbohidratos no solamente no son la respuesta sino que realmente pueden conducir a un aumento de peso en muchos individuos, así como a un incremento en el riesgo de hipertensión, enfermedades del corazón, y diabetes. Lo último que quisieras es empezar a elevar los niveles de azúcar en la sangre, y estimular la liberación de insulina, lo cual rápidamente convertirá el azúcar en grasa. Rápidamente, como consecuencia, hay una hipoglicemia resultante (niveles bajos de azúcar), y las hormonas que estimulan la corrección de este problema producen un incontrolable deseo de comida.

El motivo por el que estas dietas han continuado siendo tan populares durante años es que no *todos los que elevan el azúcar en la sangre tienden a producir demasiada insulina*. Dios creó a un veinticinco por ciento de nosotros sin células del páncreas demasiado sensibles. Estos pocos afortunados tienen una genética diferente de la gran mayoría. Como no producen una elevación rápida de insulina, normalmente no entran al rango de hipoglicemia después de comer alimentos de alto nivel glicémico. Usualmente, estos individuos son los que responden favorablemente a las dietas bajas en calorías y bajas en grasas. Sin embargo, estos mismos individuos recuperan el peso, ya que regresan a sus antiguas costumbres de vida que ocasionaron la subida de peso en primer lugar. Esto me lleva a otra de las razones principales del porqué las dietas no funcionan – La Balanza.

La balanza – amiga o enemiga

Yo se todo sobre balanzas. Tengo una balanza muy linda en mi consultorio médico... ¡y les garantizo que la gran mayoría de mujeres prefieren que les saquen sangre antes de subir a una balanza! Aún cuando las detestamos hemos llegado a aceptarlas como un mal necesario. La balanza determinará si somos un éxito o un fracaso. La balanza nos pedirá cuentas. La balanza revela todo.

Casi todo los programas para perder peso centran su razón de ser en los resultados que se obtendrán al subir a la balanza. El poder de su programa está basado en la pérdida de peso. Después de todo, estos son programas para "perder peso", y estás pagando un precio alto por ello. Las personas hacen lo que sea, y aparentemente pagan lo que sea, para poder perder peso. Puesto que se gastan treinta mil millones todos los años en programas para perder peso, las pruebas y la efectividad de éstos tienen que ser evidentes cuando se sube a la balanza, ¿no es verdad? Incorrecto. El más grande adversario para cualquiera que esté tratando de adelgazar es lo que tan lógicamente parece ser el barómetro del éxito – la balanza. ¿Por qué?

El peso de tu cuerpo está compuesto de muchos factores diferentes, que se reflejan cuando subes a la balanza. Contenido de agua, contenido de músculo, contenido de grasa, e incluso lo que seguramente comiste la noche anterior conforman lo que se denomina "peso". De hecho, muchas dietas de moda juegan con la noción de que el total del peso del cuerpo es de primer orden y que la disminución de peso en la balanza es el fin fundamental.

¿Puedes recordar aquel momento cuando estabas a dieta, te subiste a la balanza y te pusiste a gritar de felicidad por el hecho de haber perdido en esa semana dos, tres, o quizás hasta cuatro libras? De no ser así, estoy seguro que le ha sucedido a alguien que tú conoces. Todos aplaudían y estaban alegres. Tú estabas exaltado. El programa para perder peso estaba dando resultados, y finalmente habías encontrado la respuesta. Tu actitud y tu deseo dieron un gran paso adelante la siguiente semana y quizás, hasta el siguiente mes. Seguiste la dieta fielmente.

Incluso, puede que hayas tenido la experiencia de haberte subido semana tras semana a la balanza y estar sorprendido de la cantidad de peso perdido. Estabas encaminado, y seguramente ya habías perdido unos doce a quince libras, y solamente te faltaban unas libras más. Y de pronto sucedió. Te subiste a la balanza luego de haber seguido exactamente la dieta esa semana y ...¡de hecho habías aumentado de peso! Te abrumaron el asombro y el temor. Sin lugar a dudas, esbozaste una especie de sonrisa torcida a todos en tu grupo, mientras que el instructor te alentaba a trabajar mejor la siguiente semana, y que siguieras la dieta fielmente. Sin embargo, al regresar a tu asiento el único pensamiento que atravesaba tu mente era que no hubieses podido hacer un mejor trabajo aunque tu vida hubiese dependido de ello. Habías seguido todo al pie de la letra, midiendo, corriendo, y comiendo combinaciones extrañas y sin sabor durante toda la semana anterior.

Existe un principio muy poderoso que realmente nunca ha sido bien comprendido por la industria para perder peso: cuando se utiliza la balanza como un instrumento para motivar a tu clientela solamente funciona mientras las personas pierdan la cantidad de peso que ellos creen que deben de perder. Si no lo pierden o, en su defecto, horror, aumentan de peso, esta herramienta confiable para el programa para perder peso resulta contraproducente y muy pronto se convierte en el mayor impedimento para el éxito. Los que hacen dietas se sienten traicionados, y su amiga de confianza, la balanza, se convierte en la enemiga. Entonces simplemente se dan por vencidos y regresan a sus antiguas costumbres alimenticias. No se puede confiar.

La dieta del Doctor Atkins, baja en calorías, alta en proteínas y grasas

Puesto que he estado hablando en contra de las dietas bajas en grasas y altas en carbohidratos, te estarás preguntando sobre la filosofía de la dieta del Doctor Atkins. En 1972, el Doctor Atkins introdujo por primera vez esta dieta muy baja en carbohidratos, justo en la época en la que empecé mis prácticas. Recuerdo que su enfoque sobre las dietas era muy popular. Incluso, yo he recomendado la dieta a muchos de mis pacientes en aquellos años iniciales de mi práctica médica.

En las décadas que siguieron, la dieta del Doctor Atkins probó ser polémica, aunque en algunos aspectos bastante revolucionaria, ya que él fue de los pocos que señalaron que los carbohidratos eran el problema y no las grasas. El Doctor Atkins me inspiró mucho respeto, por su valentía en retar a la institución médica, y yo también sentí mucho la noticia de su muerte reciente. En 1992, con la *Nueva Revolución Dietética*, el Doctor Atkins trabajó para modificar e ilustrar la dieta, y recientemente, el año pasado, con su nueva publicación. Sin embargo, los conceptos básicos siguen siendo los mismos, y todavía es una dieta *muy baja en carbohidratos*, *alta en grasas*, y relativamente *alta en proteínas*.

Reconozco que he disfrutado observando al Doctor Atkins y al Doctor Ornish, el campeón de la dieta de *los carbohidratos altos y de las grasas extremadamente bajas* (con un porcentaje menor al diez por ciento) para aquellos pacientes que intentan revertir la enfermedad del corazón;[4] tomar una actitud pugilística y farfullar mucho sobre la dieta del otro. He aquí dos eminentes autores de 'best sellers' que proponen enfoques contrarios y radicales para perder peso. El Doctor Ornish aduce que la grasa es la culpable, y que debemos eliminarla del todo, mientras que el Doctor Atkins aduce que tenemos que eliminar prácticamente todos los carbohidratos.

¿Con cuál opinión nos quedamos? ¿Debemos probar una y luego la otra para ver cuál tiene mejores resultados para nosotros?

Los dos enfoques radicales son populares, pero son solamente dos de las innumerables dietas que se ofrecen. Podríamos tratar diferentes dietas una y otra vez, y no quedarnos nunca sin nuevas opciones. Estoy seguro que tú también te has sentido confundido en algún momento, y espero que este libro te de una comprensión y un balance a tu vida.

Conoces mi opinión en relación al enfoque del Doctor Ornish sobre las dietas altas en carbohidratos y bajas en grasas. Observa ahora de cerca el enfoque del Doctor Atkins para perder peso. Desde el principio quiero confesar que soy más del parecer del Doctor Atkins que del doctor Ornish. Los carbohidratos son un problema de consideración en Norte América, más que las grasas. Sin embargo, creo que ambos acercamientos han empujado la balanza hacia a diferentes extremos. Prácticamente, cuando eliminas los carbohidratos (la dieta del Doctor Atkins empieza solamente con veinte gramos de carbohidratos de bajo índice glicémico al día durante la fase de introducción), básicamente estás matando de hambre a las células.

Lo que quiero decir es que cuando esencialmente no comes carbohidratos, tu cuerpo siente que se está muriendo de hambre, y comenzará a llamar a otras fuentes de energía para hacer frente a las necesidades metabólicas. Acuérdate que el cuerpo (especialmente el cerebro) prefiere la glucosa como la fuente de energía número uno. Por consiguiente, cuando no existen carbohidratos disponibles en las comidas, los niveles de insulina caen dramáticamente, y las células empiezan a morir de hambre.

Este mismo proceso tiene lugar cuando decides ayunar. Ya que los niveles de insulina descienden hasta desaparecer, el cuerpo utiliza en primer lugar el glicógeno almacenado (glucosa almacenada como una fuente de energía disponible) en el hígado y en los músculos. El glicógeno almacenado solamente dura un par de días durante el ayuno, y pronto el cuerpo empieza a dividir las grasas y los músculos como una manera de obtener una fuente de energía (cetonas).

Las dietas bajas en carbohidratos se han hecho muy populares debido a que desde el inicio se puede reducir rápidamente de peso. Usualmente, en los primeros cuatro a siete días las balanzas indican una pérdida de peso de cuatro a siete libras. Sin embargo, por cada gramo de carbohidratos (en forma de glicógeno) que se almacene en el hígado o en los músculos también se destinan cuatro gramos de agua. Esto significa que cuando utilizas todas las reservas de glicógeno dentro de los primeros dos días de dieta (que son aproximadamente 500 gramos), a la vez estás perdiendo dos kilogramos de agua, por un total de peso perdido de cinco libras adicionales, y *ninguna de ellas es grasa*. Cuando se regresa a la alimentación normal, los almacenes de glicógeno serán reemplazados rápidamente junto con el agua necesaria.[5] Por consiguiente, la pérdida de peso es simplemente eso – pérdida de peso, no necesariamente pérdida de grasa. Las personas están totalmente engañadas al pensar que están perdiendo grasa rápidamente.

Otra consideración de primer orden es que ahora el cuerpo tendrá que dividir ambos, grasa y músculos, para poder obtener otra fuente de energía en la forma de cetonas. Estas dietas pueden ocasionar la acumulación de cetonas y pueden resultar en un metabolismo anormal de insulina (es el opuesto a la resistencia a la insulina puesto que ahora los niveles de insulina son demasiado bajos). Asimismo, se ha demostrado que estos cetonas pueden: probablemente deteriorar el desempeño del hígado, conducir a la presión arterial baja, fatiga, estreñimiento, y además, a la lixiviación de minerales de los huesos.

El cuerpo necesita abundantes carbohidratos buenos para poder funcionar adecuadamente. Aún cuando el Doctor Atkins recomienda incrementar gradualmente la cantidad de carbohidratos en la dieta, muchas personas sencillamente continúan comiendo una dieta muy alta en grasas y en proteínas. Como no consumen una cantidad apropiada de frutas y vegetales el cuerpo no recibe las vitaminas, minerales y antioxidantes necesarios que estos alimentos contienen. Las consecuencias de esta dieta a largo plazo pueden ser devastadoras. Al principio, recuerdo claramente que cuando la dieta Atkins salió al mercado el Doctor Atkins hizo una seria advertencia para no seguir la dieta por períodos más largos de dos semanas. Y no es así. Muchos de mis pacientes que han escogido este programa de dieta continúan consumiendo durante años una cantidad inmensa de grasas saturadas e ingieren muy pocos carbohidratos.

El aspecto más inquietante de esta clase de dietas es el hecho que son muy poco naturales. Realmente, el cuerpo se pone en un estado de pseudo inanición. Como resultado, los niveles de insulina descienden a niveles anormalmente bajos y las grasas y los músculos se dividen en un intento de proporcionar energía al cuerpo. Esto produce una cantidad formidable de estrés en el cuerpo, y la clase de peso que se pierde es agua, glicógeno, grasas, y músculo. El cerebro puede funcionar con estos niveles tan altos de cetonas en el torrente sanguíneo, pero no son su fuente de energía preferida. Esta manera de existir no es ni saludable ni natural. Lo más probable es que esto resulte en fatiga, irritabilidad y confusión ya que el cerebro tiene necesidad de glucosa (de los carbohidratos) como su fuente principal de energía.

Las personas hacen cualquier cosa para perder peso, y tolerarán la fatiga, la respiración cetósica, la irritabilidad, y aún la bruma mental, con la esperanza de perder peso. Lo que es desalentador es que la mayoría de las personas finalmente abandonan los programas de dieta baja en carbohidratos y los programas de mantenimiento de bajos carbohidratos, ya que sus cuerpos claman por los carbohidratos, y sencillamente porque necesitan sentirse bien nuevamente.

Además, cuando he revisado el porcentaje de grasa corporal de mis pacientes que han estado siguiendo una dieta baja en carbohidratos, invariablemente no existe una diferencia (en grasa corporal) en comparación al inicio de ésta. Esto quiere decir que, a pesar que han perdido peso y parecen estar más delgados, han perdido músculo y grasa. *Se ha establecido una trampa oculta.* Efectivamente, una vez que dejan la dieta, necesitan mucho menos calorías que antes de empezarla, ya que ahora tienen menos músculo (su mecanismo necesita quemar energía de sus alimentos). Esto quiere decir que no solamente vuelven a recuperar rápidamente el peso cuando reemplazan los almacenes de glicógeno y de agua, sino que también la grasa se recupera más rápido porque se necesitan menos calorías para que el cuerpo funcione.

¿Cómo podemos explicar que, a pesar que la dieta del Doctor Atkins ya tiene unos treinta años en el mercado, la obesidad continúa en aumento? No encontramos una respuesta, ya que ha sido la dieta más popular de la última década. Sencillamente, las personas entran en el "fenómeno yo-yo", pierden peso y lo recuperan nuevamente al abandonar eventualmente la dieta. Van y vienen, regresando siempre a la dieta por un deseo de realizar el ofrecimiento de una pérdida rápida de peso. No obstante, le doy crédito al Doctor Atkins por imputar el hecho que los carbohidratos procesados son dañinos para nosotros. Asimismo, tengo que reconocer que su dieta rompe los deseos incontrolables de carbohidratos y lo que yo llamo "la adicción a los carbohidratos." Sin embargo, creo que existe un acercamiento más lógico y saludable para perder peso, tal y como lo explicaré en los siguientes capítulos.

La dieta de la zona

A mediados de los años 1990, el doctor Barry Sears popularizó la Dieta de la Zona, un régimen desarrollado para conservar la insulina (la hormona para el almacenamiento de grasas) y glucagón (la hormona para quemar grasas) en una zona segura y equilibrada. Es interesante tener en cuenta que su intento original no era el de perder peso.

El Doctor Sears se puso a trabajar para que descendieran los niveles de insulina y para incrementar los niveles de glucagón como una manera de mejorar la producción del los denominados eicosanoides "buenos", a los que él se refiere como las super hormonas. El deseaba devolver un equilibrio entre los denominados "buenos y malos" eicosanoides. Los eicosanoides buenos producen una respuesta anti inflamatoria, mientras que los eicosanoides malos producen una inflamación natural. Nuestros cuerpos necesitan ambos. Sin embargo, en Norte América nuestros cuerpos están produciendo demasiados productos inflamatorios como resultado de nuestras costumbres alimenticias mal equilibradas. En la actualidad, se han publicado diversos Libros de la Zona, y muchos consumidores han encontrado que la dieta del Doctor Sears es una efectiva manera de perder peso también.

La Dieta de la Zona está compuesta de aproximadamente de cuarenta por ciento de carbohidratos (generalmente, carbohidratos de bajo índice glicémico), treinta por ciento de grasas, y treinta por ciento de proteínas. También se le conoce como "La Dieta 40:30:30." La institución médica ha clasificado esta dieta como una dieta alta en proteínas y la ha catalogado junto a la Dieta Atkins. Sin embargo, esta no es una dieta alta en proteínas al igual que la Dieta del Doctor Atkins, ya que los que la siguen reciben suficientes carbohidratos para mantener el normal funcionamiento del cuerpo y para prevenir la cetosis (*ketosis*). El Doctor Sears piensa que se debe consumir las proteínas y los carbohidratos en una relación de 3:4, en otras palabras consumir tres gramos de proteína por cada cuatro gramos de carbohidratos.

De todas las dietas que se encuentran actualmente en el mercado, la Dieta de la Zona es mi favorita. Incluye muchos de los mismos principios que yo estaré exponiendo, ya que su aproximación equilibrada ayuda a mejorar la resistencia de la insulina. El Doctor Sears no eleva los niveles del azúcar en la sangre, y estoy de acuerdo en que nuestros cuerpos necesitan ayuda para librarse de los niveles de inflamación a través de los alimentos que consumimos. Sin embargo, pienso que las recomendaciones de su dieta son difíciles de lograr debido a los cálculos que se requieren para mantenerse en la dieta, en un intento de mantener los tres gramos de proteína por cada cuatro gramos de carbohidratos que comemos. Asimismo, también he comprobado que intentar comer algo de proteína con cada refrigerio es bastante difícil.

Conclusión

Nunca podemos ganar y perder. He detallado varias dietas importantes y sus trampas para dar a conocer porqué las dietas modernas no son la respuesta. Cuando los programas radicales para reducir de peso hacen perder el equilibrio del cuerpo, el metabolismo se vuelve más lento, y se obstaculiza la capacidad de quemar grasas. Sin embargo, Norte América todavía está obesa, principalmente debido al retorno a la típica dieta Norte Americana. Debemos comprender que necesitamos hacer algunos cambios saludables y perdurables en nuestro estilo de vida, que es el primer paso para lograr el éxito con el problema de sobrepeso. Si continúas haciendo lo que siempre has hecho, obtendrás lo que siempre has tenido.

SI CONTINÚAS HACIENDO LO QUE SIEMPRE HAS HECHO, OBTENDRÁS LO QUE SIEMPRE HAS TENIDO.

Al hablar de reducir de peso, quizás debas volver a pensar en lo pasado, y olvidar todo lo que te han dicho durante los últimos treinta años. Se necesita un cambio radical de modelo, uno de libertad para toda la vida. La respuesta es aprender un estilo saludable de vida que venga con un efecto secundario de pérdida de peso. Los estilos de vida son solamente eso, la manera de vivir toda tu vida, una solución a largo plazo para un problema a largo plazo. Creo en un acercamiento multidisciplinario y las costumbres que alimenticias simples no son solamente fáciles de entender, sino fáciles de seguir. Debes aprender y practicar decisiones diarias y efectivas para mantenerte saludable de por vida. Así es, debemos escoger cada día vivir libremente o prisioneros.

CAPÍTULO 10

No pierdas y sé libre

*I've been on a diet for two weeks and all
I've lost is two weeks.
(He seguido una dieta durante dos semanas,
y lo único que he perdido son dos semanas.)*
—Totie Fields

¡Cuando se trata de peso, ganemos o perdamos, somos perdedores! Llegó el momento de dejar de perder y de liberarnos de la prisión de la adicción a los carbohidratos que nos lleva al abuso de la insulina y a la resistencia. Mientras continúes abusando de la insulina comiendo alimentos de alto índice glicémico te encuentras atrapado y no eres libre para hacer elecciones saludables. Verdaderamente, aprender a escoger lo que quieres y lo que no quieres comer es la meta deseada. De no ser así, permanecerás prisionero de la irresistible demanda del cuerpo por carbohidratos altamente procesados y de azúcar.

Se han dado las bases, y ahora estás preparado para cambiar el curso de tu vida. Al hacer eso, no tendrás que volver a hacer otra dieta. Este es un capítulo sobre tu persona. En este capítulo tomaremos nota de tu historia médica familiar y de tu propia historia personal. Encontrarás lineamientos para evaluar las necesidades singulares de tu cuerpo. En los siguientes capítulos encontrarás un programa cuidadosamente planificado para ayudarte a establecer el estilo de vida que siempre has soñado.

Reconociendo la resistencia a la insulina

El aumento de peso empieza en la etapa inicial de la resistencia a la insulina (Etapa 1 - Abuso de Insulina), aún antes que empieces a desarrollar cualquier indicio físico o clínico. Recuerda que uno de los primeros indicios de una insensibilidad temprana a la insulina (Etapa 1) es la resistencia a la pérdida de peso. Si tu peso parece haberse "pegado como goma" (aún cuando solamente tengas diez o quince libras en exceso), este acercamiento funcionará para ti. De hecho, el programa *Saludable para la Vida* es muy efectivo para aquellas personas que se encuentran en la Etapa 1 de la resistencia a la insulina.

Sin embargo, me he dado cuenta que aquellos que han estado tratando con este problema por un período prolongado de tiempo ya se encuentran en la Etapa 2 o 3 de resistencia a la insulina (ver el cuadro de la página 91, Síntomas y señales de la resistencia a la insulina, Capítulo 5). Debes comprender que si este es tu caso tu resistencia no va a revertirse luego de un par de semanas de hacer algunos cambios recomendables. Te va a tomar toda tu atención y enfoque hasta que puedas volver a establecer costumbres consistentes. Probablemente estés deseando que exista una droga que simplemente corrija este problema. Sin embargo, no existe tal cosa. Tendrás que revertir el problema de la misma manera como empezó: un día a la vez.

Lo que más quisiera es que te sientas cómodo y libre de enfermedades con el maravilloso cuerpo que te han dado, y ciertamente quiero que seas benévolo y aceptes tus formas mientras tanto (¡Por supuesto, ustedes los hombres también!). Por otro lado, si no tienes el peso y la salud que deseas, debes considerar seriamente efectuar un cambio. No hay lugar para excusas ni recriminaciones aquí. Si continúas haciendo lo que siempre has hecho continuarás cosechando las mismas devastadoras consecuencias. Debes estar dispuesto a reconocer que, con el tiempo, puedes haber creado defensas o barras a través de las cuales tú y tu familia examinan el peso.

La influencia de las actitudes familiares, de la cultura y de los amigos, es una consideración de importancia al tratar de establecer estilos de vida más saludables. En nuestra sociedad tener sobrepeso o ser obeso está cargado de emociones y muchas veces de prejuicios. Para lograr el éxito es indispensable tener un esposo contenedor y amoroso, de la familia y los amigos. Si no tienes todo esto a tu disposición sería bueno considerar tener un tutor de estilos de vida a tu disposición durante nuestro programa (ver Capítulo 15). El poder comprender que eres querido y aceptado tal y como eres es de suma importancia, y debe demostrarse por todos, aún por ti misma.

Puesto que más de ochenta millones de Norte Americanos adultos ya han desarrollado un síndrome metabólico maduro, existe una probabilidad muy alta que tú también te encuentres en una etapa de resistencia a la insulina. En consecuencia, es muy importante conocer dónde te encuentras en esta progresión (para mayor información, ver Capítulo 5). Si te preocupan tus hijos puedes, determinar exactamente dónde encajan (consulta el mismo texto mencionado – Capítulo 5).

Llegó el momento de dejar de perder y ser libres. Ahora es el momento de actuar y revertir la resistencia a la insulina para que tú y tus seres queridos puedan finalmente liberar la grasa y proteger la salud de enfermedades debilitantes. Esta sección del libro te proporcionará lineamientos prácticos para que puedas iniciar tu nuevo viaje por la vida. Encontrarás aquí los principios fundamentales del programa detallado en el último capítulo. El régimen está diseñado especialmente para cada persona, no coloca a todas las personas en el mismo programa señalado. Es necesario que empieces con una evaluación exhaustiva para que puedas conocer plenamente tus necesidades individuales y cómo satisfacerlas.

La evaluación

Detente un momento para reflexionar sobre la familia y tu historia personal, y darte una mejor idea de cuándo y porqué tú o algún ser querido han aumentado tanto de peso, porqué verdaderamente no has podido reducir de peso. No solamente es importante para tu propia auto estima y salud, sino también para la salud de tus hijos y de las futuras generaciones.

Historia familiar

El aspecto más importante de la salud familiar relacionado con la obesidad es conocer si existe algún familiar que haya tenido diabetes mellitus tipo 2. La genética juega un papel importante en el desarrollo de la resistencia a la insulina y de la obesidad central. Más del ochenta por ciento de los pacientes que eventualmente desarrollan diabetes mellitus tipo 2 tienen un pariente cercano que también sufre de diabetes mellitus.

Sin embargo, no quiere decir que hay esperanzas por tener miembros de la familia con diabetes. ¡Por el contrario! Ser genéticamente sensible a la resistencia a la insulina y a la diabetes es solamente una parte del problema. Tu mayor preocupación es ambiental, no genética. Esto significa que tu dieta y la actividad física son los factores más importantes para determinar si realmente desarrollarás o no resistencia a la insulina y/o diabetes. Tienes el control sobre tu propio destino. Sin embargo, es de vital importancia entender que si realmente tienes una predisposición genética a desarrollar diabetes, y te alimentas con la típica dieta Norte Americana, será desastroso para tu salud.

Este es el momento de reflexionar sobre las fotos familiares. Debes preguntarte sin juzgar de antemano, "¿La mayoría de mi familia tiene sobrepeso o es obesa? ¿Dónde tienen localizado el sobrepeso? ¿Mi padre tiene una panza prominente? ¿Mi madre tienen peso en exceso en su abdomen (superior a 34.5 pulgadas)?" ¿Aún si hay miembros en tu familia que son gruesos, tienen una cantidad considerable de sobrepeso en el abdomen? ¿Algún miembro de tu familia está siendo tratado por presión arterial alta o una enfermedad del corazón? Estas preguntas son determinantes para encontrar respuestas objetivas que reflejarán tu tendencia genética para desarrollar resistencia a la insulina.

Historia personal

Llegó el momento de reflexionar sobre tu propia historia. Trata de recordar cómo y cuándo aumentaste de peso. ¿Siempre has tenido sobrepeso? ¿El aumento de peso se presentó durante un embarazo o después que empezaste una terapia de reemplazo hormonal? Piensa en los medicamentos que puedes haber estado tomando durante tu vida, y si puedes relacionar ese momento en particular con un aumento significativo de peso. Muchos medicamentos pueden producir un aumento de peso. Sin embargo, los que llevan la delantera son los antidepresivos, los esteroides, y las hormonas. Efectivamente, la mayoría de los antidepresivos pueden ocasionar una adicción a los carbohidratos, y el aumento de peso puede ser un efecto secundario común. ¿Tienes hipertensión, los triglicéridos elevados, el colesterol HDL bajo, o el azúcar en la sangre elevado? ¿Ahora, te encuentras en tratamiento médico debido a estos problemas?

Por favor, recuerda que debes ser benévolo. No ayuda para nada culparte o estar molesto contigo mismo o con otros que puedan haber estado involucrados con tu aumento de peso. Sin embargo, es importante que comprendas porqué sucedió, y qué puedes hacer para corregir el problema. Por esta vez, estas preguntas difíciles no son un ejercicio sobre insubstancialidad. Esta vez existe una esperanza duradera.

Medidas físicas
Peso corporal y estatura

Como sabrás, el peso corporal es la peor manera de hacer seguimiento. Es más, yo aconsejo a mis pacientes que se pesen al comienzo durante la evaluación inicial, y que después no vuelvan a pesarse. Es necesario establecer tu peso corporal para la evaluación inicial (se necesita tu peso inicial y estatura para determinar el Indice de Masa Corporal), pero es de suma importancia que *no te vuelvas* a pesar.

Indice de Masa Corporal (IMC)

Las tablas de peso/estatura antiguos son desastrosamente inadecuadas para determinar si estás con sobrepeso u obeso. Sin embargo, el Indice de Masa Corporal (IMC) es un indicador más adecuado para determinar el riesgo de salud. Debes referirte a la tabla para determinar tu IMC aproximado (Ver Capítulo 6, página 100). Esta es la medida del excedente de grasa. He aquí los lineamientos para que puedas evaluar tu nivel de riesgo:

Un IMC de 24.9 o inferior es lo ideal. Los niveles más altos pueden indicar un riesgo elevado de enfermedad. Si tu IMC se encuentra entre 25 y 27, estás empezando a desarrollar un problema de peso, y tienes sobrepeso. Puedes encontrarte en el nivel inicial de resistencia a la insulina, o simplemente puedes estar en la etapa de abuso de la insulina. Un IMC entre 27 y 29.9 significa que definitivamente estás con sobrepeso, y que tu salud está en peligro.

Lo más probable es que ya hayas desarrollado resistencia a la insulina, y que tu salud esté seriamente comprometida. La mayoría de autoridades están de acuerdo que un rango superior a 30 es un indicativo de obesidad y te coloca en un riesgo muy alto de sufrir un síndrome metabólico maduro. Esto significa que tienes una posibilidad mucho más poderosa de desarrollar diabetes mellitus.

La mayoría de personas comprenden que los cuerpos de las mujeres tienden a estar compuestos por naturaleza de más grasa que aquellos de los hombres. Las diferencias son ligeramente leves, y los rangos de IMC funcionan bien para ambos, tanto el sexo masculino como el sexo femenino. Sin embargo, hay indicadores mucho más efectivos para ayudarnos a determinar si tienes o no resistencia a la insulina.

Medida de la cintura

Prefiero utilizar la medida de la cintura en pulgadas en vez de la relación de cintura-cadera mencionada en el Capítulo 6. La grasa abdominal se mide al instante, a la que yo he hecho referencia anteriormente como la grasa asesina. Para los del sexo masculino, si la medida de cintura es mayor a 40 pulgadas (102 cm), lo más probable es que tengas el síndrome metabólico maduro. Para las del sexo femenino, si la medida de cintura es superior a 34.5 pulgadas (88 cm), existe una probabilidad que hayas desarrollado una resistencia a la insulina completa, y un síndrome metabólico.

Puesto que la resistencia a la insulina no se desarrolla de la noche a la mañana, puede que no hayas llegado aún a esta etapa. Sin embargo, si la circunferencia de tu cintura sigue aumentando, has empezado a desarrollar una obesidad central, el sello del síndrome metabólico. La medida de la circunferencia de tu cintura es la manera más sencilla de determinar dónde te encuentras en el camino hacia la resistencia a la insulina, y para afirmar tu progreso para revertirlo.

Cuando corría en el campo de carrera para la Universidad de Dakota del Sur, tenía el abdomen muy plano. Sin embargo, a los dos o tres años de comenzar mis prácticas de medicina, tenía cualquier cosa menos una cintura delgada. Lo que yo pensé que era solamente consecuencia de envejecer y de ser más sedentario, era realmente el comienzo de una insensibilidad a la insulina. Ahora que miro en retrospectiva mi historia de salud es bastante obvio para mí que he luchado con la resistencia a la insulina prácticamente toda mi vida de adulto. Luego de aplicar los principios que se enseñan aquí, mi cuerpo está en forma y saludable nuevamente.

Presión arterial

Es importante vigilar de cerca la presión arterial. Esto se puede hacer fácilmente debido a las facilidades que brindan prácticamente todas las clínicas del vecindario. Además, la comunidad médica se está preocupando más, inclusive de los aumentos leves de la presión arterial. Idealmente, tu presión arterial *sistólica* (el número mayor) no debe subir más de 135, y la diastólica (el número menor) debe ser inferior a 85.

Exijo que mis pacientes se tomen la presión arterial un par de veces a la semana aproximadamente durante dos semanas, sólo para estar seguros que todas las lecturas de presión arterial sean inferiores a esos números. Si empiezas a ver que tus lecturas suben más allá de 135/85, puede que estés desarrollando alguna evidencia de resistencia a la insulina.

En la actualidad, algunos investigadores creen que la mayor parte de lo que alguna vez pensamos que era "hipertensión esencial" en realidad se debe a la resistencia a la insulina y al síndrome metabólico. La hipertensión es una consecuencia de primera consideración de lo anteriormente expuesto, y debe hacerse un seguimiento continuo. Los individuos que tienen sobrepeso son también los que tienen más probabilidad de desarrollar hipertensión.

Pruebas de laboratorio

Tengo mucha confianza en las pruebas de laboratorio, no solamente para realizar diagnósticos de resistencia a la insulina, sino también para hacer seguimiento a mis pacientes que están efectuando cambios positivos en sus estilos de vida. Para empezar, siempre pido un perfil químico básico, junto con un perfil de lípidos y una prueba de la función de la tiroides. Los aspectos importantes de estas pruebas de sangre necesitan ser observados muy de cerca, aún cuando la mayoría de los médicos no muestran mucha preocupación.

* *Nivel de azúcar en la sangre en ayunas* – aún cuando el promedio normal de los azúcares en la sangre en ayunas es de 65 á 110 (3.6 á 6.1 mmol/L), me preocupo cuando esa cifra comienza a aproximarse entre 95 á 100 (5.3 á 5.5 mmol/L). Si el nivel de azúcar en ayunas se encuentra entre los 110 y los 125 (6.1 á 6.9 mmol/L), es un indicio de lo que denominamos intolerancia a la glucosa o diabetes mellitus pre clínica. Usualmente, cuando es superior a 125 (6.9 mmol/L), el paciente ya ha desarrollado una diabetes mellitus plena, y no necesitan pruebas adicionales.

- *Acido úrico* – en los pacientes que tienen o que están desarrollando resistencia a la insulina existe la tendencia a ser elevado. Además, el ácido úrico elevado puede también derivar en gota.

- *Perfil de lípidos* – chequea el colesterol total de cada persona, el colesterol LDL, el colesterol HDL, y los niveles de triglicéridos. Normalmente, esta prueba incluye una lectura del VLDL (lipo proteínas de muy baja densidad), que se elevan significativamente en los pacientes que ya están desarrollando o que ya han desarrollado resistencia a la insulina.

- *Relación de triglicéridos/HDL y colesterol* – como en los pacientes que están desarrollando resistencia a la insulina, los niveles de triglicéridos aumentan y el colesterol HDL desciende, presto mucha atención a estos números aún cuando estén dentro de los límites normales. Yo divido el nivel de triglicéridos por el nivel de colesterol HDL, y si este número es superior a dos, demuestra una evidencia indirecta de hiperinsulinemia. La mayoría de los médicos no piden pruebas de los niveles de insulina en ayunas porque son bastante caras y no están bien estandarizadas. Personalmente, me gusta utilizar el promedio de colesterol triglicérido/HDL, ya que cuando los niveles de insulina en la sangre se elevan, este promedio también se eleva. Asimismo, es también el mejor indicador que los pacientes no hayan desarrollado resistencia a la insulina o se haya corregido la insensibilidad de insulina subyacente.

- TSH *(hormona de estimulación tiroidea)* – la prueba de la función tiroidea me ayuda a determinar si es que el paciente ha desarrollado hipotiroidismo. Esta es la prueba de sangre más sensible que tenemos para la función tiroidea. Cuando el cerebro siente que la glándula tiroidea no está produciendo suficiente tiroides, envía la hormona de estimulación tiroidea (TSH), como una manera de avisar a la glándula tiroidea que produzca más tiroides. En consecuencia, cuando la glándula tiroides empieza a dejar de producir suficiente hormona tiroidea, la TSH en tu torrente sanguíneo empieza a subir. El rango normal para la mayoría de laboratorios es de 0.350 - 5.5000. Sin embargo, casi todos los médicos, y yo también, creemos que el límite superior "normal" debe ser 4.50. Definitivamente, existe una gran cantidad de pacientes que tienen hipotiroidismo (niveles reducidos de la hormona tiroides) que no han sido diagnosticados. Esta es otra de las principales razones por las cuales algunos individuos simplemente no pueden perder peso.

Las pruebas de laboratorio son importantes para cualquiera que esté intentando determinar su sensibilidad a la insulina. Son un mandato perentorio del programa *Saludable para la Vida* en Internet. Consulta el Capítulo 15 para aprender cómo puedes participar. Si recientemente te han hecho una prueba de sangre (dentro de los últimos seis meses), puedes solicitar a tu doctor que te de una copia de tus resultados de sangre, ver qué pruebas se hicieron y hacer tus propios cálculos. Sin embargo, es sencillo y relativamente barato observar cómo están ahora tus niveles, solicitándole al médico que efectúe estas pruebas de laboratorio o que haga los arreglos pertinentes a través del programa *Saludable para la Vida* – www.releasingfat.com. Si has desarrollado indicios o síntomas de resistencia a la insulina, necesitas conocer cómo corregir este problema.

El secreto

Prepárate para conocer el secreto decisivo para vivir saludable de por vida con un efecto secundario de liberación de la grasa en forma permanente. Mi querida amiga, el secreto solamente se encuentra en la Tríada de un Estilo de Vida Saludable: elegir alimentos deliciosos, educarte para la libertad final, y creer en la nutrición celular. He dedicado los siguientes tres capítulos para detallar los lineamientos donde puedes empezar a efectuar cambios de inmediato. Asimismo, he puesto a disposición mi programa *Saludable para la Vida*, de doce semanas, donde el entrenamiento personal y la instrucción son a medida de cada persona que se enrola a través de la red.

La Tríada de un Estilo de Vida Saludable

El éxito de este programa es el resultado de una dieta saludable que ayuda a que no se dispare el azúcar en la sangre, desarrollando un programa consistente y moderado de ejercicios, y tomando suplementos nutricionales de alta calidad que proporcionan nutrición celular. Estoy seguro que ya habrás probado diferentes aspectos del programa en otros marcos. Puede que hayas tratado de hacer un programa de dieta similar, que hayas tenido un programa de ejercicios fabuloso, o quizás inclusive hayas tomado cantidades óptimas de suplementos nutricionales de alta calidad, y no obstante, no hayas tenido un éxito duradero. Déjame explicarte la razón. El secreto reside en la combinación de los tres aspectos utilizados en combinación de una manera equilibrada y cuidadosa.

EL SECRETO RESIDE EN LA COMBINACIÓN DE LOS TRES ASPECTOS UTILIZADOS EN COMBINACIÓN DE UNA MANERA EQUILIBRADA Y CUIDADOSA.

En los últimos ocho años, he trabajado con cientos de pacientes que han tenido resultados impresionantes de pérdida permanente de peso. Sin embargo, al mismo tiempo he aprendido un principio inequívoco: si mis pacientes hacen uno solo de los cambios de estilo de vida, definitivamente estarán mejor. No importa dónde empiecen, si por comer saludable, por un programa de ejercicios, o por tomar suplementos nutricionales de alta calidad. Siempre tendrán éxito. Si efectúan dos de los tres cambios de estilo de vida, estarán bastante mejor. Sin embargo, si están dispuestos a acepar los tres cambios juntos, los resultados serán simplemente sorprendentes.

La historia de Doug

Doug es un excelente ejemplo de lo bien que les va a las personas al aplicar los principios que se encuentran en este libro.

Doug, un genio de la música, vino a mi consultorio muy preocupado porque a la temprana edad de 45 años, había desarrollado una enfermedad arterial coronaria seria. Los últimos veinte años los había pasado viajando alrededor del circuito musical, pero recientemente se había establecido con su familia en Rapid City para poder disfrutar algunos de los privilegios ganados en los últimos años. Sin embargo, sus sueños se estaban truncando, ya que en los últimos dos años su salud había empezado a deteriorarse. Después de decidir que él no era indispensable, empezó a seguir los consejos de sus médicos tradicionales. Pero Doug no mejoraba. Cuando le hice un examen médico, el colesterol estaba en 313, su HDL colesterol en 54, y sus niveles de triglicéridos en 410.

El especialista en corazón de Doug le había prescrito un medicamento "statin" para reducir el colesterol, pero no era muy eficaz, y mientras estuvo tomando el medicamento sufrió una elevación considerable en las enzimas del hígado. El cardiólogo pensó que Doug estaba reaccionando al medicamento y no lo continuó. De hecho, las enzimas del hígado volvieron a sus niveles normales luego de dejarlo.

Doug era de contextura rechoncha y de estatura baja. Cada vez que lo veía, me daba cuenta que él había pasado la mayor parte de las últimas tres décadas viviendo y comiendo en el camino; bebiendo en exceso en los bares y tabernas donde tocaba. Ahora, al dejar todo esto, se había establecido, y había empezado a comer una dieta baja en grasas. Intentaba ser más activo, pero definitivamente necesitaba mejorar su programa de ejercicios. Efectivamente, el rápido deterioro de su salud había llamado su atención. Ahora, Doug estaba buscando una persona de confianza, ya que hasta ese momento nada lo había ayudado. A pesar de los cambios que hizo, todavía se sentía cansado, aletargado, y deprimido.

Doug acordó seguir mis indicaciones e hizo los cambios en su estilo de vida que probablemente podrían mejorar su condición. Lo evalué nuevamente luego de seguir durante doce semanas el programa *Saludable para la Vida*. Se sentía fabuloso, y tenía más energía de la que había tenido en años. Además, se sentía muy bien consigo mismo, ya que había podido perder peso por primera vez en años – más de veinte libras. Estaba muy emocionado al saber que su colesterol había descendido de 313 á 246. Más impresionante aún era el hecho que su colesterol HDL había aumentado de 54 á 78. Estos son resultados inusualmente importantes.

Usualmente, los médicos calculan lo que se conoce como el índice de colesterol/HDL Colesterol, para obtener una indicación del riesgo de enfermedad del corazón. Al principio, el promedio de Doug era de 5.8, y al final de las doce semanas era de 3.1. Yo estaba más emocionado aún puesto que sus niveles de triglicéridos habían descendido de 410 á 116. Su promedio de triglicéridos/HDL había descendido de 7.5 á 1.5. Ya no tenía signos de resistencia a la insulina.

Estos son los resultados que siempre anhelo. Con frecuencia, he visto este tipo de respuesta en aquellos pacientes que están dispuestos a desafiar las costumbres antiguas y reemplazarlas con estilos de vida saludables. No obstante, le advertí a Doug que todavía era solamente el principio. Las doce semanas son solamente el comienzo de costumbres de vida saludables a largo plazo. Decididamente, lo animé a seguir involucrado en nuestro actual programa de mantenimiento. Soy de la opinión que se debe estar aproximadamente unos dieciocho a veinticuatro meses en este programa antes que efectivamente se establezcan estos cambios. Su colesterol LDL seguirá en observación ya que se encontraba más elevado de lo que yo hubiera querido. Espero que Doug continúe tomando decisiones sabias, y muy pronto veremos que los niveles de sangre descienden a un nivel recomendado.

Conclusión

¡Llegó el momento de dejar de perder y ser libre! Los conceptos presentados en este libro recién han salido a la luz en los últimos diez a quince años, y aún se encuentran lejos del conocimiento común. No obstante, la literatura médica apoya mucho este acercamiento. Luego de una evaluación honesta de tu historia, de tus medidas físicas, y de algunas pruebas de sangre en el laboratorio, puedes objetivamente señalar en cuál etapa de resistencia a la insulina te encuentras, y qué ha hecho que la grasa y tu libertad se encuentren prisioneras tantos años.

CAPÍTULO 11

Escogiendo alimentos deliciosos Parte I: Carbohidratos nutritivos

Enough is as good as a feast.
(Suficiente satisface como un banquete.)
—John Heywood

El primer componente de un estilo de vida saludable es aprender a comer de tal manera que no se dispare el azúcar en la sangre. Este proyecto a largo plazo está basado en investigaciones médicas, en mi experiencia clínica, y en la sabiduría de las personas a las cuales yo considero autoridades máximas en salud en el mundo. Siguiendo la evidencia médica que he presentado a través de este libro, no solamente podrás liberarte de la grasa por primera vez, sino que también podrías mejorar tu salud general sin utilizar medicamentos.

No tienes necesidad de usar una balanza, ni de pesar los alimentos, ni de matarte de hambre para que puedas perder peso o para que puedas mejorar tu salud. Sencillamente, necesitas entender que existen los carbohidratos buenos, las proteínas buenas y las grasas buenas, y que cada uno de ellos debe ser combinado en cada comida y refrigerio. Nunca te debes quedar con hambre ni repleto, sino más bien medianamente satisfecho. Esto te permite responder al hambre natural en vez de responder a la fuerza de voluntad. Eventualmente, cualquier estilo de vida que confíe en la fuerza de voluntad, fracasará. Deja que tu respuesta al hambre natural se convierta en tu aliada y no en tu enemiga.

La pirámide alimenticia *Saludable para la Vida*

¿Recientemente, has observado la pirámide alimenticia de los Estados Unidos? (ver la Figura 1). Es muy fácil de encontrar – la encontrarás en los libros de texto para niños, y en las cajas de cereal y en las bolsas de pan. ¿Sabes porqué? Históricamente, el pan y los cereales han formado parte del escalón más amplio de la pirámide. Principalmente, está dirigido a disminuir el consumo de cualquier tipo de grasa, y al mismo tiempo, alentar el consumo de raciones generosas de cereales. ¿La siguiente pregunta es quién formuló la pirámide alimenticia? La Pirámide Alimenticia de los Estados Unidos ha sido principalmente motivada más por asuntos políticos que en fundamentos científicos.

DEJA QUE TU RESPUESTA AL HAMBRE NATURAL SE CONVIERTA EN TU ALIADA Y NO EN TU ENEMIGA.

Por otro lado, la pirámide alimenticia *Saludable para la Vida*, está científicamente fundada, y está enfocada principalmente al consumo de carbohidratos saludables, de proteínas saludables, y de grasas saludables. Cuando observes esta nueva pirámide (ver Figura 2), podrás darte cuenta que la base está edificada con carbohidratos saludables como las frutas y los vegetales. Necesitas comer ocho a doce porciones de frutas enteras y de vegetales todos los días. Lo más probable es que esta sea tu señal de cambio en tu elección de alimentos. También deberás reorganizar la cantidad y tamaño de las porciones de alimentos, así como tu alacena. Ocho a doce porciones parece que fueran demasiadas, sin embargo, ten en cuenta que muchas de nuestras porciones usuales de hoy en día cuentan como dos o más porciones.

Recuerda, los carbohidratos no son el problema – *los carbohidratos procesados y de alto nivel glicémico si lo son*. Este es el aspecto más difícil al hacer el cambio a un estilo de vida saludable, necesario para revertir cualquiera de las etapas de resistencia a la insulina y para permitir la liberación de grasas. Los carbohidratos procesados son tu mayor enemigo para lograr la meta de revertir la resistencia a la insulina y empezar a liberar grasas. Sin embargo, eliminar o disminuir significativamente todos los carbohidratos de tu dieta te creará problemas de mayor consideración aún. Los carbohidratos saludables son la fuente principal de nuestras vitaminas, antioxidantes, y minerales, así como la fuente de energía preferida por el cuerpo (glucosa).

FIGURA 1
GUIA DE LA PIRAMIDE ALIMENTICIA DE LA U.S.D.A.

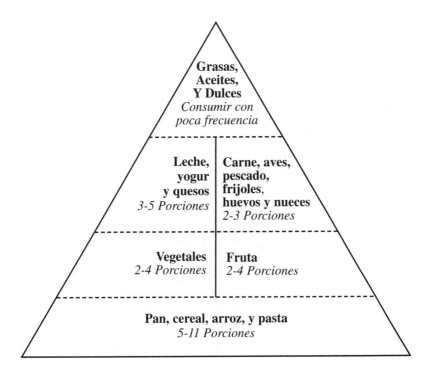

Las proteínas y las grasas se encuentran en el segundo nivel de la pirámide alimenticia *Saludable para la Vida*. La mejor proteína se encuentra en los vegetales, en las legumbres, y en las nueces. Estas proteínas tienen un valor más alto, ya que también contienen todas las grasas saludables (omega-3 y grasas mono saturadas). Asimismo, estos alimentos contienen los fitoquímicos y micro nutrientes que tu cuerpo necesita, y menos toxinas que las grasas animales. Además, estos alimentos son también alimentos de bajo índice glicémico. El pescado de agua fría, que contiene niveles altos de grasas esenciales omega-3, se encuentra en el segundo lugar entre las proteínas. La tercera fuente más importante de proteínas proviene de las aves, de las aves silvestres, del cerdo magro, y de los cortes magros de carnes rojas.

FIGURA 2
PIRAMIDE SALUDABLE PARA LA VIDA

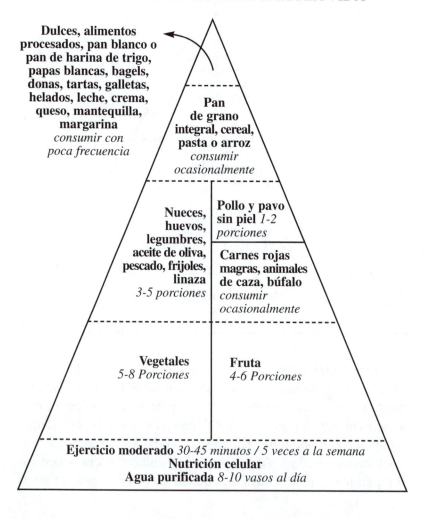

Dulces, alimentos procesados, pan blanco o pan de harina de trigo, papas blancas, bagels, donas, tartas, galletas, helados, leche, crema, queso, mantequilla, margarina *consumir con poca frecuencia*

Pan de grano integral, cereal, pasta o arroz *consumir ocasionalmente*

Nueces, huevos, legumbres, aceite de oliva, pescado, frijoles, linaza *3-5 porciones*

Pollo y pavo sin piel *1-2 porciones*

Carnes rojas magras, animales de caza, búfalo *consumir ocasionalmente*

Vegetales *5-8 Porciones*

Fruta *4-6 Porciones*

Ejercicio moderado *30-45 minutos / 5 veces a la semana*
Nutrición celular
Agua purificada *8-10 vasos al día*

Los granos y cereales integrales se encuentran en el tercer nivel de tu nueva pirámide alimenticia. No son carbohidratos procesados, más bien, son avena integral, trigo integral, avena *steel-cut*, cebada, pan de trigo integral, etc. Los he situado en este nivel ya que principalmente son la harina blanca o harina de trigo.

La cúspide de la pirámide alimenticia contiene todos los dulces, pasteles, tartas, donás, pan blanco, harina blanca, arroz procesado, bagels, etc. Esto es bastante lógico, ya que todos estos alimentos elevan el nivel de azúcar en la sangre de manera más rápida que el azúcar de mesa o los dulces. Todos ellos deben ser considerados dulces.

El equilibrio adecuado entre los carbohidratos, las grasas y las proteínas

El equilibrio al consumir los tres principales macro nutrientes, carbohidratos, proteínas y grasas, ha sido materia de debate durante muchos años, entre los más renombrados expertos para perder peso, y entre los profesionales de la asistencia de salud. Generalmente, recomiendo que del cuarenta al cincuenta por ciento de tus calorías vengan de los carbohidratos. El treinta por ciento de tus calorías deben venir de la grasa, y entre el veinte y el treinta por ciento de las calorías de las proteínas.

Durante los últimos treinta años, la teoría impulsora detrás del trabajo del Doctor Dean Ornish, del Doctor Robert Atkins, y del Doctor Barry Sears ha sido cambiar el equilibrio de estos macronutrientes. Asimismo, la comunidad de asistencia de salud ha publicado también recomendaciones para dietas a través de la Asociación Americana del Corazón, la Asociación Americana de Diabetes, y el Departamento de Salud de los Estados Unidos. No necesito mencionar que frecuentemente el consejo relativo a las dietas deja a los consumidores confundidos y con dudas sobre lo que es mejor.

Obviamente, como más de un tercio de la población se encuentra actualmente intentando perder peso, y el otro tercio está tratando de mantener el suyo, perder peso es usualmente una consideración de importancia para tomar la decisión sobre cual dieta escoger. Ten la seguridad que el programa *Saludable para la Vida* no solamente te permitirá perder grasa eficientemente, y además será una dieta saludable que no podrá ser afectada por la política, por modas hype, o por tendencias populares.

La clave más importante en este plan de alimentación no es necesariamente el equilibrio entre estos nutrientes. Más bien, el enfoque se encuentra en la calidad de carbohidratos individuales, de las proteínas, y de las grasas que escoges para tu alimentación. La meta de un plan de alimentación saludable es comer los alimentos que proporcionen al cuerpo los moldes de fabricación necesarios para producir células saludables, levantar el sistema de defensas de los antioxidantes naturales del cuerpo, del sistema inmune natural, del sistema de restauración natural, y al mismo tiempo proporcionar un balance hormonal. Tu cuerpo no solamente necesita un equilibrio saludable entre estos macro nutrientes, sino que también necesita carbohidratos, grasas y proteínas de *alta calidad.*

Porciones del tamaño del "Globo del Ojo"

No creo que se deban pesar ni medir los alimentos. No es divertido, no es práctico, y además me parece que tampoco es sabio. Comer es un placer y una libertad que nos ha dado Dios. Se necesita algo de disciplina, pero solamente para brindarnos los límites necesarios para darte la libertad de disfrutar a diario los maravillosos regalos de la tierra. Es demasiado tedioso convertir la labor de seleccionar y comer tus alimentos en algo complicado, y pronto ya no lo disfrutarás. Siempre comparto con mis pacientes un método simple para que se aproximen al equilibrio de proteínas, grasas y de carbohidratos en sus comidas – el método del "globo del ojo".

Ten en cuenta las siguientes y simples aproximaciones. Tu porción de proteínas debe ser del tamaño de la mitad de la palma de tu mano (aproximadamente 3 á 4 onzas). Si escoges pescado como proteína, ésta puede ser más grande. Pero si escoges comer carne de res o un bistec, ésta deberá ser más pequeña. Por supuesto, la selección de proteínas que has hecho para tu comida contendrá también la mayor parte de grasas que puedas consumir en dicha comida. Sin embargo, también puedes comer grasas o aceites saludables adicionales en porciones del tamaño de tu pulgar (una, o quizás dos cucharadas). Puede ser aceite de oliva, aderezo de aceite y vinagre, mantequilla de nuez, o un omega-3 natural para untar. Tu porción de carbohidratos deberá ser de dos o tres puños. De hecho, cuando comes vegetales y frutas enteras no necesitas realmente preocuparte demasiado sobre las porciones que comes. Debes ingerir dos puños de vegetales, una o dos clases diferentes de vegetales, y un puño de fruta fresca entera como postre.

Ya has aprendido que comer panes y granos en tus comidas necesita mantenerse al mínimo. Incluso los cereales de grano integral, la pasta, y los panes que son moderados en su índice glicémico tienen una carga glicémica elevada. No deben ser consumidos en cada comida, y de hecho solamente deberán ser ingeridos ocasionalmente.

No debes contar calorías ni restringir alimentos

Existe un concepto que ha sido puesto de lado por la comunidad médica y en la industria de las dietas durante la última década: las calorías que entran deben ser menores que las calorías que salen (ver Capítulo 6). Esta filosofía sostiene que para perder de peso se necesita ingerir menos calorías que las que el cuerpo utiliza. Esto nos ha introducido a las dietas de bajas calorías así como aquellas de muy bajas calorías que existen en la actualidad en el mercado para perder peso. Las pérdida de peso rápida está a la orden del día, y se logra principalmente, recomendando programas de dieta que contienen una considerable restricción en la cantidad de calorías que se pueden consumir. Estos programas de dieta dejan hambrientos a los participantes la mayor parte del tiempo y ponen a prueba tu fuerza de voluntad a cada hora del día. La experiencia nos ha demostrado que las personas no permanecen (¡no pueden!) en estas dietas por tiempo ilimitado, y que el peso que pierden se recupera rápidamente. Por el contrario, no existe ninguna restricción de alimentos o cuenta de calorías en mi programa *Saludable para la Vida*. Este es un paso audaz para cualquier programa que esté desarrollándose, no solamente para mejorar la salud sino para producir pérdida de peso.

La literatura médica revela que cuando se educa a los niños y a los adultos sobre lo necesario para una dieta saludable, pierden grasa aún cuando no restrinjan sus calorías.[1] Sin lugar a dudas, las personas adoptan el plan alimenticio saludable que les permita comer cuando ellos elijan. Cuando comes una dieta que no eleva el azúcar en la sangre, el promedio de insulina glucagón es excelente y tu cuerpo funciona de la manera que debe y necesita funcionar. Estas comidas y refrigerios producen una importante y prolongada satisfacción, y cuando el hambre regresa, simplemente necesitas ingerir otra comida o refrigerio de bajo nivel glicémico.

Al darte cuenta que cuando comes correctamente no experimentas los terribles deseos de comer o hambre que se experimentan con los programas tradicionales para perder peso, te sientes más libre. Asimismo, te sientes lleno de energía, enfocado, y puedes funcionar a un nivel más óptimo puesto que tienes la energía que el cuerpo pide para utilizar (glucosa) en los niveles adecuados. Esto está en oposición al desagradable y fatigante sentimiento que experimentas cuando utilizas fuentes de energía secundarias (como los cetonas) que son elaboradas con las dietas muy bajas en carbohidratos.

Porciones saludables

Un factor que ejercita una gran influencia sobre la epidemia de sobrepeso en los Estados Unidos y en el mundo Occidental es la cantidad de alimentos que ingerimos durante una comida. La abundancia, especialmente en la comida, es una parte esencial de las celebraciones en toda sociedad. Sin embargo, comer en demasía a las horas de las comidas se ha convertido en una norma más que en una excepción. Aún cuando comas alimentos de buena calidad, si comes demasiado, tu cuerpo necesitará almacenar el exceso como grasa.

Casi todos somos culpables de comer porciones abundantes, que frecuentemente son seguidas de una repetición. En la actualidad, la mayor parte de los restaurantes, para convencer a sus clientes que regresen, se están enfocando en la *cantidad* de comida y no en la *calidad* de la comida. Los restaurantes de comida China, Mexicana y muchos otros restaurantes culturales son conocidos por sus porciones abundantes o por una aproximación familiar. En este aspecto, comer en casa no es necesariamente mejor. El estilo de comida familiar nos lleva casi siempre a comer más de una porción de todo. ¡Hay que cambiar esto!

Después de una comida pesada, una gran cantidad de sangre se desvía hacia el aparato gastro-intestinal (GI) para ayudar a transportar todas las calorías que acabamos de consumir. La gran mayoría de nosotros ha experimentado el sentimiento irresistible de pereza después de una comida parecida. Esto está relacionado principalmente al cambio total de dirección del suministro de sangre a nuestro estómago. En ese momento, la mayoría de nosotros quisiera tomar una siesta antes que lavar los platos o regresar a trabajar.

Cuando se consume la cantidad y el tipo razonable de alimentos, no sentirás hambre ni te sentirás lleno, especialmente si aprendes a ingerir tus comidas y refrigerios lentamente, para permitir que tu cerebro le de el alcance al estómago y le avise a tu cuerpo que ya tuvo suficiente alimento. Te sentirás satisfecho, y en efecto experimentarás una oleada de energía y te sentirás muy enfocado tres a cuatro horas después de la comida. El ingerir comidas más pequeñas y con mayor frecuencia en comparación a comer una o dos comidas abundantes al día, ha demostrado de hecho un aumento de pérdida de peso.[2] Esto nos lleva a una discusión sobre la frecuencia con la que debemos comer.

Frecuencia de las comidas

El Doctor David Jenkins, et al., informó en el *New England Journal of Medicine (NEJM)* que aquellas personas que comen poco todo el día (diecisiete refrigerios a través del día), en oposición a aquellas personas que ingieren tres comidas diarias (consumiendo la misma cantidad de calorías en todo el día), tenían niveles de colesterol y colesterol LDL más bajos, así como niveles más altos de colesterol HDL. Asimismo, los niveles de insulina también descendieron, y hubo una mejora considerable en todos los factores de riesgo cardiovasculares.[3] Otros estudios han encontrado una relación, debido a que, cuando solamente se ingiere una o dos comidas al día, de hecho se aumenta más de peso aún cuando la cantidad total de calorías que se consuman sea la misma.[4] Además, los estudios clínicos indican que aquellas personas que omiten el desayuno de hecho aumentarán más de peso que aquellas personas que toman desayuno.

> *RECUERDA, LOS ALIMENTOS SON UNA DE LAS DROGAS DE MAYOR CONSIDERACIÓN QUE INGIERES EN TU CUERPO.*

Con nuestros ajustados horarios no es nada práctico comer de ocho a diecisiete refrigerios al día, pero puedes lograr los mismos beneficios ingiriendo tres comidas de bajo contenido glicémico junto con uno o dos refrigerios de bajo contenido glicémico. Es de suma importancia que en ningún momento del día te sientas demasiado hambriento. De hecho, eso siempre llevará a comer demasiado en la próxima comida. Recuerda, los alimentos son una de las drogas de mayor consideración que ingieres en tu cuerpo. Comer comidas y refrigerios frecuentes y bien equilibrados es la clave para sentirse bien todo el día y para mejorar la resistencia a la insulina, lo cual nos permite liberar grasas.

Carbohidratos saludables

Si todavía no has descubierto lo siguiente, yo no creo que la pirámide alimenticia de la USDA sea una dieta saludable. De hecho, atribuyo gran parte de culpa de los problemas actuales de salud a estas recomendaciones poco saludables en nuestra dieta. El Doctor Walter Willett, Presidente del Departamento de Nutrición en la *Harvard School of Public Health* (Escuela de Salud Pública de Harvard), ha sido citado en su libro *Eat, Drink, and Be Healthy* (Simon and Schuster, 2001), declarando que "La pirámide USDA es incorrecta. Fue edificada sobre una base científica poco firme... e invariablemente, se ha desgastado con nuevas investigaciones provenientes de todos los lugares del planeta."

La base de la Guía de la pirámide alimenticia (ver figura 1) está formada por seis a once porciones de pan, de cereal, de arroz, y de pasta – del 85 al 90 por ciento de lo que has aprendido anteriormente es considerado ahora como carbohidratos altamente procesados o de alto nivel glicémico. Aún cuando todos estos alimentos son de alto índice glicémico, se recomiendan como el elemento principal de tu dieta. Sin embargo, estos alimentos son peores que el azúcar de mesa cuando se trata de elevar el azúcar en la sangre.

Puesto que nuestra principal preocupación es el grado de aumento del azúcar después de una comida, un aspecto de consideración es determinar la calidad de los carbohidratos. Igualmente, aquí es donde muchos médicos y pacientes se confunden, ya que la institución médica (especialistas en nutrición, expertos en dietas, médicos, expertos en pérdida de peso) aún fundamenta sus lineamientos dietéticos en el concepto de los azúcares simples y de los carbohidratos complejos. Sin embargo, la literatura médica informa que el concepto de índice glicémico y de carga glicémica es el método más exacto para evaluar el efecto de cualquier carbohidrato sobre el azúcar de la sangre. Recuerda, el índice glicémico de un alimento o comida específico está determinado principalmente por la naturaleza del carbohidrato o por los carbohidratos consumidos, y por otros factores que afectan la digestión de esa comida en particular (principalmente, el contenido de grasa y proteína de la misma comida) (ver Capítulo 3).

La siguiente consideración de importancia es la calidad de los nutrientes que están contenidos en un carbohidrato en particular. En un mundo de alimentos altamente procesados, la calidad de los nutrientes que contienen los carbohidratos varía tremendamente. Por ejemplo, todas nuestras frutas, nueces, granos, y vegetales, están clasificados como carbohidratos. Los alimentos integrales contienen las vitaminas, antioxidantes, y minerales indispensables que nuestros cuerpos necesitan para sobrevivir. Estos no pueden ser "intercambiados" ni lógica ni seguramente por otros carbohidratos con poco o ningún valor, como algunos programas de dietas lo permiten. Al tratar de determinar cuáles son los carbohidratos buenos y cuáles los malos, necesitas observar el índice glicémico, la carga glicémica, y la calidad de los nutrientes contenidos dentro de un carbohidrato en particular.

Alimentos integrales

Al considerar los alimentos integrales (cualquier alimento que el género humano no haya cambiado de manera alguna), encontrarás que solamente con algunas pocas excepciones, constituyen lo que defino como "Carbohidratos Saludables." Allí están comprendidos las manzanas, las naranjas, las peras, las uvas, los frijoles, las coles de Bruselas, la coliflor, el elote, las nueces, las zanahorias, y los granos integrales. Estos carbohidratos contienen lo que nuestros cuerpos necesitan, y a la vez tienen un índice glicémico y una carga glicémica bajos. Sin duda, existen excepciones a esta regla básica, como las papas blancas (el índice glicémico es de 85, y la carga glicémica es de 26), pero en general si no ha sido procesado por el hombre – es un carbohidrato saludable.

Por otro lado, generalmente si un alimento ha sido procesado de alguna manera, ya no es un carbohidrato saludable. Por ejemplo, si observas la avena cocida lentamente (el índice glicémico es de 42 y la carga glicémica es 9) y la comparas con la avena instantánea (el índice glicémico es de 66 y la carga glicémica de 17), hay una diferencia importante en la capacidad de este mismo alimento "saludable" para elevar el azúcar en la sangre y la respuesta de tu insulina.

Yo utilizo una guía simple que ayuda a cualquier persona a darse cuenta rápidamente qué alimentos pueden ser saludables para el consumo, y cuáles son los que necesita evitar. Divido los carbohidratos principales en tres categorías:

1. Carbohidratos apetecibles que son muy recomendados.
2. Carbohidratos moderadamente apetecibles que pueden ser ingeridos de vez en cuando.
3. Carbohidratos poco apetecibles que solamente necesitan ser consumidos rara vez.

Observa la Lista de alimentos recomendados en la sección de recursos de este libro para obtener un listado detallado de estos carbohidratos tan comunes consumidos en los Estados Unidos y en Canadá. Es importante discutir sobre las diversas categorías de carbohidratos para poder comprender de manera más detallada los factores que debes considerar al empezar a efectuar cambios en tus costumbres alimenticias.

Vegetales

Prácticamente todos los vegetales están clasificados como carbohidratos apetecibles. Contienen nutrientes esenciales, tienen un índice glicémico bajo, y tienen una carga glicémica baja. Debes consumir entre ocho a doce porciones de vegetales y frutas todos los días, y deben constituir una porción importante en tu dieta. Incluso, aquellos con un índice glicémico ligeramente alto, generalmente tienen una carga glicémica baja y no harán que se eleve el azúcar en la sangre. Por ejemplo, las zanahorias (47) y las remolachas (64) tienen un índice glicémico más alto, pero tienen una carga glicémica baja (3 y 5). Siempre es recomendable comer cualquier vegetal entero, con la excepción de las papas blancas. Debes de considerar las papas en una categoría diferente cuando empieces a efectuar cambios en tus propias costumbres alimenticias.

Papas

Definitivamente, las papas son un alimento integral pero tienen una marcación muy alta, tanto en el índice glicémico como en la carga glicémica. Se le debe prestar atención especial a las papas puesto que constituyen la elección de vegetales de la mayoría de Norte Americanos. En nuestra nación se consumen papas al horno, sancochadas, fritas, al instante, en puré, y de cualquier manera imaginable. El consumo de papas, así como del pan, constituye uno de los más grandes ajustes que necesitas realizar en la selección de tus alimentos deliciosos.

Una papa al horno promedio tiene un índice glicémico (IG) de 85, y una carga glicémica (CG) de 26. Las papas fritas o a la francesa tienen un IG de 75, y una carga glicémica de 22. Se pueden cocinar en manteca de cerdo, sebo de res, o en aceite vegetal a altas temperaturas, lo cual crea un alimento de alto índice glicémico que ahora se encontrará cargado de grasa saturada o con grasas "trans" rancias. En algunas ocasiones puedes consumir papas de Cambray (papa roja), ya sea al vapor, hervida o a la parrilla, ya que son las que tienen un IG y una CG moderada. Asimismo, también sugiero consumir el camote dulce o camote.

IG y CG de las papas y camotes		
INDICE GLICEMICO	CARGA	GLICEMICA
Papas Blancas	85	26
Papas de Cambray (baby reds):	57	12
Camote dulce:	37	13
Camotes: promedio	61	17
Observación: IG Bajo - generalmente bajo 40 IG Moderado - entre 40 y 60 IG Alto - Superior a 60	CG Bajo - Menos de 10 CG Moderado - Entre 10 y 20 CG Alto - Superior a 20	

Frutas

La fruta es la dulce y generosa maravilla de la naturaleza que nos ha sido dada a la humanidad. Verdaderamente es asombroso contemplarla, empezando por la fragancia picante del árbol que está floreciendo hasta la fruta madura almibarada. Es muy fácil olvidarnos de apreciar su belleza al comprar fruta procesada o en el supermercado. ¿Alguna vez te has detenido a considerar la envoltura tan fascinante que le da la naturaleza a una granada? ¿O los enredados gajos jugosos en los cortes de una naranja? ¿Qué hay de las diminutas semillas de una fresa que decoran la parte externa de la pequeña fruta roja? Nuevamente, casi todas las frutas enteras constituyen excelentes carbohidratos para el consumo. Contienen importantes antioxidantes, minerales, y vitaminas que son esenciales para nuestra existencia.

A pesar que las frutas son dulces, contienen azúcar de fructosa, tienen un bajo nivel glicémico (19) y tienen una carga glicémica baja (2). Algunas preocupaciones negativas en relación a los aditivos de miel de elote con alto contenido de fructosa abundan (lo cual se discutirá bajo azúcares). Sin embargo, quiero aclarar que la fructosa producida naturalmente en las frutas enteras es saludable, y no ocasiona la elevación del azúcar en la sangre. Las frutas como el melón (72) y otras variedades de melón (65) tienen una CG de 4. Inclusive los plátanos, con un IG modesto de 51 y una CG de 13, son considerados excelentes carbohidratos, lo mismo que la papaya, el mango, y la fruta del kiwi. La mayoría de las frutas constituyen un refrigerio fabuloso. Sin embargo, se necesita tomar precauciones al comer frutas de alto contenido glicémico si se consumen solamente como refrigerios. A pesar de ello, son un excelente postre después de una maravillosa cena de bajo nivel glicémico.

Las frutas procesadas pueden ser tan peligrosas como los carbohidratos procesados en relación al aumento del azúcar en la sangre. Los jugos de fruta y las frutas enlatadas son los sutiles culpables de nuestro dilema de obesidad/diabetes. La manera de procesarla es el problema. La mayoría de jugos de frutas que encontramos en los supermercados no han sido ni recientemente exprimidos ni congelados frescos. Más bien, han sido diluidos y azucarados. Esto aumenta considerablemente tanto el Indice Glicémico como la Carga Glicémica. Observa estas comparaciones:

	Indice Glicémico	Carga
Naranja fresca	48	5
Jugo de naranja de concentrado congelado	57	15
Manzana fresca	40	6
Jugo de manzana sin endulzar	40	12
Durazno natural	28	4
Duraznos enlatados en jarabe espeso	58	9

El principio básico de guía es el siguiente: cuanto más natural sea el alimento, tanto más bajo será el índice glicémico y la carga glicémica, y en consecuencia será mucho mejor para ti.

Cereales para el desayuno

No es de sorprender que la mayoría de los cereales para el desayuno sean carbohidratos altamente procesados. Casi todos nuestros cereales en caja tienen un alto nivel glicémico y una carga glicémica alta. ¡Esta no es una manera saludable de empezar el día! Especialmente, cuando la mayor parte de personas, a la hora del desayuno, agregan azúcar al cereal y, además, lo acompañan de un par de pedazos de pan de trigo blanco o de pan integral tostado, y de un vaso de jugo de naranja.

Kellogg's All Bran se lleva el premio cuando se trata de cereales altamente procesados que tienen un índice glicémico y una carga glicémica bajos. Si alguna vez has tomado un desayuno All-Bran podrás comprender la razón. El sabor es parecido a comerte la caja. Generalmente, para que las compañías puedan elaborar un cereal que tenga buen sabor, necesitan agregar una tonelada de azúcar. Esto puede hacer que el cereal parezca que tuviera un índice y una carga glicémica moderados, ¿pero, dónde está el valor nutricional? En cuanto a los granos altamente procesados que son utilizados como base del cereal, ya se les ha quitado la mayor parte de los nutrientes de calidad. Es por ello que tienen que fortificar la mayoría de los cereales.

Los mejores cereales son los "hechos a la antigua", cereales cocidos lentamente como la avena y otro tipo de avenas cortadas toscamente (steel-cut oats). El tiempo de preparación es más largo, pero la calidad de la comida es bastante superior ya que tienen un índice glicémico y una carga glicémica más bajos. El grano se encuentra intacto, y ha sufrido un mínimo procesamiento. Si te encantan los cereales en el desayuno debes volver a consumir estos alimentos puros como los que la abuela solía preparar, y te sorprenderás al descubrir lo satisfactorios que pueden ser. Recomiendo agregar alguna proteína de soja o de leche al finalizar la cocción del cereal. Esto le añadirá las proteínas necesarias a tu comida, además de sabor y satisfacción a tu desayuno.

Panes

Quizás el cambio más difícil que tengas que hacer será evitar el pan blanco, la harina blanca, la harina de trigo, y prácticamente todos los panes procesados elaborados en los Estados Unidos y en Canadá. El pan blanco tiene un IG de 70 y una CG de 10, y ha sido utilizado como un estándar en muchos de los estudios que investigan el índice glicémico. El pan de trigo integral (elaborado de harina de trigo) tiene un IG de 77 y una CG de 9. Compara los números. Si tomamos en cuenta el índice glicémico, quiere decir que elegir pan blanco integral sobre el pan blanco es un error total. El pan oscuro puede parecer saludable, sin embargo, es un engaño completo. De hecho, el pan integral de trigo y el pan blanco altamente procesados hacen que se dispare el azúcar en la sangre y la insulina mucho más rápido y a niveles más altos que el azúcar de mesa.

IG y CG de algunos panes		
	INDICE GLICEMICO	CARGA GLICEMICA
Pan de trigo de grano entero (*Coarse Wheat Kernel Bread*) (75% semillas intactas, Canadá)	48	10
Pan blanco Bimbo (White Wonder Bread) (enriquecido)	73	10
Bagels	72	25

El pan y las papas, en todas sus formas procesadas, constituyen el principal desafío cuando se trata del programa *Saludable para la Vida*, razón por la cual dediqué un capítulo completo a la adicción a los carbohidratos y a los azúcares. Prácticamente, cuando comes fuera de tu casa es imposible evitar el pan blanco, la harina blanca, la pasta, el arroz, y las papas. Debes decidir a conciencia volver a tomar el control de tu salud y de tu peso, antes de permanecer a merced de la industria alimentaria. La elección es tuya.

EL PAN OSCURO PUEDE PARECER MÁS SALUDABLE, PERO ES UN ENGAÑO COMPLETO.

Lógicamente, quisieras empezar comiendo panes elaborados a la manera antigua – la manera como los campesinos comían el pan en los últimos siglos. Quieres pan elaborado con granos enteros e intactos, no aquellos elaborados con harina de trigo o harina blanca. Estos granos deben ser molidos con piedra y no deben ser procesados en molinos de alta velocidad. La investigación que llevé a cabo en toda la nación me reveló lo difícil que es encontrarlos, sin importar dónde vivas. La mayoría de marcas que utilizan la harina de trigo integral también las combinan con harina de trigo o harina blanca finamente molida para poder obtener un pan ligero y suave. Los granos enteros producen un pan mucho más seco y grueso, y francamente no se venden muy bien. De hecho, el pan multigrano (los granos están intactos) tiene un contenido glicémico más bajo incluso que los molidos (stone ground) o que el pan de trigo integral (whole-wheat bread).

Comer pan de centeno de grano entero (pumpernickel) es un paso importante en la dirección correcta ya que tiene un IG de 44 y una CG de 8. Otro truco es comer pan agrio (sourdough bread) porque el ácido lácteo produce una disminución en el promedio de absorción del torrente sanguíneo y reduce el IG del pan blanco a 53 y la CG a 10. Si en tu área tienes a tu disposición panes germinados (sprouted breads) (que no contienen harina) como el pan Silver Hills o el Pan Ezekiel, debes considerar cambiar a estas marcas puesto que también tienen un índice glicémico más bajo.

Simplemente, el mayor cambio que debes efectuar al comer carbohidratos es comer menos pan. Por años, los panes y granos han constituido la base de nuestra Pirámide Alimenticia USDA, y por esta razón realizar este cambio tomará mucho tiempo. Incluso, los panes bajos en IG y CG deberán ser consumidos ocasionalmente, y los panes blancos y de harina de trigo promedio deberán ser tratados como dulces o azúcar. Evítalos. Y si por alguna razón los consumes, deberán ser mordisqueados en pedazos muy pequeños, como si fueran un pedazo de caramelo.

Galletas, tartas, donas, galletas saladas, refrigerios, dulces

En estos momentos quizás estés diciendo – "¿No vas a hacer que deje mis comidas favoritas, o si?" Hazte la siguiente pregunta. "Si los alimentos en esta categoría son mis favoritos, cuál es la razón?" Nuestra sociedad está enganchada exageradamente a los azúcares y los dulces. Las estadísticas demuestran que esta adicción es tan fuerte como las drogas, el alcohol, y la nicotina. No es difícil adivinar dónde ubico estos carbohidratos.

Conclusión

Tenemos un maravilloso despliegue de alimentos naturalmente deliciosos de donde escoger. ¡Por supuesto que los alimentos integrales demoran más en su preparación, pero los beneficios de comer alimentos frescos provenientes de las bondades de la tierra son demasiado numerosos para ser mencionados! En primer lugar, no te olvides que todos los carbohidratos no han sido creados de la misma manera. Empieza haciendo cambios graduales, y haz que tu pirámide personal se adapte a la Pirámide de *Saludable para la Vida*. Haz las compras y aliméntate con una intención en mente, y con la debida percepción de los alimentos que tu cuerpo necesita. Los carbohidratos constituyen la parte más grande de nuestra subsistencia diaria, todas tus elecciones son importantes. ¡Vale la pena el esfuerzo!

Regla General: *¡Si está procesado – NO lo comas! Los carbohidratos procesados han llevado a la decadencia de la salud en Norte América. Si es blanco, déjalo en el estante de la tienda.*

CAPÍTULO 12

Escogiendo alimentos deliciosos Parte II: Grasas y proteínas

He who distinguishes the true savor of his food can never be a glutton; he who does not cannot be otherwise.
(Aquel que distingue el verdadero sabor de su comida nunca será un glotón, y el que no lo puede distinguir siempre lo será.)
—Thoreau

Escogiendo las mejores grasas y proteínas

Tengo la esperanza que después de leer este capítulo tendrás un claro entendimiento de cuáles son las grasas saludables y cuáles son verdaderamente las grasas dañinas. Asimismo, en la misma lista también encontrarás las fuentes saludables de proteína así como las dañinas. Es muy importante comprender cuáles son los diferentes tipos de grasa que se pueden encontrar en nuestra dieta, y cómo pueden afectar nuestra salud.

Tipos de grasa

Nunca antes ha habido tanta confusión en relación a un comunicado de la institución médica a los consumidores que la discusión referente al colesterol y a la grasa en nuestra dieta. Durante aproximadamente cuarenta años hemos escuchado sólo el daño que ocasionaba consumir mucha grasa. La ciencia médica ha demostrado que cuanto más alto sea el nivel de colesterol total y el LDL (colesterol malo), mayor será el riesgo de desarrollar una enfermedad cardiovascular. El resultado de toda esta atención médica y de los medios en relación a los aspectos dañinos de la grasa en nuestra dieta es que nos hemos vuelto temerosos de la grasa. No creo que haya existido mayor desinformación sobre ningún otro tema durante los treinta años de mi carrera clínico. De hecho, no todas las grasas son dañinas. Por el contrario, las grasas son esenciales para nuestra salud. El cuerpo necesita carbohidratos, proteínas, *y grasas* para sobrevivir. Se necesita grasa para edificar nuestras membranas celulares, las células cerebrales, y muchas de nuestras hormonas. La grasa no es nuestro problema, sino *la clase* de grasa que consumimos. La bioquímica detrás de las diversas grasas en nuestro cuerpo ayudará a diferenciar entre una grasa saludable y una grasa dañina.

DE HECHO, NO TODAS LAS GRASAS SON DAÑINAS. POR EL CONTRARIO, LAS GRASAS SON ESENCIALES PARA NUESTRA SALUD.

Colesterol

El colesterol es una grasa importante que repercute en diversos aspectos de nuestra salud. Es una grasa dura y semejante a la cera que se encuentra en muchos productos animales (especialmente en la carne, en la yema de huevos, y en algunos productos lácteos como la leche), y que también es producida por nuestro hígado. El cuerpo necesita el colesterol para la producción de hormonas como la testosterona, el estrógeno y el cortisol, así como para producir los ácidos de la bilis y de las membranas celulares. El cuerpo utiliza el colesterol para ayudar a controlar la flexibilidad de la membrana celular. Cuando esa membrana es demasiado flexible le da más colesterol, y cuando es muy rígida el cuerpo le quita colesterol. Para los Norte Americanos, que tienen deficiencias en las grasas polisaturadas saludables, y que además ingieren muchos ácidos grasos "trans", los cuales discutiremos más adelante, este problema se encuentra aún más acentuado.

El colesterol debe su mala fama a la clase de grasa que se encuentra en las paredes endurecidas de las arterias. Es por ello que se cree que los niveles elevados de colesterol son la causa del endurecimiento de las arterias que ocasionan infartos al corazón y accidentes cerebrovasculares. Durante la década pasada hemos estado intentando ingerir menos grasa y colesterol en nuestras dietas. La verdad irónica es que, si no obtenemos suficiente colesterol en nuestra dieta, nuestro hígado producirá lo que se necesite. En consecuencia, la cantidad de colesterol que consumimos en nuestra dieta tiene muy poco o ninguna influencia sobre la cantidad de colesterol que tenemos flotando en nuestro torrente sanguíneo. En lugar de eso, los niveles de colesterol están principalmente relacionados a la cantidad de grasas saturadas y de carbohidratos de alto nivel glicémico que consumimos en nuestra dieta.

Encontramos muy pocos ácidos grasos libres en nuestro torrente sanguíneo. ¿Has intentado alguna vez mezclar aceite o grasa en el agua? No funciona bien. De la misma manera, esto se aplica para la grasa que se encuentra en nuestra sangre. Casi toda la grasa es transportada en unos vehículos de transporte llamados lipoproteínas. Las lipoproteínas de baja densidad (LDL) son los vehículos transportadores que llevan estas grasas del hígado hacia las otras células del cuerpo. Las lipoproteínas de alta densidad (HDL) recogen el exceso de colesterol y de triglicéridos que se encuentran en nuestro torrente sanguíneo, y las transportan al hígado. Entonces, el hígado puede metabolizar más lejos los triglicéridos y el colesterol, y los envía ya sea a otras células para su utilización, o en el caso del colesterol, también se pueden excretar en la bilis.

Muchos de ustedes han escuchado que el colesterol HDL es saludable y que el colesterol LDL es malo. Sin embargo, ambos, el colesterol HDL y el LDL, son simplemente vehículos transportadores de los triglicéridos y del colesterol, y ambos son necesarios para transportar la grasa en el cuerpo. Todas nuestras células tienen receptores especializados en las paredes de las células para que el LDL pueda desembarcar en la célula y descargar su carga (grasa). Este método permite a las células abastecerse de la grasa que necesitan para funcionar y sobrevivir. Sin embargo, cuando los desembarcaderos están llenos, el exceso de triglicéridos y de colesterol continúa circulando como LDL en el torrente sanguíneo hasta el momento en que sus contenidos sean ocupados ya sea por las células grasas o por el colesterol HDL, y luego son transportados de regreso al hígado.

Es por ello que el HDL es considerado el colesterol saludable, ya que siempre está intentando limpiar el exceso de grasas de nuestros alimentos o del colesterol LDL, y desviándolo del torrente sanguíneo. El colesterol LDL es considerado el colesterol dañino, ya que esta es la clase de colesterol que encontramos en las paredes de nuestras arterias. Los niveles altos de colesterol LDL están asociados a un riesgo aumentado de desarrollar endurecimiento de las arterias. Los niveles altos de colesterol HDL han sido asociados a un riesgo reducido de enfermedad cardiovascular. El corolario de este descubrimiento es que los niveles bajos de colesterol HDL, que se ven en la resistencia a la insulina, están asociados a un riesgo significativamente más alto de enfermedad del corazón.

Difícilmente encuentras un paciente que venga a mi consultorio por un examen físico de rutina que no esté "poseído" por el deseo de saber exactamente cuáles son sus niveles de colesterol. Es la prueba de nuestros tiempos. El colesterol ha resultado ser el malo de la película, y todos (incluso las compañías farmacéuticas) quieren que disminuya a cualquier precio, especialmente si ello implica otra droga para reducir el colesterol.

Grasas saturadas

En la actualidad, la abrumadora mayoría de grasas consumidas en los Estados Unidos y en Canadá son grasas saturadas. Las grasas saturadas son las grasas de energía preferidas por el cuerpo. Cuando son quemadas como combustible se dividen en lo que se conoce como fragmentos de acetato. Estos son los fragmentos de acetato que el hígado convierte en colesterol.

Lo que muchos médicos no comprenden es que al consumir los carbohidratos de alto nivel glicémico como combustible, éstos también producen fragmentos de acetato como productos intermediarios del metabolismo, antes de su transformación completa en dióxido de carbono y en agua. En consecuencia, la combinación de dietas altas en grasas saturadas y en carbohidratos de alto nivel glicémico conduce a la producción de fragmentos de acetato en exceso, lo cual estimula la producción del colesterol y de colesterol LDL del cuerpo. Por supuesto, algunas personas afortunadas han heredado genes que les impide producir un exceso de colesterol, sin importar cuánta grasa saturada o carbohidratos de alto nivel glicémico sean consumidos. Indudablemente, puede que tú seas una de aquellas afortunadas personas – con seguridad, yo no lo soy.

Además, también consumimos una cantidad importante de colesterol en nuestra dieta, especialmente cuando ingerimos grandes cantidades de carne y de productos lácteos. No obstante, la cantidad de colesterol en nuestra dieta parece solamente tener un efecto leve en los niveles de colesterol en nuestro torrente sanguíneo. El corolario a esta declaración es que, en efecto, las personas tienen muy poco o ningún éxito para reducir los niveles de colesterol reduciendo la cantidad de colesterol que consumen. Durante años, he recomendado a mis pacientes que tienen niveles de colesterol elevados una dieta baja en grasas y en colesterol. Incluso, con mis pacientes más motivados solamente pude a lo más reducir sus niveles de colesterol en un cinco o diez por ciento. Esta observación por la institución médica ha tenido una respuesta negativa, en relación al hecho que la dieta y el ejercicio puedan reducir los niveles de colesterol lo suficiente como para evitar la medicación. Como resultado, la mayoría de médicos recetan medicamentos para reducir el colesterol sin siquiera dar a sus pacientes una dieta y ejercicios a prueba.

Sin embargo, desde que estoy recomendando a mis pacientes que tienen colesterol elevado que sigan el programa *Saludable para la Vida*, he obtenido resultados sorprendentes. No solamente han reducido sus niveles de triglicéridos de manera dramática, sino que también han reducido el colesterol total y el colesterol LDL. En primer lugar, el secreto se encuentra en reemplazar las grasas saturadas de nuestra dieta por ácidos grasos omega-3 y por grasas mono saturadas. Y en segundo lugar, se debe eliminar el azúcar y los carbohidratos de alto nivel glicémico.

Los pacientes bajo mi cuidado están perdiendo grasa abdominal, y su perfil lípido está tomando un rumbo increíble. Esto no está sucediendo porque han empezado una dieta baja en grasas (lo cual realmente no tienen un efecto significativo en sus niveles de colesterol), sino porque están corrigiendo el problema subyacente de resistencia a la insulina. Una vez que se haya corregido la resistencia a la insulina, sus niveles de insulina en la sangre empiezan a volver a los niveles normales, y el glucagón, nuestra hormona combustible de grasas, aumenta y permite finalmente que el cuerpo libere grasas, y al mismo tiempo corrija todos los problemas de metabolismo asociados con la resistencia a la insulina. Los resultados que estoy observando han cambiado por completo mi aproximación a los métodos para la curación de una enfermedad. Ahora ofrezco a mis pacientes la oportunidad de corregir sus niveles de colesterol y de triglicéridos elevados a través del programa *Saludable para la Vida*, antes de considerar la medicación.

Grasas monosaturadas

Los investigadores siguen considerando atentamente los beneficios conocidos para la salud de las grasas monosaturadas, y están comprendiendo cada vez más que estas grasas deben reemplazar la mayor parte de grasas saturadas en nuestros alimentos.[1] El ácido graso monosaturado más beneficioso es el ácido oleico. Esta grasa se encuentra en las aceitunas, en el aceite de oliva, en las almendras, en los cacahuates, en los pistachos, en las pacanas, en el aceite de canola, en el aguacate, en las avellanas, en los anacardos (o frutas del marañón), y en las nueces de Macadamia. El ácido oleico posee algunos factores muy saludables que nuestros cuerpos necesitan para mantener nuestras arterias flexibles y para evitar que el colesterol LDL se oxide. Recuerda, el colesterol LDL oxidado es el que verdaderamente hace daño.[2] Además, las grasas monosaturadas reducen el colesterol LDL sin perturbar el colesterol HDL saludable.[3]

La dieta Mediterránea ha recibido amplia atención de la institución médica en los últimos años. La gente del Mediterráneo consume el cuarenta por ciento de sus calorías de las grasas (principalmente grasas monosaturadas de aceite de oliva), y aún así tienen una incidencia muy baja de enfermedad cardiovascular. El aceite de oliva tiene abundancia de ácido oleico, y se piensa que es un factor de contribución (acompañado de los fenoles) para la baja incidencia de enfermedad del corazón y algunos tipos de cáncer entre la población Mediterránea.[4] El consumo de aceite de oliva ha sido específicamente asociado a un riesgo notablemente reducido de cáncer de mama.[5]

Como lo mencioné anteriormente, los ácidos grasos monosaturados reducen el colesterol LDL sin afectar el colesterol HDL. Los beneficios de salud obtenidos con un consumo alto de aceite de oliva parecen estar relacionados al hecho que este aceite, especialmente el aceite extra virgen, está repleto de antioxidantes de fenol. Los fenoles le proporcionan al aceite mayor estabilidad debido a sus potentes efectos antioxidantes. Los antioxidantes tienen la habilidad de proteger al colesterol LDL para que no se oxide, y además, reducen completamente la inflamación de las arterias.

Acidos esenciales grasos

Las grasas poliinsaturadas, llamadas acidos grasos esenciales (EFA), son solamente lo que su nombre indica, esenciales para el cuerpo. Tanto las grasas omega-6 como las omega-3 juegan un papel vital en nuestra salud. Si tienes una carencia de cualquiera de ellas, puedes desarrollar problemas serios. El ácido graso esencial omega-6, llamado ácido linoleico (AL), se encuentra en abundancia en la dieta Norte Americana. Solamente para mencionar algunos, se encuentran en la carne, en el pollo, en los productos lácteos, en los carbohidratos procesados, en el aceite de elote, en el aceite de semillas, en el aceite de maní, y en el aceite de girasol. Como podrás apreciar en este listado de alimentos, seguramente estás consumiendo varias de esas clases de grasa en tu dieta.

El ácido graso esencial omega-3 es conocido como ácido alfa-linoleico (ALN), y no es tan abundante en nuestra dieta occidental. Las fuentes de ácidos grasos omega-3 comprenden pescados de agua fría, semillas de lino, aceite de semillas de lino, semillas de cáñamo, aceite de soja, nueces, y huevos de pollos alimentados con alimentos balanceados. Necesitamos consumir las dos grasas en cantidades balanceadas: por cada par de ácidos grasos omega-6, por lo menos un ácido graso omega-3. Sin embargo, se estima que en Norte América la mayoría de personas consumen un promedio de 20 a 1, y hasta 40 a 1.[6] Es de suma importancia comprender plenamente porqué el desequilibrio de estos ácidos grasos esenciales (EFA) está afectando nuestra salud.

LOS EICOSANOIDES PUEDEN AUMENTAR O REDUCIR LA INFLAMACIÓN. AMBAS FUNCIONES SON DECISIVAS PARA UNA SALUD ÓPTIMA.

Las EFAs son necesarias para que el cuerpo desarrolle las hormonas clave llamadas eicosanoides. Se hace referencia a estas hormonas como las super hormonas del cuerpo. A diferencia de la insulina o el glucagón que se elaboran y se almacenan en un órgano especializado como el páncreas, los eicosanoides son hormonas poderosas y pasajeras que son elaboradas por cada célula del cuerpo. El glucagón es la hormona opuesta a la insulina. Los eicosanoides pueden aumentar o reducir la inflamación. Ambas funciones son decisivas para una salud óptima.

En general, los ácidos grasos omega-3 se vuelven eicosanoides que reducen la inflamación de nuestros cuerpos (desinflamantes naturales), y los ácidos grasos omega-6 se convierten en eicosanoides que producen la inflamación. Si te accidentas o te cortas, tu deseas tener una reacción inflamatoria para poder sanar la herida. Sin embargo, una vez que la molestia o la herida ha sanado, tú quieres que este proceso inflamatorio bajará. Debemos mantener los eicosanoides en equilibrio para gozar de una salud óptima.

El Doctor Barry Sears ha detallado sus debates sobre este tema en sus libros *The Zone* (La Zona) y *The Omega Zone* (La Zona Omega). El se refiere a los eicosanoides elaborados de los ácidos grasos omega-3 como "saludables", y aquellos elaborados de ácidos grasos omega-6, como los eicosanoides "malos." Sin embargo, es importante comprender que estos últimos solamente se vuelven malos si se encuentran fuera de balance. De hecho, aún cuando existan algunos ácidos grasos omega-3 en nuestra dieta, un promedio alto de ácidos grasos omega-6 en contraposición a los omega-3 obstruirá la producción de las hormonas necesarias antiinflamatorias. Definitivamente, tenemos demasiada inflamación en nuestros cuerpos, lo cual contribuye a las alergias, al asma, a la artritis, a la enfermedad del corazón, etc. Debemos hacer un esfuerzo deliberado para obtener más ácidos omega-3 en nuestra dieta, y reducir la ingestión de omega-6.

Un excelente comienzo es utilizar aceite de semilla de lino o aceite de pescado depurado, que haya sido procesado cuidadosamente. No olvides, estas grasas poliinsaturadas son especialmente vulnerables al calor, a la luz, y al aire. Las moléculas de oxígeno atacan fácilmente las dobles ligaduras que se encuentran en las grasas poliinsaturadas y que causan la oxidación, tornándolas rancias rápidamente. De hecho, el aceite de semilla de lino al que se deja oxidar completamente se denomina aceite de linaza, y se utiliza para crear un acabado sólido y maravilloso para muebles.

Utiliza solamente aceite de semilla de linaza que haya sido prensado al frío y almacenado sin haber sido expuesto a temperaturas calientes (debe ser refrigerado), ni expuesto al aire (necesita ser almacenado en una botella herméticamente cerrada). Otra opción es comprar aceite de lino entero orgánico. Es ideal utilizar un molinillo de café para preparar el lino molido, que es utilizado solamente para moler la semilla de lino. Echa dos cucharadas diarias a tus cereales, a tus aderezos, espolvorealo en tus alimentos, o en polvo. Asimismo, siempre guarda tus semillas de lino en el refrigerador.

Otra fuente excelente de ácidos grasos esenciales omega-3 se encuentra en las almendras crudas, las cuales constituyen un excelente refrigerio y son altamente recomendadas por el programa *Saludable para la Vida*. Por supuesto, no vas a comprar las almendras tostadas, ya que al calentar las nueces, con el calor, se malogran las grasas sensibles que contienen. Si te gustan las almendras tostadas, calienta unas cuantas en una sartén a fuego lento y consúmelas inmediatamente. Otro aspecto saludable de los ácidos grasos esenciales omega-3 es que reducen el colesterol total y el colesterol LDL, lo cual nos demuestra nuevamente que no todas las grasas son dañinas. De hecho, existen estudios que demuestran que comer moderadamente almendras (uno o dos puñados) al día reduce significativamente el LDL y el colesterol total.[7]

Como existe una tendencia a no equilibrar nuestra ingestión de omega-3 y la de omega-6, muchas personas escogen consumir más pescados de agua fría como el salmón, la caballa, el atún, las sardinas, y la trucha. De esta manera pueden obtener el EPA (ácido eicosapentaenoico) y DHA (ácido docosahexaenoico) directamente en sus dietas de una manera fácil y rápida y corregir este desequilibrio. Como aprenderás más adelante en este capítulo, los peces de agua fría son también una excelente fuente de proteínas.

Lo más probable es que consideres tomar suplementos en cápsulas de aceite de pescado depurado de calidad farmacéutica (ver página de recursos) con tu dieta, que tienen un alto contenido de EPA y de DHA. Estos importantes ácidos grasos esenciales omega-3 no solamente ayudar a reducir la inflamación de tu cuerpo, sino a mejorar la función cerebral, los niveles de colesterol, y las membranas de las células. En efecto, diversos estudios están demostrando que se puede mejorar la depresión, las tendencias bipolares, y quizás, inclusive, proteger de la demencia en la enfermedad de Alzheimer, utilizando cápsulas farmacéuticas de aceite de pescado.[8]

Cis y las grasas trans

Prácticamente todas las grasas naturales se encuentran en lo que se conoce como la configuración cis. La mínima carga eléctrica que producen estas grasas naturales ocasiona una leve encorvadura en su estructura. Esta configuración es delicada, debido a que nuestro cuerpo la utiliza como una pieza de un rompecabezas que encaja perfectamente en la ranura asignada. Sin embargo, en nuestro mundo moderno de alimentos altamente procesados, esta delicada estructura ha sido particularmente cambiada debido a la acción de calentamiento, hidrogenación, blanqueo, y por la producción en masa de aceites (principalmente de los aceites vegetales). Este procedimiento cambia la estructura básica de estas grasas naturales al alterar la posición de sus átomos hidrógenos, y literalmente, enderezar la encorvadura de estas moléculas. Por otra parte, estas grasas-cis saludables se convierten en grasas trans dañinas.

El cuerpo necesita de las grasas para edificar las membranas celulares. Si no encuentra a su disposición las grasas cis necesarias, hará lo que siga en fila, e introducirá las grasas trans a la fuerza dentro de las membranas celulares. Esto se asemeja a agarrar una pieza de un rompecabezas y tratar de ponerla a la fuerza en un espacio donde no encaja. Como resultado, nuestras membranas celulares se vuelven menos flexibles, ocasionando una función celular anormal. En la actualidad, es del conocimiento común que los ácidos grasos trans son dañinos para nuestras arterias, y que elevan el colesterol y el colesterol LDL de la misma manera que los ácidos grasos saturados lo hacen.[9]

Tener membranas celulares que no son ni muy flexibles ni muy rígidas es de suma importancia para el funcionamiento óptimo de nuestras células, y por consiguiente de nuestra salud. En el hígado, el cuerpo produce colesterol que se encuentra a disposición de la producción de hormonas, así como para el endurecimiento de las membranas celulares si se vuelven demasiado flexibles. Sin embargo, puesto que la gran mayoría de nosotros tiene deficiencias de grasas esenciales debido al incremento de ácidos grasos trans en nuestras dietas, la mayor parte de nuestras membranas celulares tiene demasiado colesterol, lo cual da como resultado que se hayan vuelto muy duras como para poder funcionar bien. Esta es una preocupación de primera consideración, ya que la flexibilidad y la permeabilidad de las membranas celulares son las que permiten el transporte eficiente de nuestros nutrientes a las células y la salida de los productos de desecho fuera de las células.

¡Cuán irónico es que la margarina (cargada de ácidos grasos trans) fuera introducida al mercado como un sustituto saludable de la mantequilla! Cuando los aceites vegetales saludables son hidrogenados o parcialmente hidrogenados para proporcionar a los aceites esa sensación mantecosa y para que puedan ser esparcidos suavemente, se convierten en margarina. Durante el proceso de hidrogenación, estos aceites se convierten principalmente en forma de grasas trans. Cualquier beneficio saludable que estos aceites hubieran podido poseer, se destruye durante este procedimiento. Creo firmemente que estas grasas son mucho más dañinas que la mantequilla. Recomiendo que empecemos a consumir aceite de oliva virgen con nuestro pan, tal como lo hacen los italianos. Es muy importante que empieces a observar las etiquetas de todos tus alimentos, para estar seguro *de no ver* las palabras – "hidrogenada" o "parcialmente hidrogenada." Estas grasas son rancias y peligrosas para tu salud. (Sin embargo, te estarás preguntando porqué el Gobierno las permite en nuestros alimentos – una pregunta muy importante, especialmente cuando la gran mayoría de naciones Europeas han prohibido esa clase de grasas hace años).[10]

También podemos encontrar otras grasas pobres y peligrosas en algunos aceites tropicales. Debes eliminar o reducir significativamente el uso de aceite de coco y de palma, los cuales tienen un contenido de grasas saturadas muy alto. Cambiar al aceite de oliva virgen es una idea excelente. Sin embargo, asegúrate de no calentar demasiado ninguno de estos aceites durante el proceso de cocción, ya que fácilmente se pueden dañar estos aceites sensibles. Una regla general cuando estés cocinando con cualquiera de los aceites vegetales es no provocar humo. El aceite de oliva virgen es el aceite para cocinar de mayor estabilidad.

El consumo de grasas mejora la sensibilidad a la insulina

Ahora que comprendemos que la enfermedad arterial coronaria no es una enfermedad del colesterol sino una enfermedad inflamatoria de las arterias, necesitamos volver a evaluar nuestra actitud sobre la ingestión de grasas. Cuando consumimos grasas mono saturadas y ácidos esenciales grasos (especialmente, los ácidos grasos omega-3), de hecho reducimos el colesterol total y el colesterol LDL. Además, cuando las grasas adecuadas son proporcionadas de una manera equilibrada, el cuerpo no toma las grasas saturadas y las grasas trans tan rápido como para endurecer las membranas de las células que tienden a gotear y a funcionar pobremente. Y lo que es más importante aún, los alimentos permanecen más tiempo en el estómago luego de una comida que contiene grasa saludable, lo cual quiere decir que no se absorberán los nutrientes de dicha comida tan rápido. Esto es importante ya que casi toda la absorción de los nutrientes ocurre en el intestino pequeño. En consecuencia, los azúcares de la sangre se elevarán aún más lentamente cuando se agregue grasa a una comida o refrigerio.

Lo creas o no, necesitas consumir grasa saludable para poder perder grasa. Aunque esta declaración es contraria al conocimiento convencional de los últimos cuarenta años, la evidencia médica apoya fuertemente esta nueva posición. La clave es consumir grasas saludables, que en efecto reducen los niveles del colesterol total y del colesterol LDL, a la vez que proporcionan las grasas que el cuerpo necesita para producir membranas saludables, células cerebrales y nerviosas, y hormonas. El consumo de grasa no estimula la liberación de insulina o glucagón. Sin embargo, como hace que nuestra evacuación gástrica sea más lenta, nos mejora la resistencia a la insulina al no permitir que el azúcar en la sangre se eleve tanto después de una comida o refrigerio.

Un paso importante para permitirte liberar grasas, es combinar grasa saludable con carbohidratos de bajo índice glicémico. Ahora, debemos ver qué papel juegan las proteínas en tu dieta.

Proteínas

Las proteínas son importantes para nuestra existencia. De hecho, las proteínas son más abundantes que cualquier otra substancia en el cuerpo, además del agua. Los músculos, la piel, el pelo, los ojos, las uñas están principalmente elaborados de proteína. Es el componente principal de la mayoría de nuestras enzimas y células que forman nuestro sistema inmunológico. Todas las proteínas están formadas de aminoácidos muy importantes, diez de los cuales son considerados esenciales. Esto significa que el cuerpo no puede elaborar estos diez aminoácidos esenciales construyendo bloques, y si nuestros cuerpos van a sobrevivir, éstos deben de ser proporcionados por nuestras dietas.

Te estarás preguntando si las proteínas son tan importantes en nuestra dieta, porqué están tan censuradas. Al igual que las grasas, las proteínas han sido atacadas tanto y tan consistentemente como las grasas. En parte, esto puede ser cierto debido al hecho que la mayoría de las proteínas consumidas en este país proviene de las carnes rojas y de los productos lácteos, y ambos están repletos de grasas saturadas.

Muchos especialistas en nutrición e investigadores desacreditan las proteínas vegetales aún cuando tienen menos grasas, debido a que son incompletas y no contienen los diez amino ácidos esenciales. La deficiencia de proteína es muy rara en este país, y muchos vegetarianos han aprendido a utilizar una variedad de proteínas de plantas, como los frijoles, la soja, las lentejas, y las nueces, para asegurarse que están obteniendo todos los aminoácidos esenciales en su dieta diaria. Los estudios que han comparado la expectativa de vida de un vegetariano con aquella de los que consumen mucha carne y productos lácteos, generalmente han demostrado que los vegetarianos viven mucho más y tienen vidas más saludables.

Tengo la seguridad que esto se debe tanto a la ingestión reducida de grasas saturadas, como a la reducción de la exposición tóxica (hormonas, toxinas, antibióticos) contenidos en la carne y en los productos lácteos. Sin embargo, los vegetarianos no están libres de desarrollar resistencia a la insulina. Si eres vegetariano o estás considerando un estilo de vida vegetariano, también debes estar consciente que debes eliminar los carbohidratos procesados de tu dieta, ya que el vegetariano promedio consume el ochenta por ciento de sus calorías de los carbohidratos.[11] La frecuencia de la resistencia a la insulina es relativamente alta en los vegetarianos como en los amantes de la carne.

¿Qué cantidad de proteínas es suficiente?

Muchos especialistas en nutrición y expertos en asistencia de salud piensan que solamente deberíamos obtener del diez al veinte por ciento de nuestras calorías de las proteínas.[12] Otros declaran osadamente que los hombres necesitan 56 gramos diarios de proteínas y las mujeres 45 gramos de proteína diarios.[13] Sin embargo, las necesidades de proteína de cada persona varían en base al tamaño, al porcentaje de grasa corporal, y al nivel de actividad física. Barry Sears en su libro La Zona cree que debemos consumir el treinta por ciento de nuestras calorías de las proteínas. El argumenta que por cada cuatro gramos de carbohidratos que consumimos, necesitamos consumir tres gramos de proteínas.[14] Otras dietas recomiendan un régimen muy bajo en carbohidratos, alto en grasas y alto en proteínas, y afirman que podemos consumir toda la grasa y proteínas que queramos mientras eliminemos prácticamente todos los carbohidratos (ver Capítulo 9).

Muchos especialistas en nutrición agregan que, si tienes una enfermedad seria del hígado o del riñón, debes limitar cuidadosamente la cantidad de proteínas que consumes, sino, podría empeorar tu condición. Las personas normales y saludables no deben tener estas preocupaciones. Personalmente, estoy más preocupado en el tercio de la población que actualmente se encuentra a dieta tratando de bajar de peso. Muchos de estos individuos están consumiendo una dieta baja en grasas y alta en carbohidratos, *que por definición también es baja en proteínas*. La mayoría de alimentos eliminados de estas dietas son grasas altamente saturadas, las cuales también son la fuente principal de ingestión de proteínas de una persona (la carne y los productos lácteos). Igualmente, me preocupan las dietas de moda de carbohidratos bajos, que básicamente tienen a las células muertas de hambre, y pueden empezar a crear ketosis. Deben comprender que al igual que existen carbohidratos buenos y malos, grasas buenas y malas, también existen proteínas buenas y malas.

No soy fanático de las asombrosas cantidades de productos lácteos que se consumen en los Estados Unidos y en Canadá. La industria de los lácteos ha realizado una gran labor al convencernos que la leche, la crema, la mantequilla y el queso, son los alimentos perfectos de Dios. No hay nada más alejado de la verdad. Están cargados de grasas saturadas, especialmente las grasas de la mantequilla. La grasa de la leche entera, que se concentra en la crema, en los helados, en el queso, y en la mantequilla, es la fuente más concentrada de grasas animales saturadas (54%).[15] Estoy de acuerdo con el Doctor Andrew Weil, quien dice en su libro, *Eating for Optimal Health* (Comer para una Salud Optima), que "la nata de la leche en la dieta Occidental, particularmente en forma de queso, probablemente sea el factor de contribución individual más grande de la sobrecarga de grasas saturadas, responsable de los altos promedios de enfermedad cardiovascular en nuestras sociedades."[16] Continúa diciendo que la nata de la leche es una de las únicas fuentes naturales de ácidos grasos trans. Es más, la proteína de la leche ha sido considerada largo tiempo como un alergénico e irritante de nuestro sistema inmune. Las alergias a la leche son una de las alergias más comunes que observo en mi práctica, tanto en niños como en adultos. Muchos de nosotros carecemos de la enzima lactosa, necesaria para dividir el azúcar más importante de la leche – la lactosa. La preocupación principal en relación a un paciente que sufre de gases excesivos del intestino y dolores abdominales es ésta.

Fuentes de Proteína

Las mejores fuentes de proteína: Nueces, aguacates, aceitunas, frijoles, soja, y legumbres

La segunda mejor fuente de proteína: Pescados de agua fría como el salmón, la caballa, la trucha, las sardinas, y algunos atunes (tienen proteína de buena calidad, y un alto contenido de ácidos grasos omega-3).

La tercera mejor fuente de proteína: Aves, aún cuando la proteína contiene grasas saturadas, la grasa del ave se encuentra principalmente en parte externa de la carne, y no en la carne, pudiendo ser fácilmente removida.

Las fuentes de proteínas más pobres: las carnes rojas y los productos lácteos. Cuando consumas carnes rojas, compra el corte más magro posible. Escoge: aves silvestres, búfalo, ganado vacuno alimentado de herbaje, ganado vacuno alimentado orgánicamente, tocino de pavo, y hamburguesas de pavo.

Las proteínas y la resistencia a la insulina

Creo que una carencia de proteínas buenas en nuestra dieta es la razón principal que tantos Norte Americanos desarrollen resistencia a la insulina, y en consecuencia, aumenten tanto de peso. En forma general, hemos discutido las razones de salud por las que cada persona necesita proteínas en su dieta. Cada vez que sea posible, es imperativo incluir proteínas en cada comida y refrigerio que consumamos. Sin embargo, yo si creo que es perfectamente aceptable consumir un refrigerio de bajo índice glicémico como las frutas enteras, contenga o no proteínas. Lo más importante es que el refrigerio tenga un índice glicémico bajo, para que no se dispare el azúcar en la sangre. Sin embargo, consumir proteínas saludables en cada comida es muy importante.

Agregar proteínas en la mayor cantidad de comidas posibles es un paso adelante para mejorar el promedio de insulina y de glucagón. La proteína también se divide y se absorbe de manera mucho más lenta que la mayoría de carbohidratos, lo cual permite que el azúcar en la sangre se eleve gradualmente. Los niveles bajos de azúcar en la sangre, acompañados de proteínas, estimulan la liberación de una hormona llamada colecisto-quinina (CCK). Esta hormona regula la actividad del intestino, la contracción de la vesícula biliar, y la secreción de las enzimas del páncreas. Esta hormona disminuye la evacuación gástrica y mejora la digestión de las comidas. Se ha demostrado que la CCK juega un papel importante para controlar la saciedad después de una comida. Tanto los aminoácidos de las proteínas como la grasa en una comida, son los estimulantes más poderosos de CCK después de una comida. Cuando se incluyen proteínas y grasas saludables en una comida o refrigerio, se reduce el tama-ño de la comida y se incrementa la satisfacción en la comida.[17] Todos estos efectos hormonales y de metabolismo de grasas y proteínas mejoran la sensibilidad a la insulina, la saciedad, el promedio de insulina y de glucagón.

Conclusión

Las grasas y las proteínas no son completamente dañinas. Nuestros cuerpos necesitan estos macronutrientes esenciales para poder funcionar a un nivel óptimo. El problema está en la clase de grasas y de proteínas que consumimos. Definitivamente, consumir grasas y proteínas saludables que recomendamos en este capítulo juega un papel importante para mejorar nuestra salud y para mejorar la resistencia a la insulina. El gusto y el placer de comer pueden mejorar de manera considerable cuando empiezas a añadir estos alimentos nuevamente a tu dieta. Los hombres en es-pecial van a apreciar que ahora pueden consumir más proteínas y grasas saludables. Es de vital importancia familiarizarse con los alimentos que contengan grasas y proteínas saludables. Para referencia adicional, consulta el Apéndice.

CAPÍTULO 13

Entrenándose para la libertad total

Oberve your dog: if he's fat
you're not getting enough exercise.
(Observa a tu perro: si está gordo,
no estás haciendo suficiente ejercicio.)
—Evan Esar

¿Alguna vez te has detenido a pensar en la asombrosa fuerza y flexibilidad del cuerpo, y en las increíbles hazañas de fortaleza humana a través de la historia de la humanidad? ¡Es estimulante contemplar las penalidades que el cuerpo puede soportar! Considera los desafíos que enfrentaron los antiguos nómadas que atravesaron grandes extensiones de tierra, así como los logros de nuestros antepasados inmigrantes, a pesar de las sequías, de los ríos tumultuosos, del hambre, de los vientos huracanados, de las temperaturas congeladas, de los depredadores salvajes, de las tormentas de arena, de los mares inclementes, y de las escabrosas cumbres de las montañas. Desde el principio hasta el fin, el cuerpo ha sobrevivido. Milagrosamente, el cuerpo se sobrepone y se vuelve aún más fuerte. Sin embargo, todavía existe una adversidad que el cuerpo humano no ha podido conquistar – la inactividad.

Un estudio publicado el año pasado en *The New England Journal of Medicine* señalaba que la inactividad física podía de hecho ser más dañina para tu salud que otros riesgos de historia familiar, ya sea fumar, hipertensión, y enfermedad cardiovascular.

Jonathan Myers, PhD, autor principal de este estudio, declaró en el ejemplar de julio del 2003 de la revista *Prevention*: "Nuestro estudio demostró que la capacidad de ejercicio de una persona, medido por su habilidad de desempeño en una máquina de caminar, era un pronosticador de riesgo de mortalidad mucho más poderoso que cualquiera de los otros factores de riesgo. También demostró que, sin importar los otros factores de riesgo que tengas, si te encuentras físicamente en forma, puedes disminuir el riesgo de muerte prematura a la mitad."[1]

La única cosa que insulta nuestro maravilloso diseño es la falta de movimiento. Por su diseño, nuestros cuerpos no solamente tienen la capacidad de una gran fortaleza y de fuerza vital, sino que *necesitan* un desafío físico. Estamos diseñados para trabajar y para jugar firmemente. Una vez escuché que el noventa por ciento de la humanidad había empleado el noventa por ciento de su tiempo recolectando agua y asegurándose un techo sobre sus cabezas, a través del noventa por ciento de la historia de la humanidad. ¿Esto pone la vida en perspectiva, no es así? Nuestros cuerpos fueron diseñados para soportar trabajos físicos.

Por otro lado, no nos programaron para tolerar grandes cantidades de estrés mental y emocional, y además, dejar nuestros cuerpos virtualmente inmóviles. Con el aumento de la tecnología, fácilmente podríamos sellar nuestro propio destino. El cuerpo humano no puede soportar una vida de inmovilidad que tantos conocemos. Nos levantamos, nos duchamos, caminamos al carro, manejamos hasta el garaje de la oficina, subimos por el ascensor, cruzamos tres puertas y caminamos hasta llegar a nuestro cubículo, nos sentamos todo el día en nuestro escritorio resolviendo conflictos estresantes, comemos un sandwich a la hora del almuerzo mientras trabajamos, dejamos la oficina una hora antes para evitar el embotellamiento de tráfico de vuelta a casa, cruzamos caminando tres puertas hasta el ascensor, manejamos, entramos a la sala de estar, y vemos televisión...

¿La misma frase "Necesito hacer ejercicio" es en si misma una súplica, no es así? Después de todo, debemos comer, dormir, y movernos. Qué desilusión descubrir que el término "ejercicio" se lamente de la misma falacia digna de lástima, como es la palabra "dieta" en nuestra cultura Norte Americana. La dieta no es un régimen tortuoso de veintiún días en el cual nos embarcamos, ni tampoco nuestra necesidad de ejercicio es un evento programado de treinta minutos. Comer alimentos deliciosos y movilizarnos sin padecer físicamente son dos de los grandes placeres de la vida. No solamente hemos nacido con la habilidad de escoger qué comer y dónde ir, sino que nuestros cuerpos pueden hacerlo con fuerza, agilidad, velocidad y creatividad. ¡Estamos vivos, esto es lo que nosotros hacemos! Inclusive, el cuerpo de mi amigo cuadrapléjico necesita movimiento por medio de una terapia especial.

El ejercicio no es simplemente una disciplina. Es la libertad que nos ha dado Dios. Se debe experimentar la vida al máximo ...con todos nuestros sentidos, conociendo nuestro espacio, viviendo con todo nuestro cuerpo. Observa a un niño pequeño. El se esforzará y llegará. Observa como bailan, saltan y corren las niñas pequeñas. ¡Es nuestra naturaleza! Debemos cambiar nuestro paradigma. ¿Cuánto valoras nuestra libertad física? Si abusas de esa libertad, rápidamente desaparecerá. Sin embargo, cuando pregunto a mis pacientes si se ejercitan o se mueven todos los días, ellos hacen referencia a Garfield, el gato gordo de los dibujos animados: "Cuando un pensamiento de ejercicios entra a mi mente, me echo hasta que el pensamiento desaparezca."

Aún cuando la intención pueda parecer graciosa, esta forma de pensar no es tan extraña. Las investigaciones más importantes han informado resultados que dicen que entre el veintidós y el treinta por ciento de los adultos Norte Americanos no participa en ninguna actividad física en sus ratos de ocio (ni siquiera caminatas).[2] ¡A pesar que la gran mayoría de nosotros entendemos que solamente haciendo ejercicios moderados existen beneficios muy importantes para nuestra salud, prácticamente un tercio de nuestra nación ha escogido no hacer nada de manera estable! Me aventuraría a adivinar que muchos de los que informan tener alguna actividad física, hacen lo mínimo.

El Cirujano General de los Estados Unidos (US Surgeon General) emitió una declaración en los años 1980 que dice que un programa de ejercicios moderado proporciona los siguientes beneficios para la salud:

- Pérdida de Peso
- Reducción de la presión arterial
- Huesos más fuertes y un riesgo reducido de osteoporosis
- Reducción de los niveles de colesterol total
- Reducción de los niveles del colesterol "malo" o colesterol LDL
- Aumento de los niveles de colesterol "saludable" o colesterol HDL
- Reducción de los niveles de triglicéridos – la otra grasa en nuestra sangre
- Aumento de fuerza y de coordinación, que reduce las caídas y las molestias
- Refuerzo del sistema inmunológico
- Aumento total del bienestar general
- Mejora la sensibilidad a la insulina

Como médico que a diario está en contacto con pacientes inmovilizados y que sufren de las consecuencias de peso excesivo, encuentro que todos estos beneficios son de una importancia extrema. Me encuentro sumamente desalentado por el hecho que muchos de mis pacientes están debilitados al punto de no poder incluso realizar tareas cotidianas, debido a una inactividad muy larga. En este capítulo, veremos cómo el ejercicio no solamente mejora el peso, sino lo que es más importante aún, mejora la sensibilidad a la insulina. Verdaderamente, este es el beneficio más importante cuando se trata de la liberación de grasas, debido a que involucra la salud en general.

El ejercicio mejora la sensibilidad a la insulina

Ahora que comprendes que la resistencia a la insulina es el origen de todos los males para la impresionante mayoría de personas que están luchando con su peso, continuaremos con nuestro viaje para aprender como tú también puedes revertir este problema de salud que va en aumento. La actividad física (ejercicio) es uno de los tres pilares que se necesitan para cumplir esta meta. No necesitas ser un corredor de maratones. Más bien, caminar de forma consistente y vigorosa es uno de los componentes centrales para la liberación de grasa corporal. Diversos estudios han proporcionado información científica que revelan que aún el ejercicio moderado mejora la resistencia a la insulina. Es muy importante que revisemos estos estudios para que podamos aprender a ser más eficientes al elegir los programas de ejercicios o programas puedan ser los apropiados para nosotros.

El ejercicio físico y la insensibilidad a lainsulina

Todos los atletas que entrenan arduamente tienen una característica en común – tienen niveles bajos de insulina en el plasma, y son sumamente sensibles a la insulina.[3] Parece no tener importancia en qué actividad o deporte estén involucrados estos atletas. El simple hecho de encontrarse en condiciones físicas excelentes tiene beneficios de salud determinantes.

Los levantadores de pesas, y aquellos involucrados principalmente en los ejercicios anaeróbicos (ejercicios de resistencia de peso), han podido mejorar algo el manejo de la glucosa debido al incremento de su masa muscular. Puesto que del ochenta al noventa por ciento de la glucosa de la sangre es recogida por las células de los músculos estos atletas tienen más músculo para hacerlo. Efectivamente, en la mayoría de estudios, estas personas tienen un treinticinco por ciento más de masa muscular que la población control de personas sedentarias. Es importante recordar en primer lugar que cuando empezamos a desarrollar resistencia a la insulina el músculo se vuelve resistente a la insulina, lo cual posteriormente desvía el azúcar a las células adiposas, donde el azúcar es convertido en grasa. En consecuencia, cuanto *más* músculo tengamos para ser recogido y utilizado por el azúcar menos podrá ser convertido en grasa.[4]

Por otro lado, los corredores o los atletas que están principalmente involucrados en ejercicios *aeróbicos* manejan la glucosa aún de *mejor* manera que los levantadores de peso, debido a su mejorada y total sensibilidad a la insulina. En consecuencia, de hecho se cree que los ejercicios aeróbicos son más importantes para revertir la resistencia a la insulina que los ejercicios de resistencia de peso. Como verás más adelante en este capítulo, existen muchas razones de peso para hacer ambas actividades, tanto aeróbicos como resistencia de peso, en tu programa de ejercicios.

El poder de la actividad física

Los estudios han observado a las personas que previamente eran completamente sedentarias y que estaban fuera de forma, y posteriormente, cuando empezaron a hacer ejercicios. Dichos estudios médicos revelan que la resistencia a la insulina mejora directamente en proporción a una mejor aptitud física.[5] Se debe brindar importancia a esta observación ya que la mayoría de la gente que se encuentra interesada en perder peso no ha estado en buenas condiciones físicas por bastante tiempo. Podrás descubrir que al desarrollar estas nuevas costumbres o estilos de vida, el cuerpo tiene una habilidad increíble de cambio. La mayoría de los problemas médicos, y de aumento de peso producidos por las malas costumbres alimenticias y por un estilo de vida sedentario se pueden revertir. Es importante conocer que, aunque la actividad física intensa puede mejorar significativamente la sensibilidad a la insulina[6,] una actividad física moderada y a largo plazo (como caminar) es también muy efectiva para revertir la resistencia a la insulina.[7]

Sin importar tu edad o condición física, la evidencia médica apoya fuertemente el hecho que una práctica moderada de ejercicios puede mejorar la sensibilidad a la insulina.[8] Esta mejora está directamente relacionada a los ejercicios aeróbicos, pero no como resultado de la pérdida de peso como muchos en la comunidad médica pueden creer.[9]

Ejercicio moderado para las personas con sobrepeso

La evidencia que se ha encontrado en las pruebas clínicas muestra resistencia a la insulina en aquellas personas que son obesas, que la se debe principalmente a la falta de sensibilidad a la insulina en *el tejido muscular*.[10] Después que el tejido muscular es estimulado a través del ejercicio, las personas con sobrepeso responden mucho mejor a la insulina en sus músculos, sus cuerpos pueden volver y recoger la glucosa del torrente sanguíneo a utilizarla en sus músculos en lugar de hacer que se desvíen a los tejidos adiposos o grasos.

LA MAYORÍA DE PROBLEMAS MÉDICOS Y DE AUMENTO DE PESO PRODUCIDOS POR LAS MALAS COSTUMBRES ALIMENTICIAS Y POR UN ESTILO DE VIDA SEDENTARIO SE PUEDEN REVERTIR.

El Doctor A.S. Leon, et al., estudió el efecto del ejercicio moderado (caminata vigorosa de 15 á 90 minutos, cinco veces por semana) en personas previamente sedentarias y con sobrepeso. Después de 16 semanas, cuando se volvió a evaluar al grupo en el programa, se encontró que todos tenían un incremento significativo (casi del 50%) en la sensibilidad de su propia insulina. Como resultado de las pruebas clínicas se reportó un promedio de pérdida de grasa de 13 libras.[11]

Manteniendo los beneficios de salud del ejercicio

"Oye, Jim. Te he visto caminar a la hora de tu almuerzo. ¡Bien por ti, hombre!"

"Sí, pues. Pero creo que ya no lo haré. Sabes, después de tres semanas, no veía gran diferencia en mi peso. Supongo que este gran cuerpo viejo necesita un cambio completo, no solamente una caminata alrededor de la cuadra a la hora del almuerzo."

¿Cómo afecta el ejercicio la sensibilidad a la insulina?
EL EJERCICIO TIENE DIVERSOS EFECTOS POSITIVOS EN LA SENSIBILIDAD A LA INSULINA, QUE AYUDAN A RESTAURAR LA RESPUESTA NORMAL A LA INSULINA.

1. Efectivamente, la red capilar (los pequeñas vasos sanguíneos) en los músculos dilata y crea un flujo de sangre considerable hacia el músculo. Como podrás recordar, uno de los primeros problemas que lleva a la resistencia a la insulina es la vaso constricción (estrechamiento de las arterias) de esta red capilar en el músculo, lo cual disminuye el flujo de sangre al músculo.

2. El ejercicio es clave para promover esta circulación al tejido muscular. Esto permite que mucha más insulina llegue efectivamente a las células de los músculos. El transporte de glucosa a la célula muscular aumenta notablemente. Esto se debe a un incremento en los lugares de recepción de las células de los músculos, y a una mejora del lugar de recepción del transporte posterior de la glucosa.[12]

3. Se sabe que la práctica de ejercicios físicos incrementan la sensibilidad del tejido muscular a la insulina en una proporción a la mejora del estado físico.[13]

Siempre me entristece escuchar una conversación como la anterior, porque lo que Jim no comprende es que, cuanto más tiempo mantenga su programa de ejercicios, más tiempo podrá permanecer sensible a la insulina del cuerpo. Incluso, se ha demostrado que los ejercicios aeróbicos pueden prevenir un primer acceso de diabetes mellitus tipo 2, especialmente en los pacientes que tienen sobrepeso.[14] Considerando que el ochenta por ciento de la gente que desarrolla diabetes mellitus tipo 2 tiene sobrepeso, es de suma importancia la práctica del ejercicio. De hecho, para las personas que tienen sobrepeso, el efecto protector del ejercicio es efectivamente superior.[15]

El Doctor Mayer-Davis, et al., informó en el *Journal of American Medical Association* que la actividad física habitual y consistente era más importante para mejorar la resistencia a la insulina que solamente algunos momentos de actividad física.[16] En otras palabras, hacer ejercicio de manera agresiva por uno o dos días, y luego dejarlo por un par de semanas, no es bueno. El secreto consiste en mantenerse activo constantemente toda la vida.

Los atletas altamente entrenados tienen la capacidad de mantener este aumento de la sensibilidad a la insulina durante muchos años luego que, efectivamente, han dejado su programa de ejercicios.[17] Sin embargo, las personas que previamente han sido inactivas o que tienen diabetes verán que esta sensibilidad a la insulina mejorada revierte rápidamente en una o dos semanas de no continuar con el programa de ejercicios.[18] Debemos elegir algo fácil, dentro de nuestra capacidad, para no sentirnos desalentados. Debemos empezar por algo que nos sea conocido, y luego agregar nuevos desafíos.

¿Cuánto ejercicio es necesario?

Con mucha frecuencia me preguntan, "¿Cuánto y qué clase de ejercicio es necesario para mejorar mi sensibilidad a la insulina?" Es de suma importancia contestar estas preguntas porque necesitamos un punto de arranque. Sin embargo, también es importante que volvamos a soñar. En otras palabras, necesitamos una meta a corto plazo y una visión a largo plazo. ¿Qué te gustaría poder hacer? ¿Has dejado de lado ese sueño? Empieza hoy con un pequeño paso.

Se ha demostrado que cualquier clase de ejercicio *aeróbico* es beneficioso para mejorar la sensibilidad a la insulina de todas las personas, especialmente para aquellos que han estado inactivos, con sobrepeso, y aquellos con diabetes mellitus tipo 2. Cuanto más agresiva y vigorosa sea

CREO QUE LA RAZÓN PARA EJERCITARSE ES COMPLETAMENTE DIFERENTE. SE TRATA DE UTILIZAR ESTAS CALORÍAS PARA PODER APROVECHAR TODO EL POTENCIAL DE TU CUERPO EN VEZ DE ALMACENARLAS.

la actividad deportiva o el ejercicio aeróbico, será mucho más efectivo para mejorar la resistencia a la insulina.[19] Sin embargo, el ejercicio moderado es muy efectivo.[20, 21] Yo creo que la razón para ejercitarse es completamente diferente, en oposición a otros programas de dieta/ejercicio que se basan en la premisa de las "calorías internas, y las calorías externas." Se trata de utilizar estas calorías para poder aprovechar todo el potencial de tu cuerpo en vez de almacenarlas. Las razones por las cuales perderás peso no son las energías gastadas en un programa de ejercicios. Es debido a que te estás volviendo más sensible a la insulina, y estás volviendo a cambiar los carriles de tu tren de glucagón, dirigidos nuevamente al músculo, donde se pueden utilizar al máximo. Finalmente, una vez corregida esta resistencia a la insulina, el cuerpo será capaz de liberar grasas. La cantidad de calorías utilizadas durante el ejercicio es insignificante comparada con el cambio metabólico completo que ocurre al revertir la resistencia a la insulina. Con esto en mente, empezaré a hablar sobre un régimen de ejercicios como una práctica diaria para tu libertad total. Se dedicará un tiempo especial para ello, para que te asegures de lograr el nivel mínimo de actividad que necesitas.

Revirtiendo la resistencia a la insulina

Cuando empiezas a revertir la resistencia a la insulina, la cantidad de grasa liberada se dispara por un proceso mucho más complicado que una reducción de calorías.

- Después de una comida, el tejido muscular empieza a aprovechar la glucosa de forma más normal (usualmente, 80 á 90%).
- Los niveles de insulina (la hormona de almacenamiento de la grasa) descienden.
- Los niveles de glucagón (la hormona de quemar grasas) aumentan.
- Se crea un equilibrio saludable entre estas dos hormonas.
- Los cambios de metabolismo malos se empiezan a revertir.
- La grasa empieza a liberarse naturalmente.

Desarrollando un programa personal de ejercicios consistente y efectivo

He aprendido muchas verdades en mis treinta años de práctica clínica, especialmente cuando se trata de alentar a mis pacientes para que efectúen algunos cambios saludables en su estilo de vida. En primer lugar, la aproximación a un programa de ejercicios debe ser práctica y factible. En segundo lugar, él o ella deberán comprender la importancia de desarrollar un programa de ejercicios consistente y efectivo, que es mucho más fácil de lo que la gente cree. En tercer lugar, necesitan tener estímulos para efectuar los pasos necesarios para llegar con éxito a la meta: una salud mejorada y una pérdida permanente de grasa.

Medios

Para que el ejercicio aeróbico tenga un efecto beneficioso sobre la resistencia a la insulina, y a su vez también produzca una pérdida de peso, la persona necesita hacer ejercicio vigoroso de 30 á 35 minutos, cinco veces por semana. Yo digo "cinco veces a la semana" puesto que tu cuerpo también necesita descanso y tiempo para renovarse, especialmente si has tenido muy poca actividad en los últimos meses. Para poder mejorar tu fortaleza, vigor, y tolerancia, tu cuerpo y tus músculos necesitan tener un descanso de calidad durante la semana.

Consistente y efectivo

Sin embargo, es muy importante ejercitarse un mínimo de tres días a la semana, o se logrará muy poco. El ejercicio aeróbico habitual es absolutamente necesario si deseas alguna esperanza de pérdida significativa y permanente de grasa. Míralo de esta manera: ¡el doctor te ha recetado que salgas de tu rutina mundana y que te diviertas!

Debes disfrutar el programa de ejercicios todo lo humanamente posible, y ejercitarte en una atmósfera donde te sientas completamente cómodo. No tiene que ser un gimnasio, un "Health Spa", ni ningún lugar público. Mucha gente se encuentra demasiado consciente de su cuerpo, y no quiere estar en un ambiente que perciba como competitivo e incómodo. Por otro lado, existe una cantidad de personas que necesitan unirse a un "Health Spa" o YMCA porque disfrutan ejercitándose con otra gente, o necesitan el estímulo y el apoyo de un programa de ejercicios en grupo. Lo más importante es que tú escojas un programa de ejercicios que sea cómodo para ti y que puedas disfrutar.

Lograr tus objetivos exitosamente

No estoy hablando como un gurú de la aptitud física. Soy un médico preocupado por el ejercicio seguro para una salud corporal completa. Recomiendo a la mayoría de mis pacientes empezar con un programa simple de caminatas, de bajo impacto, ya que generalmente es más fácil, y no necesita gastar dinero adicional en equipos o cuotas de un "Health Spa". Algunos pacientes escogen montar bicicleta, trotar, nadar, jugar al tenis o a la raqueta pelota (racquetball), o unirse a un grupo de ejercicios aeróbicos en el "Health Spa" en el vecindario.

Inclusive, una mezcla de actividades es lo mejor. Escoge un par o varias actividades de ejercicios aeróbicos para trabajar en tu programa de ejercicios. Por ejemplo, puedes jugar tenis dos veces a la semana, y caminar mientras juegas golf tres veces a la semana. Personalmente, a mí me gusta una mezcla de resistencia de peso con una rutina de ejercicios aeróbico más agresiva que se pueden hacer juntos, o en diferentes días de la semana.

¿Por qué no funcionan los programas de ejercicios?

El cuerpo tienen una habilidad increíble de desarrollarse y de adaptarse a esfuerzos y actividades incrementadas. Necesitas darle tiempo. Una vez que hayas obtenido un grado de aptitud física no podrás creer lo bien que te sientes, y esperarás ansiosamente ejercitarte de nuevo. De hecho se convierte en una adicción saludable. Sin embargo, la triste realidad es que la abrumadora mayoría de programas de ejercicios fracasa. ¿Por qué?

Creemos que no es "algo nuestro"

Efectivamente, puede que hayas tomado la decisión consciente de evitar el esfuerzo físico por todos los medios. Pueden existir diversas razones por las que hayas tenido que llegar a esta decisión, pero me atrevería a adivinar que la mayor parte de ellas tienen que ver con el hecho que no te consideras un atleta. No quieres hacerte socia de un Health Club y "estar alrededor de todos esos locos de los ejercicios, que de cualquier modo son demasiado flacos." Si esta es tu historia, recuerda, es designio de Dios que te muevas y te diviertas en cualquiera de las actividades en las que te sientas más cómodo.

Pensamos que el ejercicio es algo que debemos incluir apretadamente en nuestra ya ocupada vida.

Una de las principales razones por las que los programas de ejercicios fracasan rápidamente es que la gente piensa que los pueden meter apretadamente dentro de un programa ya muy ocupado. Aunque esto puede parecer obvio, les puedo asegurar que muchas rutinas fracasan por esta razón – ¡el horario siempre prevalecerá! Me he dado cuenta que la única manera de seguir un programa de ejercicios consistente es programar cada una y todas las rutinas de ejercicios. Efectivamente, muchos de mis pacientes programan su rutina de ejercicios para cada día de la semana, comprendiendo que lo más probable es que pierdan dos o tres rutinas durante la semana, cuando algo inesperado sucede.

Si perder peso y mantenerlo así permanentemente es tu objetivo personal, no sucederá sin un programa consistente y efectivo de ejercicios. En consecuencia, debe ser tu prioridad para desarrollar un estilo de vida saludable. Muy pronto te darás cuenta que te sientes tan bien que ya no tienes que planificar conscientemente cada salida. Sencillamente, querrás jugar porque es divertido.

Esperamos un óptimo estado físico de vía rápida.

¡No hagas más de lo necesario al principio! Muchas personas que están luchando con su peso o con la insensibilidad a la insulina, no han estado en buenas condiciones físicas en años. Es fácil sentirse estimulado y tener la determinación de ponerse en forma, y querer hacerlo rápidamente. No es una carrera.

Nos han enseñado que "No existe ganancia sin dolor"

Literalmente, otra de las razones por las que fracasan los programas de ejercicios es que las personas acometen sus rutinas con la creencia de este antiguo refrán: "No hay ganancia sin dolor." Invariablemente, algo se puede lesionar, y se debe detener el programa de ejercicios por un tiempo. Después de sanar, intentan recuperar el tiempo perdido y vuelven a ello, solamente para lesionarse una vez más y tener que retirarse nuevamente.

Esto está en contraposición a cómo debes acercarte para desarrollar un programa de rutina de ejercicios efectivo. Empieza tu rutina lenta y cuidadosamente. Sé generosa con tu cuerpo. Aún cuando tu físico pueda ser un estorbo ahora, e incluso te puedes sentir traicionada por él, es tuyo para toda la vida. No luches contra tu cuerpo, y acepta de buena gana lo que puedes hacer hoy.

Escoger bien

Si tu primera opción es un programa de caminatas, cómprate buenos zapatos y usa ropa cómoda. De ser posible, escoge caminar en un ambiente seguro, bonito y sereno. Disfruta de la música con audífonos si tienes que caminar cerca al tráfico. Ten el propósito de caminar cómodamente y desarrollar tu resistencia para que puedas caminar treinta minutos en terreno plano, y no te preocupes de la velocidad. No te pierdas la belleza del cielo y de los alrededores.

Les recomiendo a que se ejerciten tres veces a la semana durante el primer mes, y luego cambiar a cinco veces a la semana. Una vez que puedas caminar cómodamente por 30 minutos, cinco veces a la semana, sigue el paso y camina más vigorosamente (caminata *power*). Cuando te sientas cómodo y te hayas ajustado a este nivel de actividad, sigue con la caminata *power* 45 minutos, 5 veces por semana (es como caminar aproximadamente 3 millas en una rutina – caminando 1 milla en 15 minutos).

Considera cuidadosamente tus limitaciones

Debes examinar cualquier limitación física que tengas al considerar la clase de programa de ejercicios que quieres seguir. Si tienes más de 40 años de edad, o tienes un factor de riesgo importante de enfermedad cardiovascular (hipertensión, colesterol elevado, diabetes), acude a tu médico antes de empezar cualquier clase de programa de ejercicios. Asimismo, si tienes algunos trastornos músculo esqueléticos (dolor en la espalda, dolor en las rodillas, etc.), debes pedir a tu médico que te remita a un terapeuta físico que te recomiende un programa de ejercicios que no agrave tu condición subyacente. Si sientes que tu limitación es leve, igual tómalo en cuenta, es importante. Si tienes los pies doloridos y caminar los empeora, escoge alguna actividad de bajo impacto como montar bicicleta, o nadar.

Ten opciones alternativas

Otro aspecto importante al escoger un programa de ejercicios es si se deben hacer al aire libre o no. Si vives en un clima más frío, y tu programa de ejercicios es una caminata al aire libre, necesitas tener una alternativa de reemplazo, como la máquina caminadora. Es muy importante que tengas alguna alternativa a tu disposición para poder hacer la rutina todo el año, sin importar cuál sea el clima al aire libre.

Los beneficios del entrenamiento de fortaleza/resistencia

Verdaderamente, el ejercicio aeróbico es esencial para mejorar la sensibilidad a la insulina. Sin embargo, cada persona necesita considerar tener algún tipo de entrenamiento de resistencia en su rutina. Muchas personas podrán reaccionar de manera negativa a la idea de prácticas de fortaleza o de resistencia, pensando que el desarrollo de la fortaleza muscular o entrenamiento es solamente para los atletas. Con todo, los entrenamientos de fortaleza o de resistencia tienen como consecuencia un estado físico positivo y beneficios de salud para los adultos comunes de todas las edades.

Mientras que un programa de aeróbicos puede generalmente mantener en tensión las extremidades inferiores, un programa de entrenamiento con resistencias bien diseñado, que involucre las extremidades superiores, puede aumentar la fortaleza muscular y estimular el crecimiento de los huesos, sobre todo de los huesos largos de las extremidades superiores, de la espina dorsal, de la pelvis, y de las costillas. Esto puede tener resultados positivos para aquellos que tengan osteoporosis, o que sean propensos a la osteoporosis.

Al perder peso, la mayoría de nosotros no se preocupa si pierde masa muscular junto con la grasa. Simplemente, quieren "perder peso." Sin embargo, debemos tomar en cuenta que los músculos son nuestro "combustible", y literalmente son necesarios para quemar la glucosa que ingerimos en cada comida para que se convierta solamente en grasa.

Es un hecho reconocido que empezamos a perder masa muscular después de los treinta y cinco años de edad, a no ser que hagamos entrenamientos de resistencia y de fortaleza. Antes se creía que la pérdida de masa muscular, especialmente en la parte superior del cuerpo, era una parte normal del proceso de envejecimiento. Esto está muy lejos de la verdad. El entrenamiento con resistencia no solamente ayuda a prevenir la pérdida de masa muscular asociada al envejecimiento, sino que de hecho puede aumentar la masa muscular aún para las personas en los ochenta y noventa años. El entrenamiento con resistencia puede prevenir la pérdida de masa muscular, e incluso aumentar el músculo, a la vez que te ayuda en tu esfuerzo por perder peso. Además, los estudios indican que las personas de edad madura saludables que se encuentran más fuertes tienen menos probabilidad de sufrir caídas frecuentes. Un programa de resistencia debidamente diseñado puede también ayudar a mantener la flexibilidad y el balance. Estos beneficios pueden ser mayores si añadimos ejercicios de estiramiento. Una rutina de ejercicios bien diseñada también puede tener beneficios cardiovasculares importantes. El entrenamiento físico con resistencia juega un papel vital en la prevención de ataques al corazón, al condicionar el sistema cardiovascular para lidiar más eficientemente con los súbitos cambios de la presión arterial y el ritmo cardíaco.

La incorporación de un programa de resistencia de peso a nuestro estilo de vida puede ser bastante fácil, ya sea con pesas libres, máquinas en un gimnasio, o ejercicios de calistenia como sentadillas, lagartijas, *squats*, etc. Todos son muy efectivos para aumentar la fortaleza. Personalmente, yo he comprado una máquina Bowflex y la utilizo durante 20 minutos, tres veces a la semana. Con cualquier método que escojas debes estar seguro de poder pagarlo, que sea confiable, y que sea algo que harás con constancia. Procura tener en tu programa de ejercicios un equilibrio entre los aeróbicos, el entrenamiento con resistencia, y el estiramiento. Sin embargo, ten en cuenta que el ejercicio aeróbico es el aspecto más crítico en tu rutina de ejercicios, cuando se trata de revertir la resistencia a la insulina.

Un estilo de vida sedentario

La mayoría de las personas cree que si tienen un buen programa de ejercicios, no necesitan preocuparse de sus momentos inactivos durante el día. Esto no es cierto. El Doctor Frank Hu, et al., informó en el *Journal of American Medical Association* (JAMA) que, a pesar que una persona siga o no un programa de ejercicios, las conductas sedentarias reducen notablemente el ritmo del metabolismo, anulando la mayor parte de las ventajas obtenidas con el programa de ejercicios. Esto se pudo hacer patente en el estudio que llevó a cabo, debido a que aquellos que tenían conductas sedentarias, especialmente ver televisión, también tenían un considerable aumento de riesgo de obesidad y de diabetes mellitus tipo 2.[22]

En un estudio llevado a cabo en 1997, se observó que un adulto del sexo masculino empleaba 29 horas a la semana viendo televisión, y que un adulto del sexo femenino empleaba 34 horas a la semana. Si comparamos con otras actividades sedentarias como coser, jugar juegos de mesa, leer, escribir, y manejar carro, ver televisión tiene como resultado un grado metabólico inferior.[23] El estar constantemente expuesta a la publicidad de alimentos, a los comerciales de cerveza, y a las comidas habituales frente al televisor lleva a una ingestión mayor de alimentos y de calorías acompañados de patrones malsanos de alimentación. Asimismo, se ha demostrado suficientemente que mirar televisión por largos períodos de tiempo está también asociado con la obesidad en los niños.[24] Lo que haces en tu tiempo libre es tan importante como tu rutina de ejercicios. Es lamentable que algunos de nosotros desarrollemos una actividad física efectiva y divertida para luego oponernos a sus efectos beneficiosos tirándonos pesadamente en frente del televisor durante cuatro a cinco horas cada día.

Desarrollando un estilo de vida más activo en tu hogar, y un programa de ejercicios moderado, puede reducirte el riesgo de sobrepeso en un 30 por ciento, y el riesgo de desarrollar diabetes mellitus tipo 2 en un 43 por ciento.[25] Recomiendo reducir el tiempo que ves televisión en menos de diez horas a la semana. ¡Al hacerlo, encontrarás el tiempo para adoptar un excelente programa de ejercicios!

Conclusión

La libertad es la meta principal que estamos intentando lograr. La libertad de la prisión del abuso de la insulina o de la resistencia a la insulina que se ha desarrollado a través de los años. Nuevamente, el ejercicio no está dirigido a quemar la misma cantidad de calorías que hayas consumido en el día. Las calorías que quemes cada día no serán lo que producirá la pérdida de peso deseada. Es la reversión y la libertad de la insulina para que haga el trabajo adecuado lo que producirá un cambio notable. Una vez que corrijas la resistencia a la insulina, empezarás a liberar grasa y la mantendrás alejada siguiendo estos estilos de vida saludables y simples. Demos una mirada al tercer aspecto de esta tríada de estilos de vida saludables – los suplementos nutricionales.

CAPÍTULO 14

Confiando en la nutrición celular

He that is of a merry heart hath a continual feast.
(Aquel de corazón alegre vive un regocijo continúo.)
—Proverbios

E l último y más importante cambio de estilo de vida que cada hombre, mujer, y niño debe hacer es realmente el más sencillo de lograr. Necesitas empezar a tomar lo que yo me refiero como nutrición celular. Con esto quiero decir que debes consumir suplementos nutricionales que proporcionen todos los nutrientes a la célula en sus niveles óptimos (aquellos niveles que han demostrado proporcionar un beneficio de salud en nuestra literatura médica), y permitir a la célula decidir qué es lo que necesita, y qué que no. Este concepto de suplemento nutricional no solamente te permite corregir cualquier deficiencia nutricional, sino también te permite traer de vuelta a las células todos estos importantes y necesarios micronutrientes en sus niveles óptimos (vitaminas, minerales, y antioxidantes).

Mi libro *What Your Doctor Doesn't Know About Nutritional Medicine May Be Killing You* (Thomas Nelson, 2002) detalla el problema del estrés de oxidación y la solución, la nutrición celular. Solamente puedo destacar brevemente lo más interesante, por lo cual te exhorto a conseguir una copia para que tú también puedas aprender con más detalles los asombrosos beneficios de salud que ofrecen los suplementos nutricionales. En este capítulo voy a concentrarme en mejorar la resistencia a la insulina, y porqué es necesario que los suplementos nutricionales formen parte integral de tu nuevo estilo de vida saludable.

Estrés oxidativo

La literatura médica está empezando a hacer referencia sobre cómo el estrés oxidativo es la raíz o causa subyacente de más de 70 enfermedades degenerativas crónicas, como las enfermedades del corazón, los accidentes cerebrovasculares, el cáncer, la diabetes, la artritis, la demencia Alzheimer, así como la resistencia a la insulina. En un inicio, el estrés oxidativo ataca la red capilar dentro del músculo, lo cual luego produce vasoconstricción (estrechamiento de las arterias), haciendo que sea más difícil el paso de la insulina del torrente sanguíneo a la célula dónde le será posible realizar su labor.

¿Qué es el estrés oxidativo? Cuando el cuerpo utiliza el oxígeno necesario para sustentar la vida misma, una que otra vez se produce una molécula de oxígeno recargada llamada radical libre. Esta molécula de oxígeno tiene por lo menos un electrón sin pareja en su órbita exterior, que le otorga una carga eléctrica. Una molécula de oxígeno altamente reactiva producida por la carga eléctrica se mueve rápidamente en la búsqueda de un electrón adicional de cualquier fuente cercana. Si este radical libre no es neutralizado por un antioxidante (que tiene la habilidad de dar a este radical libre un electrón adicional, y entregarlo sin daño), puede proseguir para crear radicales libres aún más volátiles. Mientras los radicales libres aumentan, se daña la pared celular, la pared de los vasos, las proteínas, las grasas e incluso, el ADN del núcleo de la célula.

No estamos indefensos ante estos ataques por estos radicales libres. Sin embargo, debemos tener suficientes antioxidantes disponibles para manejar la cantidad de radicales libres producidos. De no ser así, se produce el estrés oxidativo, y el cuerpo se vuelve vulnerable a una degeneración similar a la del óxido de un carro. El cuerpo produce antioxidantes y recibimos antioxidantes adicionales de nuestros alimentos – principalmente, de las frutas y de los vegetales. Cuando hay suficientes antioxidantes "a bordo," el cuerpo está protegido. Todo se reduce a una cuestión de balance.

La cantidad de radicales libres que se produce no siempre es constante. Existen muchas situaciones y condiciones que aumentan la cantidad de radicales libres que produces. Algunas de las causas de que nuestros cuerpos produzcan radicales libres en exceso son el estrés emocional excesivo o el ejercicio excesivo, los contaminantes en nuestro aire, los alimentos y el agua, el humo del cigarrillo, los medicamentos, la luz del sol y la radiación. Debido a nuestros estilos de vida estresantes, el medio ambiente contaminado, y una dieta pobre, la literatura médica apoya firmemente la necesidad de suplir nuestra dieta con una amplia variedad de diversos antioxidantes y sus minerales de apoyo, los co-factores de la vitamina B.

Beneficios para la salud de los suplementos nutricionales

- Aumenta el sistema inmunológico
- Aumenta el sistema antioxidante de defensa
- Reduce el riesgo de ataques al corazón, de accidentes cerebrovasculares, y de cáncer
- Reduce el riesgo de artritis, degeneración macular, y de cataratas
- Reduce el riesgo de asma, y de la fiebre de heno
- Reduce el riesgo de la demencia de Alzheimer, de la enfermedad de Parkinson, y de muchas otras enfermedades crónicas degenerativas
- Mejora la sensibilidad a la insulina y ayuda a liberar grasas

---

Nuestros alimentos: ¿aliados o enemigos?

Indudablemente, lo que comemos tiene una influencia profunda y duradera en nuestra salud. Los alimentos se convierten en nuestro mejor aliado o en nuestro mayor enemigo. La decisión es nuestra. Efectivamente, las investigaciones médicas están descubriendo que el período de tiempo que transcurre inmediatamente después de una comida – denominado el estado post-prandial – es absolutamente el más importante para el bienestar del cuerpo. Tanto los adultos como los niños deben saber que lo que se come es el fundamento, ya sea de las enfermedades o de la salud, fueras saludable, diabético, que tengas sobrepeso, o que seas delgado. En los capítulos anteriores me puse en contacto con los eventos posteriores a una comida de alto nivel glicémico. Brevemente, volveré a ponerlos en escena para que puedas observar que los suplementos nutricionales son muy efectivos en la reversión del estrés oxidativo, ocasionado por nuestras costumbres alimenticias anteriores.

Niveles elevados de azúcar en la sangre y de radicales libres

Has comprendido que después de ingerir una comida de alto nivel glicémico, el azúcar en la sangre se eleva rápidamente, produciendo niveles elevados de azúcar en la sangre que en la literatura médica se denominan hiperglicemia. Lo que no he mencionado hasta el momento es que el Doctor Antonio Ceriello y su equipo de investigadores encontraron evidencias concluyentes de que el azúcar elevado en tu torrente sanguíneo realmente produce un aumento notable en la cantidad de radicales libres.[1] Estos radicales libres en exceso ocasionan un estrés oxidativo importante, y el daño resultante es ocasionado a la delgada membrana unicelular de nuestras arterias (el endotelio).

No solamente hay un evidente aumento de estrés oxidativo posterior a esta clase de comidas, sino también hay una notable disminución de los antioxidantes que intentan combatir la embestida violenta de los radicales libres en exceso. Estos resultados no se han encontrado solamente en pacientes con diabetes, sino también en pacientes normales y saludables cuyos niveles de azúcar en la sangre son elevados aunque todavía dentro de un rango normal.[2]

También has aprendido que la enfermedad cardiovascular (la enfermedad arterial coronaria, los accidentes cerebrovasculares, y la enfermedad vascular periférica) es el resultado de una inflamación de grado menor de las arterias.[3] Recordarás que el colesterol LDL original no es el colesterol "malo," sino el colesterol LDL "oxidativo" o "modificado" se vuelve malo después de haber sido dañado por los radicales libres en exceso. En consecuencia, los radicales libres en exceso que se producen después de una comida de alto nivel glicémico no solamente dañan la membrana del endotelio, sino que también oxidan este colesterol LDL original.[4] El colesterol LDL oxidado o modificado produce más radicales libres y se produce más daño al endotelio, lo cual conduce a una condición de disfunción del endotelio.

El mal funcionamiento del endotelio no conduce solamente a un endurecimiento de las arterias, sino también a una disminución del óxido nítrico proveniente del endotelio. El óxido nítrico es una substancia producida por el mismo endotelio que ocasiona que las arterias se relajen y dilaten naturalmente para ayudar al flujo sanguíneo. Los azúcares elevados en la sangre posteriores a una comida poco saludable producen una pérdida transitoria de óxido nítrico, lo cual literalmente ocasiona que las arterias sufran un espasmo (vasoconstricción). Como vimos en el Capítulo 4, este es el comienzo de la resistencia a la insulina.

Cuando los azúcares en la sangre se disparan después de una comida de alto nivel glicémico, se crean radicales libres en exceso que 1) oxiden el colesterol LDL, 2) dañan el endotelio, y 3) reducen la producción de óxido nítrico. Las pequeñas arterias situadas en la red capilar de los músculos producen un espasmo, haciendo bastante difícil el paso de la insulina del vaso sanguíneo a la célula, dónde se necesita para reducir el azúcar en la sangre. La insulina es un estimulante para incrementar la producción de óxido nítrico, que, en circunstancias normales, dilata la red capilar e incrementa el flujo sanguíneo hacia los músculos. El aumento de azúcar en la sangre anula esta consecuencia normal de la insulina, y lleva a una resistencia de la insulina.

Por supuesto que las células beta del páncreas necesitan producir más insulina para compensar esta resistencia a la insulina recién adquirida.

Alimentos ricos en grasas

El Doctor Gary D. Plotnick, et al., divulgó un informe sobre el *Journal of American Medical Association (JAMA)*, el cual consideraba los efectos en las arterias luego de una comida rica en grasas, durante la cual el equipo de investigación dio a los individuos un McMuffin de huevo, un McMuffin de salchicha, y dos pasteles pequeños de papa rayada o – hash brown patties (900 calorías y 50 gramos de grasa – principalmente, grasa saturada o grasa parcialmente hidrogenada). Luego, mediante una máquina de ultrasonido, se midió el desempeño de las arterias en el antebrazo de los individuos (función del endotelio). Los resultados fueron fascinantes. ¡Las arterias de estos pacientes se contrajeron durante un promedio de cuatro horas después de esta única comida rica en grasas![5]

El grado de contracción observado durante este estudio se asoció al nivel de triglicéridos luego de la comida, y no al nivel de triglicéridos antes de la comida. Los investigadores documentaron la causa de la contracción arterial y del mal funcionamiento del endotelio, y encontraron que, indudablemente, era el resultado del estrés oxidativo ocasionado por la comida rica en grasas. Hubo un marcado contraste en aquellos individuos que consumieron una comida baja en grasas, ya que esta contracción arterial no se produjo. La información de la investigación apoya totalmente mi teoría de que, tanto las comidas de alto índice glicémico como aquellas ricas en grasas, conducen a un incremento en la producción de radicales libres y de estrés oxidativo. Estos descubrimientos no son solamente fascinantes, sino que ofrecen esperanzas para una solución. He aquí el porqué: a través de los suplementos nutricionales, los antioxidantes pueden ayudar a revertir el daño que hemos ocasionado a nuestros cuerpos.

Suplementos antioxidantes – la respuesta

Es verdad que uno de los pilares del éxito es la combinación de carbohidratos de bajo índice glicémico junto con grasas saludables y proteínas buenas en cada comida. Es importante comprender que, además, el consumir suplementos antioxidantes (otro pilar) en cada comida, no solamente protege tus arterias sino que es esencial para una salud duradera y vibrante (y por supuesto, para perder grasa). Las buenas noticias continúan: El Doctor Plotnick informó que, cuando existen niveles óptimos de vitamina C y de vitamina E acompañados de una comida rica en grasas, se puede prevenir el mal funcionamiento del endotelio.[6] ¡Existen ahora diversos estudios que dan a conocer información convincente en relación a los suplementos de vitamina C y de vitamina E, que pueden revertir el mal funcionamiento del endotelio ocasionado por azúcares elevados en la sangre en pacientes diabéticos, y en pacientes con enfermedad arterial coronaria![7]

Vitamina C

La vitamina C es el mejor antioxidante ubicado en el plasma o en la sangre. Asimismo, tiene la capacidad de neutralizar fácilmente el superóxido radical libre que se produce por hiperglicemia y por triglicéridos elevados. Además, cuando se da suplementos de vitamina C a pacientes diabéticos que ya tienen un mal funcionamiento del endotelio de consideración, tanto en la función endotelial así como del óxido nítrico, mostraron una mejora notable.[8] El Doctor Levine comprobó que cuando se daba vitamina C a los pacientes que sufrían de enfermedad arterial coronaria, se revertía el mal funcionamiento del endotelio. En consecuencia, llega a la conclusión que la vitamina C restaura efectivamente la liberación y la función normal del óxido nítrico, y además previene la oxidación del colesterol LDL.[9]

Asimismo, la vitamina C tiene la capacidad de regenerar vitamina E. El Doctor Antonio Ceriello menciona especialmente el hecho que los antioxidantes trabajan juntos en el cuerpo, y es difícil separarlos y tratar de estudiarlos individualmente. Él dice, "Estos antioxidantes actúan con sinergía en vivo (en el cuerpo) para proporcionar al organismo una protección mayor contra los daños radicales que cualquier otro antioxidante individualmente pueda proporcionar por sí mismo."[10] En consecuencia, es importante observar todos los estudios que solamente dan una mirada breve al cuadro completo que actualmente ocurre dentro del cuerpo.

Vitamina E

La vitamina E es el antioxidante más potente de la membrana celular. De hecho, diversos estudios han demostrado que la vitamina E es capaz de mezclarse en la pared del colesterol LDL, y de esta manera evitar que se modifique o se oxide.[11] Asimismo, el Doctor Paolisso, et al., también informó que los niveles óptimos de vitamina E no solamente ayudaban a reducir el estrés oxidativo creado por la hiperglicemia y por los triglicéridos elevados en el torrente sanguíneo, sino que también mejoraban el funcionamiento de la insulina.[12] La vitamina E ayuda a transportar la glucosa, y también mejora la respuesta pancreática de las células beta a la glucosa, y la subsecuente producción de insulina.

Suplementos de cromo

Los niveles de cromo no solamente son importantes para el funcionamiento de la insulina, sino también para las grasas y para el metabolismo de la glucosa en el cuerpo. Casi todos los pacientes diabéticos tienen bajo el cromo, y diversos estudios están considerando los beneficios de dar suplementos de cromo a los pacientes diabéticos. Efectivamente, debido a los resultados de estos estudios, ahora se añade cromo de manera habitual en las soluciones nutritivas intravenosas usadas en los pacientes diabéticos muy enfermos.[13] Dependiendo del grado de resistencia a la insulina o de la diabetes, las personas con resistencia a la insulina tienden a perder su capacidad de convertir el cromo para que se pueda utilizar. Este problema, acompañado de una deficiencia relativa de cromo, parece empeorar en unión a la gravedad de la insensibilidad a la insulina o de la diabetes mellitus.[14] Asimismo, existe una fuerte evidencia que la ingestión de carbohidratos de alto índice glicémico aumenta la pérdida de cromo.[15]

En realidad no existen métodos prácticos para determinar la condición del cromo en el cuerpo. En consecuencia, deberá darse suplementos de niveles óptimos (por lo menos 300 mg. diarios) para cualquiera que tenga resistencia a la insulina o diabetes mellitus. El Doctor Richard Anderson, et al., informó que con el uso de suplementos de cromo se producía un descenso rápido de los niveles de hemoglobina A1C, un descenso significativo de triglicéridos, acompañado por un aumento del colesterol HDL, y obviamente, de los niveles de azúcar en la sangre.[16] Encuentro sumamente interesante que estas mismas mejoras fueran observadas en los pacientes objetos de control que no tenían diabetes, lo cual me hace pensar que muchos ya sufrían de resistencia a la insulina.

Los suplementos de cromo ayudan a incrementar la unión de la insulina en los lugares de recepción de las células. Asimismo, también existe evidencia que el cromo ayuda a la insulina a ser más activa y efectiva al realizar su trabajo.[17] También se ha demostrado que el cromo hace que las células beta sean más sensibles para la liberación eficaz de insulina. El Doctor Anderson concluye que el efecto total de los suplementos de cromo es aumentar la sensibilidad a la insulina, lo cual ayuda a revertir el síndrome metabólico.[18]

Suplementos de magnesio

El magnesio juega un papel de suma importancia en el metabolismo de la glucosa en el cuerpo, debido a que, al igual que el cromo, afecta tanto la secreción de insulina como en el proceso.[19] Se ha demostrado en diversos estudios que cuando las personas envejecen los niveles de magnesio descienden. Este fenómeno se observa tanto en los pacientes con diabetes como en los que no tienen diabetes, y que también sufren de un aumento de la resistencia a la insulina. El Doctor Paolisso y su grupo estudiaron la manera en que los suplementos de magnesio mejoraban la secreción de insulina, así como el proceso de la insulina.[20] Encontraron evidencia que tomando suplementos de magnesio a diario mejoraba la pared de la membrana celular, y se aumentaban los niveles intracelulares de potasio. Nuevamente, los suplementos diarios de magnesio mejoraban la resistencia a la insulina, así como todos los resultados en su salud.[21]

Otros micronutrientes

Se han estudiado muchos otros micronutrientes en pacientes con resistencia a la insulina así como en aquellos con diabetes mellitus. El Doctor Thompson y el Doctor Godin revisaron la literatura médica, y encontraron una fuerte evidencia que dar a sus pacientes suplementos en la dieta, con zinc, manganeso, glutatíon, selenio, y vanadio, mejoraba la sensibilidad a la insulina.[22] Señalan que los estudios que involucran el vanadio han suscitado un gran interés en los últimos años debido a su capacidad de mejorar la sensibilidad a la insulina cuando se da en niveles óptimos.[23, 24] Además, el Doctor Marfella, et al., comprobó que el suplemento de glutatíon (un antioxidante intracelular muy potente) verdaderamente revertía algunos de los efectos negativos en las arterias del azúcar elevado en la sangre.[25]

Nutrición celular

La última parte ha sido altamente técnica, pero quiero que tengas evidencia que requiera un veredicto – ¿debes tomar suplementos nutricionales? La nutrición celular aumenta nuestro sistema antioxidante de defensas, nuestro sistema inmune, y el sistema de reparación del cuerpo. Esto proporciona la oportunidad más completa de volver a tener bajo control el estrés oxidativo, de proteger las células, las paredes celulares, las paredes de los vasos, el ADN, las proteínas, y las grasas, del ataque de los radicales libres de oxígeno cargados. La nutrición celular es verdaderamente importante para ayudar a prevenir o a revertir la resistencia a la insulina y a la obesidad.

El Doctor Das escribió una editorial sobre *Nutrition* donde señala un punto en común entre la obesidad, el síndrome metabólico, y la inflamación. Él piensa que el síndrome metabólico se debe a una inflamación sistemática leve, que conduce a la resistencia a la insulina y a los cambios de metabolismo nocivos, así como a una obesidad asociada. Existe una fuerte evidencia clínica que los individuos con el síndrome metabólico (incluyendo la obesidad central), tienen niveles elevados en la sangre de proteína C-reactiva (PCR), factor alfa de necrosis tumoral (FNT-alfa), así como interleucinas-6 (IL-6) – todos ellos marcadores de la inflamación en el cuerpo.[26] Estoy totalmente de acuerdo. El estrés oxidativo es la causa subyacente de esta inflamación.

Me doy cuenta que les he lanzado muchos términos científicos con el deseo de darles una visión completa, pero lo importante es lo siguiente: aprender a comer una dieta saludable que no eleve el azúcar en la sangre, y que combine las grasas y proteínas saludables, acompañado de un programa de ejercicios aeróbicos moderado, tiene resultados muy buenos para mejorar la resistencia a la insulina y a la obesidad. Además, cuando a este programa le añades nutrición celular, los resultados son increíbles. He aplicado estos principios en mi práctica casi por ocho años, y todavía me asombro de los resultados que puedo lograr cuando los pacientes combinan los tres estilos de vida saludables – una dieta saludable, ejercicio moderado, y nutrición celular. Cuando tomas en consideración todas las consecuencias de desarrollar resistencia a la insulina – hiperinsulinemia, hipertensión, triglicéridos elevados, colesterol HDL bajo, obesidad central, niveles altos de fibrinógeno – empiezas a darte cuenta que todas estas complicaciones tienen como consecuencia una inflamación incrementada en nuestros cuerpos. La resistencia a la insulina también conduce a niveles reducidos de antioxidantes, y a una susceptibilidad incrementada de nuestro colesterol LDL para que se oxide, y en consecuencia, es mucho más peligroso.[27] Nuestras arterias empiezan a envejecer a una velocidad mayor de la que deberían, y nosotros no solamente continuamos con sobrepeso, sino que también empezamos a comprender porqué se han desperdiciado tantos años de vida con la obesidad. Para poder proteger tu salud, y al mismo tiempo perder grasa, debemos permanecer enfocados en el problema subyacente – la resistencia a la insulina.

Se ha demostrado que los suplementos nutricionales no solamente mejoran el bajo sistema de defensa de antioxidantes, sino que también mejoran el proceso de la insulina. Esto nos conduce a mi recomendación personal para obtener los efectos sinergéticos de la nutrición celular.

Cuando observes todos los nutrientes que estoy recomendando en el Cuadro 1 (p. 246) (estas son mis recomendaciones de nutrición celular), quizás te preocupes por la diversidad de píldoras vitamínicas que debes tomar para poder obtener nutrición celular. Sin embargo, algunas compañías especializadas en nutrición han descubierto la ciencia del estrés oxidativo y la importancia de proporcionar todos estos antioxidantes y sus co-factores B de apoyo, así como minerales, todos juntos a niveles óptimos, y los han sacado a la venta en una presentación manejable.

Buenas prácticas de manufactura (GMP) a nivel farmacéutico

Al considerar qué suplementos nutricionales tomar, debes tener en consideración algunos criterios importantes antes de escoger una marca en particular de suplemento, para que puedas obtener la calidad necesaria.

Básicamente, la industria de los suplementos nutricionales es una industria sin regulaciones. La FDA considera los suplementos nutricionales en la misma categoría que los alimentos. Esto significa que no hay garantías de que lo que indica la etiqueta se encuentre realmente en la tableta. Debes escoger una compañía que fabrique sus productos como si fueran medicamentos de venta libre, o sin prescripción médica. Estas compañías siguen las Buenas Prácticas de Manufactura (Good Manufacturing Practices) que rigen a la industria farmacéutica. Esto quiere decir que ellos compran productos en estado natural, y luego los fabrican con el mismo control de calidad con que lo hace una compañía farmacéutica. A las compañías de nutrición no se les exige este requisito. Sin embargo, algunas de las compañías están siguiendo estrictamente estas regulaciones para brindar la seguridad de que lo que anuncian en la etiqueta es efectivamente lo que contiene la tableta.

Completos y equilibrados

Tus suplementos nutricionales necesitan ser completos y equilibrados. Con esto quiero decir que deben proporcionar los niveles óptimos (no son los niveles del RDA) de diversos antioxidantes y de sus co-factores-B de ayuda (vitamina B1, B2, B5, B6, B12, y ácido fólico), acompañados de los minerales antioxidantes conocidos (como selenio, magnesio, zinc, cobre, manganeso, cromo, y vanadio). Ver Cuadro 1 para detalles de las cantidades óptimas necesarias para cada nutriente individual. Cuando empiezas a darte cuenta de los considerables beneficios de salud que puedes recibir de los suplementos nutricionales, al mismo tiempo empiezas a ver la importancia de un suplemento completo y equilibrado que cree sinergia.

Sinergia

Los informes de la literatura médica generalmente separan uno o dos nutrientes a la vez para poder estudiarlos. Este es un método común de investigación, y es necesario para probar los efectos de las drogas. Por otro lado, los suplementos nutricionales no se encuentran en la misma categoría, y deben ser considerados de otra manera. Por ejemplo, las Vitaminas E ó C no son drogas, sino nutrientes que debemos obtener de nuestros alimentos. Sin embargo, con la ayuda de los suplementos podemos obtener estos

Cuadro 1
Recomendaciones nutricionales básicas de los suplementos

ANTIOXIDANTES	Cuanto más variados tus antioxidantes, mejor.
VITAMINA A	No recomiendo el uso de vitamina A directamente, debido a su toxicidad potencial. Recomiendo complementarlo con una mezcla de diversos carotenoides. Los carotenoides se convierten en vitamina A en el cuerpo cuando el cuerpo tiene necesidad de ella, y no tienen ningún problema de toxicidad.
CAROTENOIDES	Es importante tener una mezcla buena de CARO-TENOIDES, y no solamente tomar beta-caroteno. • Beta-caroteno 10,000 á 15,000 IU • Licopeno 1 á 3 mg. • Luteína/Zeaxanthin 1 á 6 mg. • Alfa caroteno 500 mcg. á 800 mcg.
VITAMINA C	Es importante obtener una mezcla de vitamina C, especialmente de calcio, potasio, zinc, y ascórbico de magnesio, que son mucho más eficaces para manejar el estrés oxidativo. • 1000 á 2000 mg.
VITAMINA E	Es importante obtener una mezcla de vitamina E. Siempre debe consumirse la vitamina natural, y una mezcla de vitamina natural es lo mejor: d-alfa tocoferol, d-gamma tocoferol, y tocotrienol mezclado. • 400 á 800 IU.
COMPLEJO DE ANTIOXIDANTES BIOFLAVANOIDES	Los bioflavanoides ofrecen una gran variedad de antioxidantes eficaces. El tener una variedad de bioflavanoides es un agregado para los suplementos. Las cantidades pueden variar. Sin embargo, deben incluir a la mayoría de los siguientes: • Rutin • Quercitin • Bróculi • Té verde • Crustáceos • Arándano • Extracto de semilla de uvas • Bromelina
ACIDO ALFA LIPOICO	• 15 á 30 mg.
COQ10	• 20 á 30 mg.
GLUTATIÓN	• 10 á 20 mg. • Precursor: N-acetil-L-cistein 50 á 75 mg.
8 VITAMINAS (COFACTORES)	• Acido Fólico 800 mcg • Vitamina B1 (Tiamina) 20 á 30 mg. • Vitamina B2 (Riboflavina) 25 á 50 mg. • Vitamina aB3 (Niacina) 30 á 75 mg. • Vitamina B5 (Acido Pantoténico) 80 á 200 mg. • Vitamina B6 (Piridoxina) 25 á 50 mg. • Vitamina B12 (Cobalamina) 100 á 250 mcg. • Biotín 300 á 1,000 mcg.

Cuadro 1
Recomendaciones nutricionales básicas de los suplementos

OTRAS VITAMINAS IMPORTANTES	• Vitamina D3 (cholecalciferol) • Vitamina K	450 IU á 800 IU 50 á 100 mcg.
COMPLEJOS MINERALES	• Calcio	800 á 1,500 mg (dependiendo de tu ingestión de calcio en tu dieta)
	• Magnesio	500 mg. á 800 mg.
	• Zinc	20 á 30 mg.
	• Selenio	200 mcg. es ideal
	• Cromo	200 á 300 mcg.
	• Cobre	1 á 3 mg.
	• Manganeso	3 á 6 mg.
	• Vanadio	30 a 100 mcg.
	• Yodo	100 á 200 mcg.
	• Molibdeno	50 á 100 mcg.
	• Mezcla de Minerales de Calidad	
NUTRIENTES ADICIONALES PARA SALUD DE HUESOS	• Silicio • Boro	3 mg. 2 á 3 mg.
OTROS NUTRIENTES ESENCIALES E IMPORTANTES Niveles de homocisteína mejorados y función cerebral mejorada	• Choline • Trimetilglicina • Inositol	100 á 200 mg. 200 á 500 mg 150 mg. á 250 mg.

COMPLEMENTANDO TU DIETA

GRASAS ESENCIALES:	• Aceite de lino prensado al frío • Cápsulas de aceite de pescado	
SUPLEMENTOS DE FIBRA	• Combinación de solubles y • Fibra insoluble	10 á 30 mg., dependiendo de tu consumo en la dieta (lo ideal es 35 á 50 gramos de fibra total a diario)

**Existen algunas compañías especializadas en nutrición, que están combinando estos nutrientes esenciales en una o dos tabletas, que deben ser ingeridas 2 á 3 veces al día para lograr este nivel de suplemento. Busca un producto de alta calidad que se aproxime lo más posible a estas recomendaciones. Si el fabricante sigue las regulaciones farmacéuticas GMP y USP, estarás dándote la mejor protección posible contra el estrés oxidativo.

Las grasas y fibras esenciales te darán los nutrientes adicionales que usualmente faltan en la dieta Occidental.

nutrientes a niveles óptimos que nunca obtendríamos con nuestros alimentos.

Cuando se efectúen pruebas, debemos considerarlos juntos. La vitamina E es el mejor antioxidante dentro la membrana celular, mientras que la vitamina C es el antioxidante más efectivo en el plasma o en la sangre. El glutatión es el antioxidante intracelular principal. El ácido alfa lipeíco es un excelente antioxidante en el plasma, y en la membrana celular. Asimismo, también regenera la vitamina E. Además, todos estos antioxidantes necesitan niveles óptimos de co-factores B y de antioxidantes minerales para poder efectuar su labor eficientemente. Cuando combinas todo es lo que se llama sinergia, y es lo que hace a la nutrición celular tan eficiente.

Me sorprende cuántos estudios demuestran que puedes recibir un beneficio de salud simplemente tomando uno de estos suplementos nutritivos. La gran mayoría de estos estudios que involucran suplementos muestran un beneficio de salud determinado. Sin embargo, ocasionalmente algunos estudios que solamente contemplan el suplemento de uno de estos antioxidantes nutritivos han demostrado tener resultados negativos. La razón es que, cuando consumes un suplemento que solamente contiene un nutriente en particular, en estos niveles óptimos puede volverse pro-oxidativo, lo que significa que de hecho puede producir estrés oxidativo. Al utilizar el concepto de nutrición celular, y brindar todos estos nutrientes a la célula en estos niveles óptimos, no solamente refuerzas el sistema inmune natural de tu cuerpo, el antioxidante, y el sistema de regeneración, sino que también puedes prevenir cualquier efecto pro-oxidativo producido por un nutriente simple.[28]

La farmacopea de Estados Unidos (USP)

Tus tabletas deben disolverse prontamente, sino realmente no importa lo que contengan. Cuando las compañías nutricionales siguen estas regulaciones USP, tienes la seguridad que por lo menos tu tableta se está disolviendo. No obstante, muchas compañías nutricionales no acatan las regulaciones USP. De hecho, el Gobierno está tratando de ser más severo intentando elevar el foro de la calidad de los suplementos nutritivos en este país, y la FDA está actualmente instaurando estándares más altos para la producción de los suplementos nutricionales. Sin embargo, llevará muchos años implementarlo.

¿Cómo elegir un producto de calidad?

Si verdaderamente quieres perder peso y proteger tu salud, te recomiendo no venderte al peor postor. La verdad es que no puedes obtener todo lo que necesitas tomando vitaminas múltiples. Las vitaminas múltiples están fundamentadas en los niveles de suplementos de la *Recommended Daily Allowance* (RDA) – los niveles recomendables por día. La RDA fue desarrollada entre 1930 y 1940 con el requerimiento mínimo que se necesitaba para evitar enfermedades agudas por carencias, como la pelagra, el escorbuto, o el raquitismo. Este estándar no tiene nada que ver con las enfermedades degenerativas crónicas o con la resistencia a la insulina. Tú necesitas los niveles óptimos recomendados en el Cuadro 1.

Es difícil determinar qué productos ponen en práctica los grados farmacéuticos de *Good Manufacturing Practices* (GMP) o de las regulaciones USP. Lo más probable es que debas llamar directamente a la compañía o entrar a la página electrónica. Normalmente, las compañías internacionales de nutrición tienden a tener los productos de mejor calidad. Generalmente, las compañías que siguen estas regulaciones están muy orgullosas de ello, y están dispuestas y deseosas de compartir con todos. Si una compañía te da información engañosa, puedes estar seguro que no siguen estas regulaciones.

Es muy importante que los suplementos nutricionales que escoges sean completos y equilibrados. Te recomiendo que verifiques las cantidades de nutrientes que recibes de los suplementos para que puedas estar segura que se aproximan a las que recomendamos en las páginas 246 y 247. Este es un aspecto muy importante en el programa *Saludable para la Vida*. Vale la pena y el esfuerzo que efectúes alguna investigación básica por tu lado. Sin embargo, debes acabar completamente con el *hype* y los esquemas de marketing que son excesivos en esta industria.

Conclusión

He abarcado bastante en este capítulo, y siento que es necesario resumir todas las razones por las cuales la nutrición celular es una parte tan importante de un estilo de vida saludable, cuando se trata de la resistencia a la insulina. En primer lugar, el estrés oxidativo y la inflamación son el insulto inicial que ocurre en la red capilar de los músculos, y el reforzar el sistema de defensa antioxidante natural del cuerpo ayuda a que el estrés oxidativo vuelva a estar bajo control.

En segundo lugar, los antioxidantes, especialmente la vitamina E y la vitamina C, son capaces de proteger del estrés oxidativo producido por los niveles elevados de insulina y de glucosa en nuestro torrente sanguíneo, después de una comida de alto índice glicémico o alta en grasas. Los antioxidantes junto con el cromo, el magnesio, el selenio, el vanadio, y muchos otros micronutrientes refuerzan la liberación y la acción de la insulina, que ayuda a corregir el problema subyacente de resistencia a la insulina.

Cuando se combina la nutrición celular con un programa moderado de ejercicios aeróbicos y una dieta saludable, tienes la mejor posibilidad de verdaderamente revertir la resistencia a la insulina, y no solamente liberar grasas, sino también puedes reducir tu presión arterial, los niveles de triglicéridos, el colesterol LDL, y el colesterol VLDL. Asimismo, elevará tus niveles de colesterol HDL. Es muy importante que entiendas lo que estás intentando lograr, y que la literatura científica/médica apoye lo que estás haciendo. Aún cuando comprendas ahora que estos cambios los debes hacer para toda la vida, es importante darte un plan de juego para que efectúes la transición de tus anteriores estilos de vida poco saludables a los estilos de vida saludables que también tienen un efecto secundario de pérdida de peso. El programa *Saludable para la Vida* hará eso exactamente.

CUARTA PARTE

SALUDABLE
PARA LA VIDA

CAPÍTULO 15

Saludable para la Vida

May you live all the days of your life.
(Ojalá puedas vivir plenamente
todos los días de tu vida.)
—Jonathan Swift

En este libro he presentado información médica y científica muy precisa. Sin embargo, es muy importante que este conocimiento sea práctico y útil para ti. Durante treinta años, mis prácticas privadas con familias me han enseñado que debo plantear instrucciones sencillas y fáciles de seguir. Que sea práctico es imperativo para dejar que mis pacientes logren el éxito y las metas que desean. En todo el libro se presentan los principios fundamentales sobre los cuales se ha desarrollado el programa *Saludable para la Vida*. Sin embargo, este capítulo final te proporcionará paso a paso simples instrucciones para que tú también puedas personalmente cambiar tu destino de salud para toda la vida. Recuerda, las respuestas que buscas no se encuentran en los medicamentos que receto, sino en tus decisiones diarias de estilo de vida.

Acercamiento moderno a la medicina

Los médicos y la comunidad médica están orientados hacia las enfermedades y hacia los medicamentos. Desde 1940, cuando se desarrolló el sulfato y la penicilina, el punto central médico ha sido el de atacar las enfermedades infecciosas con antibióticos. Asimismo, esta misma filosofía aleopática (medicina tradicional) ha sido también el acercamiento fundamental hacia la obesidad y hacia las enfermedades crónicas degenerativas. Sin embargo, la triste verdad es que a pesar del uso sin precedentes de la medicina en nuestra sociedad, el promedio de obesidad, hipertensión, hipercholesterolemia, enfermedades del corazón, y diabetes, están en aumento. ¿Por qué? Una de las principales razones es que los médicos no reconocen (o si lo hacen no le están dando un tratamiento) la causa subyacente: la resistencia a la insulina. Podemos anticipar que si fuéramos un medicamento aprobado por la FDA para tratar la resistencia a la insulina, lo opuesto sería cierto. Sin embargo, en vez de encarar el problema subyacente, los médicos se conforman con manejar las enfermedades producidas por la resistencia a la insulina con medicamentos, una vez que se han desarrollado – hipertensión, anormalidades del lípido, enfermedades del corazón, y diabetes.

Tal como dije en el Capítulo 5, toma años, si no es que décadas, para que se desarrolle inicialmente la resistencia a la insulina. Una vez que se ha desarrollado, a la mayoría de personas les toma de diez a veinte años desarrollar enfermedades del corazón o diabetes. Y cuando el médico diagnostica inicialmente a su paciente un cuadro de diabetes, más del sesenta por ciento de estos pacientes ya han desarrollado una enfermedad cardiovascular de importancia.[1] Esto se debe a que las arterias del paciente empezaron a envejecer a un ritmo acelerado el día que se volvieron resistentes a la insulina. Generalmente, este *envejecimiento acelerado ha comenzado* quince a veinte años antes que el paciente realmente se vuelva diabético. Nosotros los médicos estamos muy atrasados al empezar siquiera a tratar a nuestros pacientes diabéticos (ver figura 1). Esta es la razón principal por la que el ochenta por ciento de nuestros diabéticos mueren de un ataque al corazón, de accidentes cerebrovasculares, o de una ruptura por aneurisma.[2] Esto era verdadero en 1970, antes que se introdujeran los nuevos medicamentos y tratamientos para la diabetes, y en la actualidad sigue siendo verdadero.

Al momento que empiezas a desarrollar resistencia a la insulina, se produce un aceleramiento veloz del envejecimiento de tus arterias. Los médicos deben empezar a reconocer la resistencia a la insulina cuando recién se está desarrollando, y posteriormente deben empezar a educar y a alentar a sus pacientes para que desarrollen estilos de vida más saludables y corregir este problema subyacente de la resistencia a la insulina. Los pacientes no solamente estarán capacitados para proteger su salud, sino que también la mayoría de ellos evitarán tener que volver a utilizar medicación.

FIGURA 1- LA RESISTENCIA A LA INSULINA CONDUCE A LA DIABETES

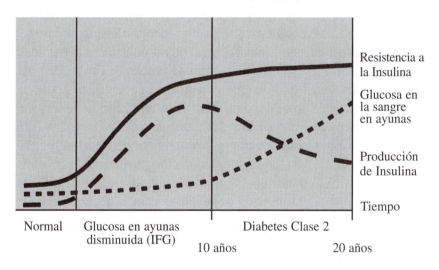

La línea contínua indica la resistencia a la insulina. Al aumentar la resistencia a la insulina el cuerpo compensa produciendo más y más insulina (la línea punteada ancha). Esto permite que los azúcares en la sangre se mantengan normales (la línea punteada corta). Sin embargo, después de varios años, la mayoría de los pacientes no puede continuar produciendo estos altos niveles de insulina, y finalmente, los niveles de insulina comienzan a descender. Esto da como resultado un gradual incremento de azúcares en la sangre, y eventualmente, conduce a la diabetes.

Primeros pasos en la terapia

Es un hecho muy conocido que la mayoría de las diez principales causas de enfermedades en el mundo moderno son el resultado de nuestro estilo de vida. Algunas de las dolencias principales que están directamente relacionadas a nuestros estilos de vida poco saludables son: el infarto al corazón, el cáncer, los accidentes cerebro vasculares, la diabetes, la hipertensión, la obesidad, y la osteoporosis. Es por ello que los médicos alientan a sus pacientes a que prueben mejores estilos de vida, antes de empezar a tratar cualquiera de estas enfermedades con medicamentos. Al principio, cuando recién diagnostico a un paciente con presión arterial alta, siempre le ofrezco la oportunidad de mejorar su estilo de vida como una manera de bajar la presión arterial. Estamos esperanzados en que nunca tengan que tomar medicamentos. Si un paciente empieza a volverse diabético, a elevarse el colesterol, o está desarrollando una enfermedad del corazón, la comunidad médica los alienta para que hagan una prueba de estilos de vida saludables antes de empezar con la medicación. En la comunidad médica esto se conoce como el primer paso de la terapia. Sin embargo, en la actualidad la mayoría de médicos sencillamente hablan de esta recomendación, y empiezan a medicar a sus pacientes antes que hayan siquiera podido probar los cambios de estos estilos de vida saludables. Personalmente, yo creo que esto ha sucedido porque la mayoría de médicos asumen incorrectamente que sus pacientes no podrán efectuar con éxito estos estilos de vida saludables. Otros creen que aún cuando hagan estos cambios de estilo de vida, no serán efectivos para mejorar el problema clínico.

En los últimos diez años, me he dado cuenta de algunas verdades muy importantes. En primer lugar, la mayoría de mis pacientes (más del ochenta por ciento en mi experiencia médica) quisieran hacer cambios saludables en sus estilos de vida antes que empezar a tomar medicación. Aún si solamente existe una probabilidad mínima de evitar tomar medicamentos, el paciente quiere hacer primero estos cambios saludables en su estilo de vida. En segundo lugar, he aprendido que, cuando se pone en práctica el trío de estilos de vida saludables recomendados en el programa *Saludable para la Vida*, la mayoría de las personas puede mejorar en el aspecto clínico, y evitar completamente la necesidad de medicamentos. La razón es realmente bastante simple: en la mayoría de los casos, la causa subyacente del problema médico, la resistencia a la insulina, realmente se corrige.

Si personalmente estás enfrentando la perspectiva de una necesidad de medicamentos, o quisieras dejar algunos que ahora estás tomando, puede ser que el programa *Saludable para la Vida* sea exactamente lo que necesites. Pero quiero dejar algo en claro: *debes mantenerte bajo la supervisión directa de tu médico personal.* Nadie (¡y quiero decir nadie!) debe dejar de tomar un medicamento recetado por un médico sin su autorización. Si ya estás tomando algún medicamento, solamente deberás dejarlo luego que tu médico haya obtenido resultados médicos positivos de cambios de tus estilos de vida saludables. En la mayoría de los casos, esto puede tomar desde varios meses hasta uno o dos años para que ocurra. He constatado que la mayoría de médicos quieren trabajar de cerca con su paciente si éste desea con fuerza evitar tomar un medicamento o está intentando dejarlo. De hecho, cada vez más médicos están recomendando a sus pacientes el programa por Internet *Saludable para la Vida*, y continúan haciendo un seguimiento clínico en sus consultorios.

Estudio piloto *Saludable para la Vida*

El otoño pasado, estuve involucrado en un estudio piloto de un programa por Internet *Saludable para la Vida*. Este estudio incluyó a veinticinco participantes en los Estados Unidos, y estos individuos solamente tenían un criterio: estaban motivados para realizar cambios de estilos de vida saludables durante un programa de doce semanas. No se necesitaba que fueran perfectos, sino más bien, honestos consigo mismos. Ellos registraban todo lo que comían, su actividad física, y la consistencia para tomar los suplementos nutricionales. Se les tomaba medidas físicas y se les hacía un perfil químico de sangre completo antes de empezar el programa, al igual que al final de las doce semanas. Muchos de los participantes habían intentado otras dietas y otros programas de pérdida de peso, y estaban atraídos por el programa de *Saludable para la Vida* debido a los anteriores fracasos. No deseaban volver a tratar con otra dieta, sino querían desarrollar un estilo de vida que no solamente mejorara su presión arterial, su perfil de lípidos, disminuyera el riesgo de enfermedad del corazón, y de desarrollar diabetes, sino que también tuviera un efecto permanente de pérdida de peso. Esto es exactamente lo que este programa puede lograr.

Perfil lípido

El colesterol total promedio del estudio disminuyó 9.8%. Este es un descenso tremendo en solamente doce semanas de programa. La mayoría de los médicos recomiendan que los individuos con niveles de colesterol elevados se pongan a una dieta baja en grasas. Con esta recomendación es muy inusual ver siquiera una disminución del 5% en los niveles de colesterol. Desde que introduje el programa *Saludable para la Vida* a los pacientes con niveles significativamente altos de colesterol, he encontrado que no es inusual observar que los niveles de colesterol bajen 60, 80, y hasta 100 puntos. Esto se debe al hecho que la mayor parte de las grasas malas en su dieta está siendo reemplazada con las grasas saludables, lo cual está demostrado que baja el nivel de colesterol total y el LDL o colesterol malo. Asimismo, cuando desechas del cuerpo los carbohidratos altamente procesados y aquellos de alto contenido glicémico, mejora la sensibilidad a la insulina. Esto ayuda a revertir todos los cambios metabólicos asociados con el Síndrome del metabolismo (ver Capítulo 5). En el estudio piloto el colesterol LDL bajó un promedio de 10.2%, el colesterol VLDL bajó un promedio de 17.8%, y los niveles de triglicéridos bajaron un promedio de 22.4%. Los niveles de colesterol HDL permanecieron relativamente iguales.

Mi experiencia médica me demuestra que toma un mínimo de nueve a doce meses que estos nuevos y saludables estilos de vida empiecen a subir el colesterol HDL. Está de más decir que estaba sorprendentemente complacido con los resultados científicos de los perfiles lípidos de mis pacientes luego de haber permanecido en el programa.

Pérdida de peso

El promedio de pérdida de peso de los participantes fue de 15.2 libras. En promedio, redujeron tres centímetros de sus cinturas, lo cual es un indicador que la mayor parte de la pérdida de peso era del abdomen. El Indice de Masa Corporal (IMC) bajó un promedio de 2.9 puntos. Esto es especialmente significativo considerando que este estudio solamente duró doce semanas. Ninguno de los participantes se quedó con hambre. No tenían que pesar sus alimentos, ni contar calorías, ni los gramos de grasas, ni tenían que contar los gramos de carbohidratos. Se sentían muy bien, y si sentían hambre sencillamente ingerían un alimento extra de bajo nivel glicémico o un refrigerio que no elevara el azúcar en la sangre. Simplemente se les aconsejaba terminar cada comida y cada refrigerio estando satisfechos – sin quedarse ni con hambre ni repletos.

Presión arterial

El promedio de la presión arterial sistólica (número superior) bajó doce puntos, y el promedio de la presión arterial diastólica (número inferior) bajó seis puntos durante el estudio piloto de *Saludable para la Vida*. La presión arterial puede variar considerablemente, y es necesario tomarse varias medidas de presión durante un período de seis a ocho semanas para saber exactamente dónde se encuentra un paciente. Sin embargo, era alentador observar en dicho estudio que, en promedio, la presión arterial mostraba un descenso significativo.

La historia de John

John era el típico participante de nuestro estudio. John había subido unas cuantas libras durante los últimos tres años antes de convertirse en un participante de nuestro programa. En la actualidad, había subido más de veinticinco libras en ese tiempo, y sus niveles de colesterol y de triglicéridos habían aumentado significativamente. Su IMC o Indice de Masa Corporal era de 29.5 cuando se unió al programa, y la circunferencia de su cintura era de 36 pulgadas. Inicialmente, luchó tratando de evitar su adicción a los carbohidratos y empezar a ejercitarse regularmente. Sin embargo, durante las primeras doce semanas del programa, empezó lentamente a mejorar en ambas categorías. Estaba preocupado por su futura salud debido a estos problemas físicos y a su carencia total de energía.

Después de permanecer doce semanas en el programa *Saludable para la Vida*, John había reducido más de veintiocho libras. Su IMC bajó a 24.5, lo cual es normal, y su cintura se redujo de 36 pulgadas a 31 pulgadas. Su colesterol bajó más de 18% (60 puntos), y su nivel de triglicéridos descendió más de 140 puntos. Inicialmente, se encontraba en la etapa 3 de la resistencia a la insulina, y después de doce semanas había eleminado completamente su resistencia a la insulina. Lo que complació tanto a John fue lo bien que se sentía, y cuánta energía había recobrado. No tenía hambre, no tenía que contar calorías, y se sentía mejor de lo que nunca se había sentido en años. Ahora le tomará a John otros doce meses en el programa para establecer firmemente estos cambios de estilos de vida. Sin embargo, ni que decirlo, se encuentra muy alentado.

¿Por qué se encontraban nuestros participantes tan entusiasmados con este estudio? El programa *Saludable para la Vida* era fácil de seguir, y los participantes como John encontraban que verdaderamente se sentían mejor, tenían más energía, y nunca sentían hambre. ¿Qué hacían exactamente los participantes para lograr estos resultados asombrosos? A través del resto del capítulo compartiré con ustedes los secretos de sus éxitos. El programa se encuentra dividido en dos fases. La Fase 1 ayuda a los individuos a revertir su adicción a los carbohidratos y al estrés glicémico. La Fase 2 es básicamente un programa de mantenimiento que permite a los participantes con el tiempo revertir de hecho en la mayoría de casos la resistencia a la insulina.

FASE 1 – *Saludable para la Vida*
Revertiendo el estrés glicémico
y la adicción a los carbohidratos

El primer aspecto de la Fase 1 es imperativo para el éxito. El permanecer consistente con el enfoque de la Fase 1 de este programa implementa nuestra misión original: proporcionar al cuerpo lo que necesita en vez de simplemente cortarlo.

Dieta saludable

Cuando se trata de la dieta *Saludable para la Vida*, es refrescante considerar la belleza y las bondades de la comida saludable, antes que sufrir dolores intensos debido al hambre y mareos. La dieta promocionada en la Fase 1 tiene un equilibrio. Combina grasas saludables, proteínas buenas, y carbohidratos buenos. Es importante recordar que el cuerpo necesita un equilibrio de grasas, proteínas, y de carbohidratos para poder funcionar a un nivel óptimo. Privar al cuerpo de cualquiera de estos macro nutrientes principales no solamente no es sabio, sino que es peligrosamente poco saludable (ver Capítulo 9). Los participantes en el programa *Saludable para la Vida* (**www.healthyandleanforlife. com**) son educados para comer todas las comidas y comer pequeños refrigerios de una manera que NO dispare el nivel de azúcar en la sangre. Esto permite que el azúcar en la sangre se eleve muy lentamente, y que no sobre-estimule la liberación de insulina, lo cual, a su vez, incrementa el glucagón – la hormona liberadora de grasas.[3] Asimismo, también debes evitar caer en el rango de azúcar baja en la sangre, para que la liberación de tus hormonas de estrés (cortisol, adrenalina) estén controladas, y así no experimentes aquella "hambre incontrolable" que tan a menudo se experimenta con otras dietas (ver Capítulos 4 y 11). Todas las frutas se pueden consumir enteras (manzanas, naranjas, plátanos, peras, uvas), vegetales enteros (elote, chícharos, frijoles verdes, coliflor, coles de Bruselas), y las legumbres (toda clase de frijoles, lentejas) todo lo que desees. Sin embargo, en la Fase 1 los participantes necesitan evitar toda el azúcar, harina (trigo, blanca), pan, cereales, pasta, arroz, y papas. Asimismo, les pido a los participantes que eviten los refrescos, las bebidas deportivas con azúcar agregada, y los jugos de fruta con azúcar. Estos alimentos no son ni muy altos en su nivel glicémico ni tienen una carga glicémica alta, o ambos. *Son tus enemigos y necesitan estar totalmente fuera de tu vida mientras tratas de romper la adicción a los carbohidratos y empiezas a revertir el estrés glicémico.*

Durante la Fase 1 también aprenderás a reducir la cantidad de grasas malas y de proteínas malas en tu dieta, mientras que al mismo tiempo empezarás a incorporar buenas grasas y proteínas a tu dieta (ver Capítulo 12). Las mejores grasas y proteínas provienen de los vegetales y de las nueces, que contienen grasas excelentes omega-3 y grasas mono saturadas, las cuales no solamente reducen la cantidad de inflamación de tu cuerpo sino que también reducen tu LDL o colesterol malo. Mientras tanto, tu HDL, o tu buen colesterol, se incrementa. Las grasas y proteínas que siguen en calidad provienen de los pescados de agua fría como el salmón, atún, caballa, trucha, sardinas, etc. Estos alimentos no solamente contienen buenas proteínas, sino que también contienen las grasas buenas omega-3. La siguiente selección es de proteínas y de grasas que provienen de las aves. Las carnes rojas son las proteínas menos deseables. Intenta comer los cortes más magros de carnes rojas que puedas encontrar o mejor aún, come aves silvestres o búfalo cuando puedas. No soy partidario de los productos lácteos como fuente de proteína, ya que contienen una tremenda y alta concentración de grasas saturadas. Si consumes productos lácteos, recomiendo consumir los que no tienen grasas, o leche baja en grasas, yogur, queso, etc. Revisa el Plan básico de comidas para la Fase 1 que se encuentra en las páginas de recursos de este libro.

Un programa de ejercicios moderado

Al empezar el programa *Saludable para la Vida* es muy importante que empieces un programa de ejercicios. No importa lo que escojas, sin embargo, es importante que empieces a hacer ejercicios cinco veces a la semana. Recuerda, la mayoría de los Norte-Americanos no han estado en buena forma durante años, o nunca. De hecho, si eres un hombre mayor de cuarenta, o una mujer mayor de cincuenta, debes consultar a tu médico antes de empezar cualquier programa de ejercicios. Tu rutina de ejercicios *debe ser programada*, y no solamente apretada en cualquier sitio de tu agenda. Al principio, empieza lentamente, y no hagas demasiado ejercicio. Para muchos individuos con sobrepeso, una caminata rápida es un reto. Debes de tener una perspectiva a largo plazo con todas estas nuevas costumbres o estilos de vida. Para empezar, quizás solamente puedas caminar cinco o diez minutos. Ser consistente con un programa de ejercicios es mucho más importante que tratar de llegar a tu meta de 30 a 45 minutos de ejercicios aeróbicos, cinco días a la semana. Revisa el Capítulo 13 para obtener más detalles sobre como desarrollar un excelente programa de ejercicios. También quiero enfatizar que tu cuerpo necesita reposo. Nunca debes hacer ejercicios físicos los siete días de la semana. Realmente ganarás fortaleza cuando dejes que tu cuerpo obtenga el descanso apropiado.

A través del programa irás incrementando lentamente la intensidad y la longitud de tus rutinas hasta que llegues a los 45 minutos, cinco días a la semana. Cuanto más intenso sean tus ejercicios, más sensible te volverás a tu propia insulina. Recomiendo altamente un podómetro, ya que proporciona una indicación de tu actividad completa durante el día. Aliento a todos mis pacientes a que lleguen aunque sea a los diez mil pasos durante el día, por lo menos cinco días a la semana. Esta cantidad de pasos usualmente coincidirá con los días que tengas tu rutina de ejercicios. El podómetro te mantendrá consciente durante el día para caminar y trabajar más, subiendo por las escaleras en lugar de tomar el ascensor, y siendo más consistente con tus rutinas de ejercicios.

Suplementos nutricionales

Los suplementos nutricionales son quizás el cambio en el estilo de vida más fácil que debas hacer. Debes proporcionar a tu cuerpo una amplia gama de nutrición celular (ver Capítulo 14), he detallado esto en el capítulo anterior, y he proporcionado los lineamientos para escoger los suplementos nutricionales de alta calidad, completos y equilibrados. Puedes buscar una compañía que los fabrique, quizás dos o tres tabletas que debas tomar dos o tres veces al día, para lograr una base completa de nutrición celular. Ten la seguridad que estás consumiendo suplementos de alta calidad con tus principales comidas, ya que serán completamente absorbidos y mejor tolerados. Ten la precaución de tomar suplementos que tengan un grado farmacéutico, y cuya compañía siga las regulaciones de USP.

La mayoría de mis pacientes se quedan en la Fase 1 del programa hasta que hayan revertido su adicción a los carbohidratos, y están bastante encaminados hacia la meta final. Ya que este es un *estilo de vida* saludable, no hay que preocuparse que estés negando a tu cuerpo nutrientes importantes. Por el contrario, empezarás a sentirte mejor de lo que te has sentido en años. Este programa te ofrece la mejor posibilidad de mejorar tu presión arterial, los niveles de colesterol, el riesgo de enfermedad del corazón, y la diabetes. Si deseas evitar los medicamentos, te recomiendo que permanezcas en la Fase 1 por un mínimo de doce semanas. Tu médico deberá hacerte un seguimiento cercano todo este tiempo, y debes volver a ser evaluada dentro de las primeras doce semanas.

Hidratación debida

Un aspecto de un estilo de vida saludable que aún no he enfocado en este libro es el consumo de una cantidad adecuada de agua pura. Usualmente me preguntan, "¿Qué puedo tomar en el programa *Saludable para la Vida?*" La respuesta obvia es, "agua." La mayoría de nosotros no tomamos cantidades adecuadas de agua, y como resultado de ello, estamos crónicamente deshidratados. Nuestro cuerpo simplemente no funciona bien sin suficiente agua pura. Cuando estás deshidratado, tu fuerza muscular disminuye, el transporte de nutrientes dentro y fuera de la célula se compromete, y se acumulan residuos tóxicos dentro de tus células. Una de las consecuencias de la deshidratación es el edema o hinchazón de las piernas, y de hecho puede ser aliviado con el consumo de más agua. Debes tomar no menos de ocho a diez vasos llenos de agua purificada cada día.

No entraré en una discusión sobre lo que yo creo ser la mejor clase de agua pura potable, mientras no sea el agua de caño regular. Por lo menos, recomiendo agua que haya sido purificada por osmosis reversible, un filtro de alta calidad, o destilada. Debes recordar que normalmente el café, el té, el alcohol, y los refrescos te deshidratan porque tienen un efecto diurético. Necesitas consumir más agua si disfrutas de estas bebidas sobre una base regular.

Nunca te quedes con hambre

Uno de los principios subyacentes del programa *Saludable para la Vida* es que nadie se debe quedar con hambre. Cuando tienes hambre, debes ingerir otro refrigerio o comida de bajo índice glicémico. Si no se dispara el azúcar en la sangre, empezarás a disminuir tu apetito, y naturalmente, empezarás a comer menos y menos calorías. Cuando consumas una comida o refrigerio saludable, debes quedar satisfecho – ni con hambre ni lleno. La mejor manera de comer durante el día es hacer pequeñas y frecuentes comidas. Recomiendo consumir por lo menos 3 comidas y 2 refrigerios todos los días. Nuevamente, querrás comer lo suficiente en estas comidas y refrigerios para quedar satisfecho. Realmente, podrás perder más peso que si consumes la misma cantidad de calorías en una o dos comidas al día.

El tamaño y las porciones de las comidas en nuestras casas y restaurantes se han ido volviendo cada vez más grandes. En el programa *Saludable para la Vida* enseño a los participantes a que se sirvan porciones pequeñas de alimentos en sus comidas, y que no repitan. Si deseas comer más, sírvete una porción más grande de tus vegetales enteros de bajo contenido glicémico. Cuando comas fuera de casa, trata de dividir un plato con tu esposo o con tu pareja. Te saldrá más barato, te sorprenderás cuanto mejor te sientes, y cuanto más satisfecho estás porque no comes demás.

Sustitutos de comidas y refrigerios

Algunas compañías especializadas en nutrición comprenden la importancia del índice glicémico y de la carga glicémica, y han desarrollado sustitutos de comidas y reemplazos de refrigerios que no elevan el azúcar en tu sangre, combinando las proteínas saludables, las grasas buenas, y los carbohidratos buenos en bebidas en polvo y barras nutritivas. Estas bebidas y barras pueden ser reemplazos de comidas convenientes y no contaminadas para nuestra sociedad tan apurada. Sin embargo, es importante conocer antes de comprarlos si contienen carbohidratos de bajo contenido glicémico, grasas esenciales omega-3, soja, o proteína de suero (whey). Inclusive, es más tranquilizador aún cuando estas comidas y reemplazos de refrigerios han sido probados para conocer exactamente su índice glicémico. Muchos participantes del programa *Saludable para la Vida* han utilizado con mucho éxito reemplazos de bajo índice glicémico de comidas y refrigerios.

Tríada para un estilo de vida saludable – Dieta saludable, ejercicio moderado, y suplementos nutricionales

Durante los últimos diez años, uno de los principios más importantes que he aprendido al trabajar con mis pacientes, es el hecho que ellos necesitan incorporar estos tres aspectos de los estilos de vida saludables si es que quieren tener éxito al revertir su adicción a los carbohidratos, el estrés glicémico, y la resistencia a la insulina. Si mis pacientes hacen cualquiera de estos cambios de estilo de vida, podrán ver una mejora. Si ellos hacen dos de estos cambios, verán una mejora aún mejor. Sin embargo, si se comprometen para hacer los tres cambios de estilo de vida, los resultados son fenomenales. Inicialmente, cuando mis pacientes han demostrado una mejora tremenda, y luego, durante el examen de seguimiento no se encuentran bien, se con certeza que ellos han dejado por lo menos uno de estos importantes cambios en su estilo de vida.

La resistencia a la insulina es muy difícil de revertir. Es el resultado de muchos años de abuso de nuestro cuerpo. No se puede revertir sus efectos nocivos simplemente haciendo pequeños y simbólicos cambios en el día. Por ejemplo, si elevas el azúcar en tu sangre solamente una vez, caes en este rango hipoglicémico (nivel de azúcar bajo en la sangre) y estimulas la liberación de estas hormonas del estrés, la literatura médica nos demuestra que este "hambre incontrolable" puede durar muchas horas, y hasta muchos días. Cada uno de los cambios de estilo de vida recomendados en el programa *Saludable para la Vida* mejorará notablemente tu sensibilidad a tu propia insulina. Todos estos estilos de vida trabajan en sinergia para corregir la causa subyacente de las consecuencias poco saludables de resistencia a la insulina. La siguiente es la Fase 2 del programa *Saludable para la Vida*.

FASE 2 –Revertir la resistencia a la insulina

La meta de la Fase 2 en el programa *Saludable para la Vida* es terminar el proceso de revertir completamente la resistencia a la insulina. Ya que este programa NO es una dieta, los estilos de vida saludables que se enseñan en esta fase del programa simplemente se convierten en un modo de vida. Las dietas no funcionan (ver el Capítulo 9). Cuando uno de mis pacientes me dice que está haciendo dieta, ambos sabemos y comprendemos que en un futuro cercano dejará la dieta. El programa *Saludable para la Vida* es diferente, ya que estás aprendiendo costumbres saludables por el resto de tu vida.

A través de mi experiencia médica he aprendido que toma aproximadamente quince meses seguir estos estilos de vida saludables antes que se vuelvan parte de tu vida. Las viejas costumbres son difíciles de romper, y volver a caer en la "adicción a los carbohidratos" es sumamente fácil para la mayoría de nosotros. Es por ello que mi programa *Saludable para la Vida* en la red, en **www.healthyandleanforlife.com** es un programa de quince meses de duración. Una vez que hayas incorporado estos estilos de vida a tu vida cotidiana por ese lapso de tiempo, es muy raro que vuelvas a regresar a tus malas costumbres de vida. Te sientes bien, tienes más energía y vitalidad, te puedes concentrar mejor, tienes una mejor salud, y sigues liberando grasas hasta que llegas a tu peso ideal. ¿Después de quince meses maravillosos, por qué regresar?

La meta de la Fase 2 del programa *Saludable para la Vida* es disfrutar de estos nuevos beneficios de salud mientras se revierte completamente la resistencia a la insulina. Sin embargo, como aprendiste en el Capítulo 5, puedes estar en cualquiera de las cuatro diferentes etapas de la resistencia a la insulina. Por favor vuelve a observar la Figura 1. Debes darte cuenta que cuanto más hayas avanzado en la progresión de la resistencia a la insulina, tomará mucho más tiempo revertir este problema. Incluso aunque ya seas diabético, hay una posibilidad que puedas revertir tu resistencia a la insulina y la diabetes. En mi práctica he documentado a dieciocho diferentes pacientes quienes no solamente empezaron a controlar su diabetes de una manera más eficiente, sino que pudieron revertir totalmente su diabetes. Por supuesto, esto no sucedió de la noche a la mañana. De hecho, la mayoría de estos pacientes no empezó a ver mejoras en su control diabético durante muchos meses, y normalmente tomaba entre dieciocho meses a dos años antes que los niveles de azúcar en la sangre y hemoglobina A1C volvieran al nivel normal sin medicación. Para aquellos pacientes que se encontraban en la Etapa 1 de abuso a la insulina, usualmente podían revertir la resistencia a la insulina en doce semanas. Es por ello que la mayoría de mis pacientes prefieren quedarse en la Fase 1 del programa hasta que hayan revertido totalmente su resistencia a la insulina, antes de entrar con precaución a la Fase 2, donde se empieza a establecer estos estilos de vida saludables permanentes.

Dieta saludable

El cambio principal en tu dieta en la Fase 2 es que empezarás a introducir nuevamente los granos, cereales, y papas en tu dieta. En mi experiencia médica he podido comprobar que los granos son la categoría de alimentos más difícil de comer correctamente. En la actualidad, debido a la manera en que la mayor parte de granos y cereales son procesados, se absorben muy rápidamente los carbohidratos en el cuerpo. Estos alimentos son muy peligrosos porque pueden disparar el azúcar en la sangre rápidamente. Recuerda que la harina blanca, el trigo, el pan de trigo, los cereales, el arroz, y las papas, pueden disparar el azúcar en la sangre más rápido que cuando comes azúcar directamente. En consecuencia, debes aprender a comer cereales de grano integral de cocción lenta, panes germinados, o panes enriquecidos, papas rojas o nuevas, camotes, arroz salvaje, arroz Basmati, y pasta integral. La mayoría de estos alimentos tienen un índice glicémico moderadamente alto, y cuando lo combinas con otros carbohidratos de bajo índice glicémico, no dispararán tu azúcar en la sangre. Asimismo, debes familiarizarte con la preparación de otros granos de bajo índice glicémico, como la cebada, el couscous, y la avena *steel cut*. Te recomiendo que des una mirada a la Fase 2 del Plan de alimentación básico en las Páginas de recursos. La mayoría de estos granos tienen sabores fuertes y a nueces que te encantarán.

Un programa de ejercicios más intenso

La principal diferencia con el programa de ejercicios en la Fase 2 es que tu rutina de ejercicios deberá ser más intensa.

Después que hayas estado ejercitándote sobre una base regular por varios meses, aún sigo recomendando ejercitarse solamente cinco días a la semana durante 30 á 45 minutos. Sin embargo, la intensidad del ejercicio aeróbico debe incrementar. La evidencia médica es fuerte en lo concerniente a una mejora de la sensibilidad a la insulina en relación directa a la intensidad de tu rutina de ejercicios. Cuanto mejor estés en forma, será mucho más factible revertir completamente y permanentemente la resistencia a la insulina. Cuando más tiempo hayas estado en forma y tengas buena condición física, lograrás una protección mucho más importante para que no vuelvas a ser resistente a la insulina.

Asimismo, recomiendo hacer ejercicios de resistencia dos veces a la semana en la Fase 2. Todos empezamos a perder masa muscular hacia los 35 años, pero las personas que combinan ejercicios de resistencia de peso como parte de su rutina semanal tienen la capacidad de sostener y elaborar su masa muscular. Como aprendiste en el Capítulo 13, el ejercicio aeróbico es mucho más importante que el ejercicio de resistencia de peso, cuando se trata de mejorar la sensibilidad a la insulina. Sin embargo, cuando combinas ejercicios de peso con la actividad aeróbica, mejora notablemente tu salud general. Inclusive, los ejercicios ligeros de resistencia de peso tienen grandes beneficios para la salud. Adicionalmente, hombres y mujeres de todas las edades deben hacer rutinas de resistencia de peso en la parte superior de su cuerpo como parte de su rutina semanal, puesto que estimula el crecimiento de los huesos y ayuda a prevenir la osteoporosis.

Otra preocupación de consideración es que al envejecer nos volvemos cada vez menos flexibles. El tener un programa de estiramiento como parte de tu rutina de ejercicios es realmente beneficioso. La actividad aeróbica, la resistencia con pesas, acompañadas de estiramiento, son todas importantes para mantener y proteger tu salud.

Los suplementos nutricionales deberán permanecer igual en la Fase 2, excepto por el hecho que si empiezas a ejercitarte arduamente en tu programa de ejercicios, debes aumentar la cantidad de antioxidantes que consumes. Una de las causas de la producción incrementada de radicales libres es el ejercicio excesivo. Si continuas ejercitándote moderadamente, no hay necesidad de preocupación. Sin embargo, cada vez te vuelvas más agresivo con tus rutinas, deberás darle a tu cuerpo una protección adicional, incrementando la cantidad de antioxidantes los días en que te ejercitas.

El programa *Saludable para la Vida*, auto dirigido y auto evaluado

Los cambios de estilos de vida son difíciles de hacer y de mantener. Sin embargo, cuando se enfrenta el potencial de necesitar uno o varios medicamentos para la presión arterial, para la diabetes, para las enfermedades del corazón, o para el colesterol elevado, puedes decidir que quieres hacer un cambio en tu estilo de vida con la esperanza de tratar de evitar el empezar a tomar estos medicamentos – el primer paso de la terapia. Asimismo, si has tenido dificultades para perder peso, puede que sea el resultado de una resistencia a la insulina – tu cuerpo se agarra de ese peso como una esponja cuando absorbe agua. Como recordarás, una de las señales de la resistencia a la insulina es la incapacidad de perder peso sin importar que hagas. Debemos entender que todos somos víctimas de nuestras costumbres o estilos de vida, que no son fáciles de cambiar aún cuando sean cambios buenos.

La lectura de este libro es un buen comienzo, pero solamente es eso – un comienzo. La mayoría de personas necesitan apoyo y responsabilidad para empezar a intentar hacer estos cambios de estilos de vida saludables. Es por ello que he desarrollado un programa en la red al alcance de todos, que puede ofrecerte una mejor oportunidad de éxito mientras incorporas estas nuevas elecciones en tu vida diaria. La red se ha convertido en mi consultorio médico "virtual" en línea. De hecho, es mucho más efectivo que visitar mi oficina sobre una base semanal. Internet me ofrece la oportunidad de llegar y ayudar significativamente a miles de personas a mejorar su salud, empezando a liberar el exceso de peso por primera vez en su vida. Si este libro te ha dado fuerzas y te ha inspirado y deseas realizar estos cambios, dirígete a **www.healthyandleanforlife.com** y verifica esta página electrónica única. He aquí solamente algunos de los caracteres que este hipervínculo te puede ofrecer en tu búsqueda de salud:

Evaluación – Autoayuda

Cuando te conviertes en miembro te brinda acceso a un asesoramiento de riesgo de salud para determinar si tienes resistancia a la insulina, y en qué etapa de resistencia a la insulina te encuentras. La mayoría de los médicos ni siquiera reconocen la resistencia a la insulina, pero esta evaluación de riesgo de salud automatizada te permitirá ubicarte dónde te encuentras en todo el proceso.

Educación

He desarrollado un programa educativo completo de quince meses que es una parte integral de este página web. Durante las primeras doce semanas, recibirás todos los días correos electrónicos educativos y de motivación, y posteriormente, recibirás correos electrónicos semanales durante el siguiente año. Asimismo, durante las primeras doce semanas, recibirás prácticas semanales, y durante los últimos doce meses recibirás capacitación mensual avanzada. Esta capacitación está disponible por escrito, o se puede ver en una presentación corta (presentación con voz y PowerPoint). También tendrás acceso a seminarios de llamadas grabadas de conferencias, donde discuto los principales principios de estos estilos de vida saludables.

Registro de estilo de vida

Tendrás acceso a tu propio expediente personal registro de estilo de vida, dónde podrás anotar todos tus alimentos, tu programa de ejercicios, y la frecuencia con la que tomas los suplementos nutricionales. Este registro de estilo de vida brinda información instantánea sobre cómo te encuentras en el programa. Al empezar a registrar tus costumbres o estilo de vida, literalmente tomas las costumbres inconscientes y las haces conscientes. Esto te permite reconocer cuándo estás en problemas para que puedas honestamente enfrentar las áreas que necesitan atención. Nadie es perfecto, y este programa no requiere perfección. Solamente requiere honestidad. Para lograr el éxito, es muy importante hacer una costumbre de llenar tu registro de estilo de vida, lo cual solamente te toma unos minutos cada día.

Análisis de sangre (opcional)

Asimismo, la página web *Saludable para la Vida* te ofrece la oportunidad de hacerte un análisis de sangre que podrá determinar de una mejor manera lo seria que es tu resistencia a la insulina. Esta prueba de laboratorio está disponible en casi todos los Estados Unidos en el continente Norte Americano. Puesto que la cobertura del seguro no está disponible para pruebas de sangre ordenadas a través del Internet, quizás quieras considerar que tu médico personal ordene tus análisis de sangre. Tienes la opción de registrar los resultados de tus análisis de sangre que hayas obtenido de tu médico personal en la evaluación de riesgo de salud automatizada. Esto también te permitirá determinar mejor cómo te encuentras en relación a tu salud.

Programa Saludable para la Vida dirigido

Algunas personas necesitan más apoyo individual que lo que el programa auto dirigido te puede ofrecer. Por ello, también existe la opción de registrarse en el programa *Saludable para la Vida* dirigido en **www.healthyandleanforlife.com**. Recibirás una evaluación personal de riesgo de salud efectuado por mí y otros miembros de mi equipo médico. El equipo médico también estará a tu disposición para responder cualquier pregunta médica o para ayudar a manejar y dirigir cualquier problema médico que pudiera surgir. Asimismo, se te asignará tu propio instructor personal de estilo de vida, quien podrá responder cualquier pregunta o problemas que pudieras tener. El o ella revisarán y también clasificarán semanalmente tu registro de estilo de vida durante las primeras doce semanas del programa, y posteriormente cada mes. Tu entrenador te retro-alimentará directamente sobre dónde debes mejorar tus estilos de vida en la siguiente semana o el siguiente mes. Tendrás que rendir cuentas, y al mismo tiempo te ofrecerán guía y aliento. La responsabilidad, motivación, educación, y la evaluación que recibirás durante esta fase del programa *Saludable para la Vida* bien vale la inversión que estás haciendo en ti mismo.

Conclusión

No necesitas morir debido a una falta de conocimientos. ¿Dónde te ves en cinco años? Tú puedes hacerlo. Este es el momento de retar tus estilos de vida poco saludables y proteger tu salud. Cuando se trate de tu cuerpo, debes ser pro activo, en ves que reactivo. Te recomiendo ingresar a la página web **www. healthyandleanforlife.com**. Puedes formar parte de este vínculo único y recibir la clase de apoyo que verdaderamente hará una diferencia. Asimismo, también puedes suscribirte a mi revista mensual gratuita, que está llena de ideas prácticas y de recomendaciones para el establecimiento de nuevos estilos de vida saludables.

Es muy alentador escuchar a mis pacientes decir que sienten que la grasa se les está derritiendo. No tienen hambre porque no se están matando de hambre, y sus niveles de azúcar en la sangre permanecen estables. Se sienten mejor de lo que se han sentido en años, y el exceso de grasa comienza a desaparecer tan misteriosamente como apareció. Muchos adoran el hecho que no tienen que atender reuniones embarazosas, y disfrutan el apoyo y el aliento que ofrece esta página web tan singular. La responsabilidad y la motivación son las claves para el éxito. Nuevamente, los animo a que visiten hoy mismo mi página web **www.healthyandleanforlife.com**. No tienen que enfrentar este reto solo. El acercamiento a la responsabilidad y la motivación a esta página web han sido desarrollados teniéndote en cuenta. Mi esperanza es que podamos caminar juntos cada paso del camino. Desde tu hogar tu también puedes vivir *Saludable para la Vida*.

Epílogo

Muchas personas han perdido la esperanza de ser libres, así como de volver a sentirse libres de preocupaciones. Simplemente, sienten que no pueden perder peso sin importar lo que hagan.

Oro para que hayan percibido las verdades que puedan dar nuevo aliento a su esperanza. El concepto de volver a disfrutar de comidas deliciosas, y al mismo tiempo liberar grasas, sencillamente parece imposible. Sin embargo, te invito a que creas y empieces a tomar los pasos necesarios para triunfar sobre tus adicciones y deseos incontrolables de comer. Una y otra vez, he visto gente sin esperanzas triunfar. Te invito a que te unas a ellos para que empieces a desarrollar esos estilos de vida que te traerán la verdadera libertad.

Simplemente, la mayoría de la gente necesita una mano amiga. Deja que mi equipo y yo te guiemos de la mano y te enseñemos el camino a esta nueva libertad. La vida pasa muy rápidamente. No debería haber una razón para estar atrapado por esos estilos de vida que solamente te quitarán tu valor más preciado: tu salud. No se trata de fuerza de voluntad, sino más bien, simplemente de alejarse de la naturaleza adictiva de aquellos carbohidratos altamente procesados y de alto nivel glicémico. Solamente en ese momento serás verdaderamente libre y estarás en camino ya sea de proteger o de recuperar tu salud.

A corto plazo serás un ejemplo viviente de lo que se puede lograr cuando se aplican las verdades presentadas en este libro. Muchas personas han recibido ayuda para lo que ellos consideraban una situación imposible. ¿Por qué no te conviertes en uno de los desesperanzados y atrapados que ha sido liberado?

LISTADO DE PIE DE PÁGINA DE
SALUDABLE PARA LA VIDA

CAPÍTULO 1 - Atrapados en la tierra de la abundancia

1. Fontaine, KR, et. al., "Years of Life Lost Due to Obesity" *JAMA*, 8 de enero, 2003, Vol. 289, No. 2.
2. Una persona de 20 años de edad, sexo femenino, y obesa, tendrá aproximadamente 8 años menos de vida debido a su sobrepeso (una reducción del 10% de su expectativa de vida). Considerando cuan rápidamente se nos va la vida, estos hallazgos son impresionantes.
3. Ibid
4. Connolly, Ceci, "Obesity increases U.S. health costs by $93B", *Rapid City Journal*, Miércoles, 14 de mayo del 2003, pág. A3.
   Se volvió a imprimir en un artículo que se publicó en el *Washington Post* 2003.
5. Wood, Christine, M.D., Médico pediatra de Encinitas, CA. Autor de *How to Get Kids to Eat Great & Love It!*, Publicaciones Griffin; 2nda edición, 2001, y www.kidseatgreat. com.

CAPÍTULO 2 - La nación de los carbohidratos

1. Ludwig, D.A., "High Glycemic Index Foods, Overeating, and Obesity." *Pediatrics* 103 (1999): e26.
2. Ludwig, D.S., "Dietary Glycemic Index and Obesity", *American Society for Nutritional Sciences* 130 (2000): 280S-283S.
3. Ibid #2.
4. Ibid #1.
5. Flegal, K.M., et al., "Overweight and Obesity in the US: Prevalence and Trends", *International Journal of Obesity* 22 (1998): 39-47.
6. Tablas de Mortalidad.
7. Schlosser, E., *Fast Food Nation*, pág. 125 y 126.
8. Ibid #1.
9. Ibid #7.

CAPÍTULO 3 - El indice de glicémia

1. Ludwig, D., "The Glycemic Index. Physiological Mechanisms Relating to Obesity, Diabetes, and Cardiovascular disease", *JAMA* 287 (2003): 2414.
2. Ibid.
3. Brand-Miller, J., et al., *The New Glucose Revolution*, Marlowe and Company, 2003.
4. Recomendaciones dietéticas de la American Diabetic Association.
5. JAMA, 8 de mayo del 2002.
6. Scholsser, E., *Fast Food Nation.*
7. Amelsvoort, *Amylose-amylopectin ratio.*
8. Ludwig, D., "The Glycemic Index. Physiological Mechanisms relating to Obesity, Diabetes, and Cardiovascular Disease", *JAMA* 287 (2002): 2414.
9. Wolever, T., et al., "Prediction of Glucose and Insulin Responses of Normal Subjects after Consuming Mixed Meals Varying in Energy, Protein, Fat, Carbohydrate and Glycemic Index", *American Institute of Nutrition* (1996): 2807-2812.
10. Wolever, T., y D. Jenkins, "The Use of Glycemic Index in Predicting the Blood Response to Mixed Meals", *American Journal of Clinical Nutrition* 43 (1986): 167-172.
11. Estos estudios revelaron que inclusive, agregar grasa y proteína a los alimentos, no modificaba significativamente la expectativa total de la respuesta glicémica esperada por la clase de carbohidratos que los alimentos contenían.

CAPÍTULO 4 - ¿Cómo me convertí en un adicto a los carbohidratos?

1. Gerich, J., et al., "Hormonal Mechanisms in Acute Glucose Counter-Regulation: The Relative roles of Glucagón, Epinephrine, Norepinephrine, Growth Hormone and Cortisol", *Metabolism* 29 (Noviembre 1980): 1164-1175.
2. Ludwig, D.S., "The Glycemic Index: Physiological Mechanisms Relating to Obesity, Diabetes, and Cardiovascular Disease" *JAMA* 287 (2002): 2412-2423.
3. Ludwig, D.A. et al., "High glycemic Index Foods, Overeating, and Obesity", *Pediatrics* 103 (1999): e26.
4. Ibid #2.

CAPÍTULO 5 – El fantasma –
El síndrome metabólico (síndrome X)

1. Ford, E.S., et al., "Prevalence of the Metabolic Syndrome Among US Adults", *JAMA* 287 (2002): 356-359.

2. Reaven, Gerald, *Syndrome X.* Simon & Schuster (2000): pág. 18.

3. Tengo un informe detallado de la evidencia médica que apoya estas declaraciones en mi libro, *What Your Doctor Doesn't Kow About Nutritional Medicine May Be Killing You*, Publicaciones Thomas Nelson. (2002).

4. Reaven, G.M., "Role of Insulin Resistance in Human Disease", *Diabetes* 37 (1988): 1495-1607.

5. Jansson PE., et al., "Measurement by Microdialysis of the Insulin Concentration in Subcutaneous Interstitial Fluid", *Diabetes* 42:1469-1473, 1993.

6. Ibid #4.

7. Los estudios han demostrado que los índices bajos de HDL pueden ser observados solos, y son los primeros signos de resistencia a la insulina.

8. Dr. DeFronzo, *Journal Diabetes Care.*

9. Reaven, G.M., "Syndrome X: 6 Years Later", *Journal of Internal Medicine Suppl* 736 (1994): 13-22.

10. Ibid.

11. Baba, T., y S. Neugebauer, "The Link Between Insulin Resistance and Hypertension: Effects of Antihypertensive and Antihyperilipidaemic Drugs on Insulin Sensitivit.", *Drugs* 47 (1994): 383-404.

12. DeFronzo, R.A., y E. Ferrannini, "Insulin Resistance: A Multifaceted Syndrome Responsible for NIDDM, Obesity, Hypertension, Dyslipidemia, and Atherosclerotic Cardiovascular Disease" *Diabetes Care* 14 (1991): 173-194.

13. Tsai, E.C., et al., "Reduced Plasma Peroxyl Radical Trapping Capacity and Increased Susceptibility of LDL to Oxidation in Poorly Controlled IDDM", *Diabetes* 43 (1994): 1010-1014.

14. Existe una fuerte evidencia médica que, con el tiempo, los pacientes que tienen una resistencia a la insulina tienen un incremento lento de los azucares en la sangre. Las subidas de azúcar no se encuentran en el rango diabético, e, inclusive, aún pueden ser consideradas normales, excepto después de una comida. Sin embargo, también se ha descubierto que esta elevación de azúcar en la sangre es tóxica para las células beta del páncreas (toxicidad de glucosa).

15. Ibid 9.

CAPÍTULO 6 – La grasa asesina

1. Evans, D.J., et al., "Relationship of Body Fat Topography to Insulin Sensitivity and Metabolic Profiles in Premenopausal Women" *Metabolism* 33 (1984): 68-75.
2. Ibid.
3. Desprès, J.P., "Dyslipidaemia and Obesity", *Baillieres Clinical Endocrinology and Metabolism* 8 (1994): 629-660.
4. Ibid.
5. Stern, M.P., y S.M. Haffner, "Body Fat Distribution and Hyperinsulinemia as Risk Factors for Diabetes and Cardiovascular Disease", *Arteriosclerosis* 6 (1986): 123-130.
6. Cusin, I., et al., "Hyperinsulinemia and Its Impact on Obesity and Insulin Resistance", *International Journal of Obesity* 16 (1992): S1-S11.
7. Olefsky, J.M., "The Insulin Receptor. Its Role in Insulin Resistance of Obesity and Diabetes", *Diabetes* 25 (1976): 1154-1162.
8. El Doctor Olefsky encontró que los pacientes obesos que tenían niveles de insulina muy altos, tenían los niveles más bajos de recepción de insulina.
9. Olefsky, J.M., y O.G. Kolterman, "Mechanisms of Insulin Resistance in Obesity and Noninsulin-Dependent (Type 2) Diabetes", *American Journal of Medicine* 70 (1981): 151-168.

CAPÍTULO 7 – No todo tiene que ver con perder peso: Diabetes y las enfermedades del corazón

1. Hajjar, I. & Ketchen, T., "Trends in Prevalence, Awareness, Treatment, and Control of Hypertension in United States 1988-2000", *JAMA* 290 (2003): 199-206.
2. Rocchini, A.P., et al., "Insulin and Blood Pressure During Weight Loss in Obese Adolescents", *Hypertension* 10 (1987): 267-273.
3. Reaven, G.M., "Syndrome X: 6 Years Later", *Journal of Internal Medicine Suppl* 736 (1994): 13-22.
4. Ibid.
5. Baba, T., y S. Neugebauer, "The Link Between Insulin Resistance and Hypertension: Effects of Antihypertensive and Antihyperlipidaemic Drugs on Insulin Sensitivity", *Drugs* 47 (1994): 383-404.
6. Reaven, G.M., "Relationship Between Insulin Resistance and Hypertension", *Diabetes Care* 14 (1991): 33-38.
7. Séptimo Informe del Joint National Committee on Prevention, Detection, Evaluation and Treatment of High Blood Pressure, U.S. Department of

Health and Human Services, Vol 23, 2000: 381-389.

8. Ibid.
9. Stamler, J., et al., "Prevention and Control of Hypertension by Nutritional-Hygienic Means", *Journal of the American Medical Association* 243 (1980): 1819-1823.
10. National Nutrition Monitoring and Research Act of 1990, Public Law 101-445 (1990).
11. Frost, G., et al., "Glycemic Index as a Determinant of Serum HDL-Cholesterol Concentration", *Lancet* 353 (1999): 1045-1048.
12. Ford, E.S. y S. Liu., "Glycemic Index and Serum High density Lipoprotein Choleserol Concentration Among US Adults", *Archives of Internal Medicine* 161 (2001): 572-576.
13. Ross, R., "Arterosclerosis - an Inflamatory Disease", *New England Journal of Medicine* 340 (1999): 115-123.
14. Austin, M.A., et al., "Low-Density Lipoprotein Subclass Patterns and Risk of Myocardial Infarction", *Journal of the American Medical Association* 260 (1988): 1917-1921.
15. Ibid #6.
16. Ceriello, A., "The Post-Prandial State and Cardiovascular Disease: Relevance to Diabetes Mellitus", *Diabetes Metabolism Research & Review* 16 (2000): 125-132.
17. Ibid.
18. Ibid.
19. Wolever, T., et al., "Beneficial Effect of a Low Glycemic Index Diet in type 2 Diabetes", *Diabetic Medicine* 9 (1992): 451-458.
20. Collier, G.R., et al., "Low Glycemic Index Starchy Foods Improve Glucose Control and Lower Serum Cholesterol in Diabetic Children", *Diabetes Nutr Metabolism* 1 (1988): 11-19.

CAPÍTULO 8 – Salvenos a los niños

1. Yanovski, JA., Yanovski, SZ., "Treatment of Pediatric and Adolescent Obesity", *JAMA* 289 (2003): 1851-1853.
2. Ludwig, D.A., et al., "High Glycemic Index Foods, Overeating, and Obesity", *Pediatrics* 103 (1999): e26.
3. Spieth L.E., et al., "A Low-Glycemic Index Diet in the Treatment of Pediatric Obesity", *Archives of Pediatrics and Adolescent Medicine* 154 (2000): 947-951.
4. Ebbeling C.B., y D.S. Ludwig., "Treating Obesity in Youth: Should Dietary Glycemic Load be a Consideration?", *Advances en Pediatrics* 48

(2001): 179-212.

5. Schwimmer, J.B., et al., "Health-Related Quality of Life of Severely Obese Children and Adolescents" *JAMA* 289 (2003): 1813-19.

6. Bao, W., et al., "Persistent Elevation of Plasma Insulin Levels is Associated with Increased Cardiovascular Risk in Children in Young Adults", *Circulation* 93 (1996): 54-59.

7. AP comunicado (Washington) Domingo, 11 de mayo, 2003, *Rapid City Journal*, "Fat Content still a concern in lunches", pág. A8.

8. Ibid.

9. Spieth Ibid #3.

10. Bray, GA, "Low-Carbohydrate Diets and Realities of Weight Loss", *JAMA* 289 (2003): 1853-55.

11. Schlosser, Eric, "Fast Food Nation", *Compañía Mifflin* (2002). Pág 54.

12. Ibid pág. 53.

13. Ibid págs. 51 y 52.

14. Spieth, Ibid #3.

15. American Diabetes Association, "Type 2 Diabetes in Children and Adolescents", *Diabetes Care* 22 (2000): 381-389.

16. Ibid.

17. Preedman, D.S., et al., "Relation of Body Fat Distribution to Hyperinsulinemia in Children and Adolescents: The Bogalusa Heart Study", *American Journal of Clinical Nutrition* 46 (1987): 403-410.

18. Ibid.

19. Bao, W., et al., "Persistent elevation of plasma insulin", *Circulation*.

20. Ibid #17.

21. Ibid #17.

22. García-Webb, P., et al., "Obesity and Insulin Secretion in Fasting High School Students", *Diabetología* 19 (1980): 194-197.

23. Libman, I., y S.A. Arslanian, "Type 2 Diabetes Mellitus: No Longer Just Adults", *Pediatric Annals* 28 (1999): 589-593.

24. Ibid.

25. Ibid #17.

CAPÍTULO 9 – ¿Por qué no funcionan las dietas?

1. Panel de Conferencia de los Anales de Medicina Interna NIH Asesoramiento Tecnológico. "Methods for Voluntary Weight Loss and Control", *Annals of Internal Medicine* 119 (1993): 764-770.

2. Heshka, S, et al., "Weight Loss with Self-help Compared with a Structured Commercial Program", *JAMA* 289 (2003): 1792-98.

3. Schlosser, Eric., "Fast Food Nation", *Compañía Mifflin* (2002): 120.
4. A pesar que el Doctor Ornish dice en el prólogo de su recientemente pu-blicado libro, "Eat More, Weigh Less", que puedes comer hasta un 30% de grasas, en la página 43 menciona que uno debe asegurarse de no comer más del 10% en grasas.
5. Bray, G., "Low-Carbohydrate Diets and Realities of Weight Loss", *JAMA* 289 (2003): 1853-1855.

CAPÍTULO 10 – No pierdas y sé libre

Ninguna referencia.

CAPÍTULO 11 – Escogiendo alimentos deliciosos
Parte I (Carbohidratos nutritivos)

1. Spieth, L.E., et al., "A Low-Glycemic Index Diet in the Treatment of Pe-diatric Obesity", *Archives of Pediatrics and Adolescent Medicine* 154 (2000): 947-951.
2. Jenkins, D., et al., "Nibbling Versus, Gorging: Metabolic Advantages of Increased Meal Frequency", *New England Journal of Medicine* 321 (1989): 929-934.
3. Ibid.
4. Ibid.

CAPÍTULO 12 – Escogiendo alimentos deliciosos
Parte II (Grasas y proteínas)

1. Visioli, F. y Galli, C., "Natural Antioxidants and Prevention of Coronary Heart Disease: The Potential Role of Olive Oil and its Minor Constituents", *Nutritional Metabolic Cardiovascular Disease* 5 (1995): 306-314.
2. Erasmus, Udo., "Fats that Heal Fats that Kill", *Alive Books* 1986, pág. 40.
3. Weil, Andrew., "The Basics of Human Nutrition", página 85.
4. Visioli, F., y C. Galli., "Olive Oil Phenols and Their Potential Effects on Human Health", *Journal of Agnc. Food Chem* 46 (1998): 42922-4296.
5. Martín Moreno, J., et al., "Dietary Fat, Olive Oil Intake and Breast Cancer Risk", *International Journal of Cancer* 58 (1994): 774-780.
6. Weil, Ibid #3, página 85.
7. Jenkins, DJ, Kendall, CW, Marchie, A., et al., "Effects of a Dietary Port-folio of Cholesterol-lowering Foods vs Lovastain on Serum Lipids and C-reactive Protein", *JAMA* 23 de julio, 2003, 290 (4), págs. 502-10.

8. Sears, Barry, "The Omega RX Zone - The Miracle of the New High-Dose Fish Oil", *Regan Books*, (2002).
9. Weil, Ibid #6.
10. Colgan, Michael., "The New Nutrition", *Apple Publishing* (1995).
11. Sears, Barry, "The Zone - A Dietary Road Map", *Regan Books* (1995): 72.
12. Weil, Ibid #3, págs. 104 – 105.
13. Sears, Ibid #11, pág. 68.
14. Sears, Ibid #11, pág. 71.
15. Weil, Ibid #3, pág. 113.
16. Weil, Andrew, "Eating for Optimal Health", Alfred A. Knopf (2000): 113.
17. Holt, S., et al., "Relationship of Satiety to Postprandial Glycaemic, Insulin and Cholecystokinin Responses", *Appetite* 18 (1992): 129-141.

CAPÍTULO 13 - Entremándose para la libertad total

1. MacKay, Travis, "Sitting Causes Death".
2. Mayer-Davis, E.J., et al., "Intensity and Amount of Physical Activity in Relation to Insulin Sensitivity", *JAMA* 279 (1998): 669-674.
3. Koivisto, V., y R.A. DeFronzo., "Physical Training and Insulin Sensitivity", *Diabetes Metabolism Reviews* 1 (1986): 445-481.
4. Ibid.
5. Ibid.
6. Bjorntorp, P., et al., "The Effect of Physical Training on Insulin Production in Obesity", *Metabolism* 19 (1979): 631-638.
7. Ibid #2.
8. Ibid #2.
9. Ibid #6.
10. Ibid #2.
11. Leon, A.S., et al., "Effects of Vigorous Walking Program on Body Composition, and Carbohydrate and Lipid Metabolism of Obese Young Men", *Journal of Clinical Nutrition* 33 (1979): 1776-1787.
12. Soman, V.R., et al., "Increased Insulin Sensitivity and Insulin Binding to Monocytes After Physical Training", *New England Journal of Medicine* 301 (1979): 1200-1204.
13. Ibid.
14. Helmrich, S.P., et al., "Physical Activity and reduced Occurrence of Non-Insuli Dependent Diabetes Mellitus", *New England Journal of Medicine* 325 (1991): 147-152.

15. Ibid.
16. Ibid #1.
17. Ibid #2.
18. Ibid #2.
19. Ibid #1.
20. Ibid #1.
21. Numerosos estudios han documentado una mejora de la sensibilidad a la insulina debido a varios tipos y niveles de intensidad de actividad aeróbica.
22. Hu, F.B., et al., "Television Watching and Other Sedentary Behaviors in Relation to Risk of Obesity and Type 2 Diabetes Mellitus in Women", *JAMA* 289 (2003): 1785-1791.
23. Ibid.
24. Ibid.
25. Ibid.

CAPÍTULO 14 - Confiando en la nutrición celular

1. Ceriello, A., et al., "Meal Induced Oxidative Stress and Low-Density Lipoprotein Oxidation in Diabetes: The Possible Role of Hyperglycemia", *Metabolism* 48 (1999): 1503-1508.
2. Lawrence, M., et al., "Oral Glucose Loading Acutely Attenuates Endothelium-Dependent Vasodilation in Healthy Adults without Diabetes: An Effect Prevented by Vitamins C and E", *Journal of the American College of Cardiology* 36 (2000): 2185-2191.
3. Ross, R., "Atherosclerosis - An Inflammatory Disease", *New England Journal of Medicine* 340 (1999); 15-123.
4. Ibid #1.
5. Plotnick, G.D., et al., "Effect of Antioxidant Vitamins on the Transient Impairment of Endothelium-dependent Brachial Artery Vasoactivity Following a Single High-Fat Meal", *JAMA* 278 (1997): 1682-1686.
6. Ibid #5.
7. Ibid #2.
8. "Vascular Medicine: Vitamine C Improves Endothelium-dependent Vasodilation", *JAMA*.
9. Levine, G.N. et al., "Ascorbic Acid Reverses Endothelial Vasomotor Dysfunction in Patiens with Coronary Artery disease", *Circulation* 93 (1996): 1107-1113.
10. Ceriello, A., et al., "Antioxidant Defenses are Reduced During the Oral Glucose Tolerance Test in Normal and Non-Insulin-Dependent Dia-

betic Subjects", *European Journal of Clinical Investigation* 28 (1998): 329-333.

11. Paolisso, G., et al., "Pharmacological doses of vitamin E improve insulin action in healthy subjects & non-insulin-dependent diabetic patients", *American Journal of Nutrition* 57 (1993): 650-6.
12. Ibid.
13. Anderson, R.A., et al., "Elevated Intakes of Supplemental Chromium Improve Glucose and Insulin Variables in Individuals With Type 2 Diabetes", *Diabetes* 46 (1997): 1786-1791.
14. Ibid.
15. Ibid.
16. Ibid.
17. Ibid.
18. Ibid.
19. Paolisso, G., et al., "Daily Magnesium Supplements Improve glucose Handling in Elderly Subjects", *American Journal of Clinical Nutrition* 55 (1992): 1161-1167.
20. Ibid.
21. Ibid.
22. Thompson, K.H., y D.V. Godlin., "Micronutrients and Antioxidants in the Progression of Diabetes", *Nutrition Research* 16 (1995): 1377-1410.
23. Ibid.
24. Boden, G., et al., "Effects of Vandyl Sulfate on Carbohydrate and Lipid Metabolism in Patients With Non-Insulin-Dependent Diabetes Mellitus", *Metabolism* 45 (1996): 1130-1135.
25. Marfella, R., et al., "Glutathione Reserves Systemic Hemodynamic Changes Induced by Acute Hyperglycemia in Healthy Subjects", *The American Journal of Physiology* 268 (1995): E1167-E1173.
26. Das, U. "Obesity, Metabolic Syndrome X, and Inflammation", *Nutrition* 18 (2001): 430-432.
27. Santini, S.A., et al., "Deffective Plasma Antioxidant Defenses and Enhanced usceptibility to Lipid Peroxidation in Uncomplicated IDDM", *Diabetes* 46 (1997): 1853-1858.
28. Ibid #24.

CAPÍTULO 15 – Saludable para la Vida

1. Margolis, J. R., et al., "Clinical features of unrecognized myocardial

infraction: Silent and Symptomatic. Eighteen-year follow-up: the Framingham Study", *American Journal of Cardiology* 32 (1973): 1-7.

2. O'Keefe, J.H. Jr., M.D., et al., "Improving the adverse cardiovascular prognosis of type 2 diabetes*", Mayo Clinic Protocol*, 1999:74:171-180.
3. Ludwig, D.S., "The Glycemic Index: Physiological Mechanisms Relating to Obesity, Diabetes, and Cardiovascular Disease", *JAMA* 287 (2002): 2412-2423.

PÁGINAS DE RECURSOS

Lista de alimentos recomendados

En esta sección se encuentra la lista de alimentos recomendados que debes considerar al hacer tus elecciones de alimentos y refrigerios. Estos se descomponen en tres categorías: Deseables, Moderadamente Deseables, y Menos Deseables. La meta no es la perfección, sino, más bien que un 75 al 80 por ciento de tus elecciones de alimentos provengan de las recomendaciones deseables de alimentos. Tus elecciones de alimentos nunca deben sobrepasar más del 5 al 10 por ciento de los alimentos menos deseables.

En el primer lugar de la lista están los carbohidratos y sus respectivos índices glicémicos, y la carga glicémica. Se consideraron varios factores antes de colocar un alimento en particular en una categoría específica, tal como: la calidad de los nutrientes que contenía, el índice glicémico, la carga glicémica, y si es que contenía proteínas y grasas buenas.

CARBOHIDRATOS DESEABLES		
	INDICE GLICEMICO	CARGA GLICEMICA
Frutas		
Albaricoques/chabanaco	57	5
Cerezas	22	3
Ciruelas	24	7
Kiwi	47	5
Mango	47	5
Manzanas	38	6
Naranjas	42	5
Melocotón/durazno	28	4
Melocotón/durazno (enlatado en su jugo natural)	38	4
Melón	72	4
Peras	38	4
Peras (enlatadas en su jugo natural)	43	5
Piña	59	7
Toronja	25	3
Uvas	43	7
Vegetales		
Alcachofas	(0)	0
Chícharos/alverjas	48	3
Apio	(0)	0
Remolacha/betabel	64	5
Brócoli	(0)	0
Calabaza	(0)	0
Col	(0)	0
Coliflor	(0)	0
Ñame	37	13
Aguacate/palta	(0)	0
Pepino	(0)	0
Verduras frondosas (espinaca, lechuga, etc.)	(0)	0
Zanahorias	47	3

CARBOHIDRATOS DESEABLES		
	INDICE GLICEMICO	CARGA GLICEMICA
Legumbres		
Frijol de soja	18	1
Frijoles, mantequilla	31	7
Frijoles, kidney	28	7
Frijoles, negros	20	5
Garbanzos (frijoles garbanzos, Gramo de Bengal)	28	8
Lentejas	29	5
Lentejas, verdes, secas	30	5
Lentejas, rojas	26	5
Panes		
Healthy Choice Wheat Bread (Con Agra Inc., USA)	55	8
Pan entero de cebada almendrada: 75% de grano entero	27	7
80% de grano entero (20% harina blanca)	34	8
Pan de avena y salvado	47	9
Pan de avena y centeno entero (Pumpernickel)	41	5
Pan germinado Silver Hills	No ha sido probado	
Pan germinado Ezekiel	No ha sido probado	
Pan de Soja y de semilla de linaza (mezcla de pan para horno) (Con Agra Inc., USA)	50	5
Pan de centeno fermentado	53	6

CARBOHIDRATOS DESEABLES

	INDICE GLICEMICO	CARGA GLICEMICA
Cereales Desayuno		
All-Bran (Kellogg's, E.E.U.U.)	38	9
Bran Buds (Kellogg's, Canadá)	58	7
Bran Buds con psyllium (Kellogg's Canadá)	47	6
Cereal caliente, manzana y canela (Con Agra, Inc., E.E.U.U.)	37	8
Cereal caliente, sin sabor adicional (Con Agra, Inc., E.E.U.U.)	25	13
Salvado de avena, integral	55	3
Granos cereales		
Arroz a medio cocer, grano largo (Canadá)	38	14
Arroz, a medio cocer (Uncle Ben's)	38	14
Cebada, perlada	25	11
Centeno	34	13
Trigo, resquebrajado (Bulgur)	48	12
Trigo, semilla entera	41	14
Productos Lácteos		
Leche, descremada	32	4
Leche de Soja	44	8
Yogur, bajo en grasas	31	9

CARBOHIDRATOS DESEABLES		
	INDICE GLICEMICO	CARGA GLICEMICA
Nueces		
Almendras	(0)	0
Avellana	(0)	0
Macadamias	(0)	0
Maní/cacahuates	14	1
Nueces	(0)	0
Nueces de Anacardo	22	3
Pacanas	(0)	0
Azúcares y Edulcorantes		
Fructosa (Granulada)	19	2
Splenda	0	0
Stevia	0	0

CARBOHIDRATOS MODERADAMENTE DESEABLES		
	INDICE GLICEMICO	CARGA GLICEMICA
Frutas		
Chabanacos, enlatados en miel ligera	64	12
Bananas/plátanos	52	12
Fresas	40	10
Ciruelas	29	10
Jugo de Manzana, sin azúcar	40	10
Jugo de Naranja	52	12
Melocotón/durazno, enlatado en miel espesa	58	9
Vegetales		
Elote, dulce	54	9
Nabo	72	7
Calabaza	75	3

CARBOHIDRATOS MODERADAMENTE DESEABLES

	INDICE GLICEMICO	CARGA GLICEMICA
Papas		
Camote	61	17
Papas nuevas	62	13
Legumbres		
Frijoles, al horno	48	7
Frijoles, blanco (navy)	38	12
Frijoles, lima	32	10
Frijoles, ojinegro (black-eyed)	42	13
Frijoles pinto	39	10
Frijoles, secos	29	9
Pan		
Pan de grano entero de trigo (80% grano entero)	52	12
Pan de harina de cebada	67	9
Pan integral de harina de cebada fermentada con Sourdough ácido láctico	53	10
Pan integral de trigo y centeno	58	8
Cereales para el Desayuno		
All-Bran (Kellogg's Canadá)	50	9
Hojuela de avena	58	13
Crema de Trigo	66	17
Granos y Cereales		
Arroz, grano largo, salvaje (Uncle Ben's)	54	20
Arroz, Basmati, hervido	58	22
Arroz, integral	55	18

CARBOHIDRATOS MODERADAMENTE DESEABLES	INDICE GLICEMICO	CARGA GLICEMICA
Arroz, a media cocción (E.E.U.U.)	72	18
Cebada, resquebrajada	66	21
Couscous, cocido	65	23
Elote Dulce (E.E.U.U.)	60	20
Harina de maíz, cocida en agua con sal (Canadá)	68	9
Tacos a base de harina de maíz	68	8
Trigo sarraceno (Canadá)	54	16

Productos de Panadería

Pastel de chocolate (Betty Crocker)	38	20
Pastel de plátano sin azúcar	55	16
Panecillo (muffin), de manzana sin azúcar	48	9

Galletas

Avena (Canadá)	54	9
Digestivas (Canadá)	59	10

Pasta y Tallarines

Espagueti, blanco	44	21
Espagueti, de trigo integral	37	16
Fettucini, al huevo	40	18
Linguine	52	23
Macarrones	47	23
Tallarines, instantáneos	47	19

Azúcares y edulcorantes

Miel	55	10

CARBOHIDRATOS MENOS DESEABLES

	INDICE GLICEMICO	CARGA GLICEMICA
Productos de Panadería		
Croissant	67	17
Donás	76	17
Panecillo (muffin), avena, y pasas	54	14
Panecillo (muffin) banana	65	16
Panecillo (muffin), salvado	60	15
Pastel ángel	67	19
Panque (Sara Lee)	54	15
Galletas		
Graham (Christie Brown, Canadá)	74	14
Vainilla (Canadá)	77	14
Productos Lácteos		
Helados	61	8
Helados, reducidos en grasa	47	5
Helados, Premium	37	4
Leche	27	3
Pudín	47	7
Yogur	36	3
Frutas		
Cóctel de jugo de arándanos	68	24
Dátiles	50	12
Higos	61	16
Jugo de Piña	46	15
Pasas	64	28
Vegetales		
Chirivía	97	12
Papas		
Blanca, al horno	85	26
Puré, instantáneo	85	17
Puré de papas	92	18

CARBOHIDRATOS MENOS DESEABLES

	INDICE GLICEMICO	CARGA GLICEMICA
Pan		
Bagel, blanco	72	25
Bollo de hamburguesa	61	9
Pan con semillas de avena tosca		
80% semillas de avena enteras	65	12
Pan de harina blanca	70	10
Pan de harina de trigo integral	71	8
Panecillos Káiser	73	12
Cereales para Desayuno		
Avena instantánea	66	17
Cheerios	74	15
Chex de Arroz - Rice Chex		
(Nabisco, Canadá)	89	21
Chex de salvado	58	11
Chex de maíz	83	21
Coco Pops	77	15
Corn Flakes (Kellogg's, E.E.U.U.)	92	24
Crema de Trigo, instantánea	74	22
Grahams Dorados	71	18
Grapenuts (Kraft, E.E.U.U.)	75	13
Hojuelas de Grapenuts (uvas, nueces)		
(Post, Canadá)	80	17
Hojuelas de Salvado	74	15
Life		
(Quaker Oats Co., Canadá)	66	16
Muesli (Canadá)	66	16
Raisin Bran (Kellogg's, E.E.U.U.)	61	12
Rice Krispies		
(Kellogg's, Canadá)	82	21
Shredded Wheat - Trigo en pedazos		
pequeños (Nabisco, Canadá)	83	17
Special K (Kellogg's, E.E.U.U.)	69	14
Trigo inflado (Puffed Wheat)	67	13
Total (General Mills, Canadá)	76	17

CARBOHIDRATOS MENOS DESEABLES

	INDICE GLICEMICO	CARGA GLICEMICA
Cereales y Granos		
Arroz, blanco	72	30
Arroz, grano largo	56	23
Arroz, grano largo: variedad de cocción rápida	68	25
Arroz, instantáneo blanco	87	36
Arroz, Jazmín (Tailandia)	109	46
Mijo, cocido (Canadá)	71	25
Tallarines de arroz (Australia)	76	37
Refrigerios y Dulces		
Cancha - Popcorn	72	24
Hojuelas de Maiz	42	11
Jelly Beans	78	22
Mars Bars	68	26
Papas fritas, o a la francesa	54	11
Pretzels	83	16
Roll Ups de Fruta	99	24
Snickers Bar	68	23
Twix	44	17
Azúcares y Edulcorantes		
Glucosa	100	10
Lactosa	46	5
Maltosa	105	11
Sucrosa (azúcar de mesa)	61	6
Edulcorantes Alternativos		
Xylitol	8	1

Proteínas/grasas deseables

Salmón
Caballa
Trucha
Atún (A lo suma, una vez a la
  semana)
Sardinas
Almendras (crudas)
Nueces (crudas)
Soja
Linaza
Aceite de semillas de linaza
  (prensada)
Arenque
Aceitunas
Aceite de oliva virgen
Aguacate

Semillas de calabaza
Huevos (de pollos criados en
  granja)
Chícharos
Frijoles
Lentejas
Leche de Soja
Tofu
Hamburguesas de soja
Pavo (sin piel)
Tocino de pavo
Hamburguesas de pavo
Humus
Carne de búfalo
Animales de caza (venado, alce,
  faisán, codorniz)

Proteína/grasas moderadamente deseables

Anacardo
Pistache
Nueces de macadamia
Mayonesa (natural, preparada
  con aceite de oliva, soja, o
  aceite de canola)
Huevos (comercial)
Cacahuates
Aceite de cacahuate
Mantequilla de cacahuate
  (natural)
Aceite de canola (prensado)
Aceite de semilla de girasol
Aceite de girasol
Aceite de sesamó
Aceite de elote
Aceite de soja
Mantequilla de nueces
Avellanas

Leche descremada
Queso cottage reducido en
  grasas
Yogur reducido en grasas
Mero
Hamburguesas magras (90%
  plus)
Res (cortes magros)
Pollo (sin piel es mejor)
Lomo fino de res
Solomillo
Lenguado
Lenguado
Bacalao
Pescado blanco de Nueva
Zelanda
Pato
Camarón
Cangrejo

Proteínas/Grasas Menos Deseables

Margarina
Manteca vegetal
Alimentos fritos
Frituras
Aceite de semilla de algodón
Mantequilla
Aceite de coco
Aceite de semilla de palma
Aceite de palma
Cualquier aceite parcialmente
  hidrogenado (leer las etiquetas)
Leche
Queso
Helados
Crema
Tocino

Chorizo
Hot dogs
Fiambres
Puerco
Pepperoni
Salame
Costillas de puerco
Carne molida
Cordero
Hígado, de pollo
Sesos
Corazón
Asado de carne (*chuck*)
Ostras
Langosta

FASE 1: PLAN BASICO DE ALIMENTACION – RETORNO A LA CONDICION PREVIA AL ESTRÉS GLICEMICO

El plan básico de alimentación es simplemente una guía para ayudarte a poner en práctica inmediatamente los principios expuestos en este libro. Algunas personas se sienten más cómodas siguiendo un plan paso a paso. Sin embargo, los aliento a que consideren lo simple que es planificar y comer un menú saludable que no eleve el azúcar en la sangre. Para poder ponerlo en práctica, debes familiarizarte con la Tabla de Alimentos Recomendados. En dicha Tabla encontrarás los carbohidratos buenos, las proteínas saludables, y las grasas saludables de las cuales puedes elegir. La mayor parte del tiempo querrás comer alimentos deseables.

Durante la Fase 1, te daré valor para que elimines completamente aquellos alimentos de la lista de alimentos menos deseables. Asimismo, te sugiero que elimines completamente durante la primera fase de este programa, los panes, los granos, los cereales, el arroz, la pasta, las papas, el azúcar, los dulces, las gaseosas, y los jugos. Durante la Fase 2, podrás volver a introducir algunos de estos alimentos. Sin embargo, éstos consistirán solamente en pan, arroz, cereales, y papas, los cuales no elevan el azúcar en la sangre. Por supuesto, el azúcar, las gaseosas, los jugos endulzados, los pasteles, donás, y las papas blancas deben ser una excepción en tu dieta. Ten presente que insisto en que nunca debes quedarte con hambre. Sin embargo, si comes una comida o refrigerio adicional, prefiero que sea una comida o refrigerio que no eleve el azúcar en la sangre.

A continuación te doy ejemplos de menús para toda la semana durante 14 días. Esto es simplemente una guía, y te animo a que pruebes las nuevas recetas que contienen los alimentos recomendados. Sencillamente, si así lo deseas, repite el plan de los 14 días hasta completar los 28 días de esta fase.

FASE 1

DIA 1

Desayuno
OMELETTE DE VEGETALES
POCILLO CON FRUTAS

Refrigerio a media mañana
Una barra de queso baja en grasas, y un puñado de almendras al natural

Almuerzo
ENSALADA VERDE
Lechuga, hongos al natural (champignon), tomate, aguacate, cebolleta, garbanzos, pavo o pollo (opcional)
Combina los ingredientes de la ensalada, y utiliza el aderezo Italiano para ensaladas -2 porciones de aceite de oliva extra virgen, 1 porción de vinagre de vino tinto (puede reemplazar al jugo de limón fresco), ajos picados, sal, pimienta al gusto.

Refrigerio a media tarde
ENSALADA DE CANGREJO - Coloca el cangrejo helado en una pequeña cama de lechugas acompañado de salsa de cóctel, y adornado con nueces.

Comida de la noche
POLLO ASADO A LA PARRILLA CON SALSA
2 mitades de pechuga de pollo
1 cebolla pequeña
2 tomates
Un chile jalapeño pequeño (opcional)
$1/2$ taza de cilantro picado fresco
Jugo de un limón
Asar a la parrilla las mitades de pechuga de pollo. Mientras se cocinan, pica la cebolla, los tomates, el chile jalapeño, y mezcla todo con el cilantro picado y el jugo de limón. Viértelo encima de las pechugas de pollo cocidas, y sirve.

FRIJOLES NEGROS SOUTHWEST
2 tazas de frijoles negros cocidos
1 aguacate
1 zanahoria
1/2 cucharadita de comino molido
Limón
1 cucharada de aceite de oliva
Pica el guacamole, ralla la zanahoria, y mezcla con el resto de los ingredientes.

FRUTA - gajos de naranja, o kiwi

DIA 2

Desayuno
DESAYUNO CON BEBIDA DE BANANA Y NUECES
1 banana
1 taza de leche, 1% o descremada
1 onza de suero de leche, o polvo de soja
1 cucharada de nueces picadas al natural
Preparación: Combina todos los ingredientes en un licuador, y mezcla suavemente. Puedes agregar hielo o utilizar una banana pelada helada para obtener una bebida más espesa.

Refrigerio a media mañana
Una manzana entera y un puñado de almendras al natural

Almuerzo
ENSALADA DEL CHEF (3 ó 4 onzas de jamón, pavo, o pollo), un huevo duro en rajas, y queso reducido en grasas sobre vegetales verdes. Disfruta de otros vegetales frescos bañados con un aderezo de ensalada reducido en grasas u Omega-3 de tu elección.

Refrigerio a media tarde
1 taza de yogur bajo en grasas, y en azúcar

Comida de la noche

MERO ASADO CON ALCAPARRAS Y TAPENADE DE ACEITUNAS CALAMATA

2 Filetes de mero fresco o congelado
2 cucharadas de alcaparras
3/4 de taza de aceitunas calamata sin pepas
1 cucharada de jugo de limón
Pimienta al limón

Coloca los filetes de mero fresco o congelado en una bandeja de asar. Espolvorea 1 cucharada de alcaparras, y un poquito de agua de alcaparras, pimienta al limón, y lleva al horno á 400 grados durante 30 minutos. Sirve con una cucharada de Tapenade.

Tapenade - *Aceitunas Calamata finamente picadas, mezcladas con el restante de las alcaparras picadas, y el jugo de limón*

ESPARRAGOS

Corta las puntas duras del espárrago. Colocar en una bandeja poco profunda con tapa, y cubre con agua hasta una pulgada de profundidad. Poner a hervir, tapar, y reducir el fuego. Hervir a fuego lento aproximadamente 3 minutos hasta que el espárrago esté crujiente y tierno. Rocía aceite de oliva extra virgen, y pimienta negra.

ENSALADA DE TOMATE EN RAJAS

1-2 tomates maduros
Aceite de Oliva extra virgen
Pimienta negra
Ajos (fresco, picado, o en polvo)

Coloca los tomates en rajas en un plato y rocíalos con aceite de oliva, ajo, y pimienta negra.

DÍA 3

Desayuno
HUEVOS REVUELTOS
2 RAJAS DE TOCINO DE PAVO
FRUTA FRESCA

Refrigerio de media mañana
Una taza de yogur reducido en grasas, sin azúcar, y fruta fresca de tu elección

Almuerzo
SOPA SUIZA DE ACELGAS Y FRIJOLES
1 puñado de acelga Suiza
1 cebolla pequeña, picada
3 dientes de ajo picados
4 tazas de vegetales o caldo de pollo reducido en grasas y bajo en sal
2 tazas de frijoles blancos cocidos
Queso Parmesano
Saltear las cebollas y el ajo en aceite de oliva. Añadir 4 tazas de caldo de vegetales o caldo de pollo reducido en grasas y llevar a ebullición. Añadir un puñado de acelgas Suizas picadas. Reducir el fuego, tapar, y cocinar hasta que ablande (10 minutos). Añadir los frijoles blancos cocidos. Para servir rociar con queso Parmesano.

Refrigerio de media tarde
Dos puñados de almendras al natural

Comida de la noche
FILET MIGNON o PASTEL DE RES MAGRO
Servido con vegetales verdes frescos al vapor (rociados con aceite de oliva), ensalada de la cena, y fruta fresca

DÍA 4

Desayuno
BEBIDA DE FRESA-BANANA
1 taza de fresas
1 banana mediana
1 taza de leche, 1% ó descremada
1 onza de suero de leche puro o de proteína de soja
Preparación: Colocar todos los ingredientes en un mezclador y licuarlos bien. Puedes utilizar fruta congelada o agregar hielo para que espese la bebida.

Refrigerio a media mañana
Un huevo duro

Almuerzo
ENSALADA DE ATUN
Atún Albacore envasado en agua
1 cucharada de cebolla picada
1 tallo de apio picado
Mayonesa reducida en grasas
Lechuga picada
Mezclar el atún con la cebolla picada, el apio picado, la mayonesa reducida en grasas, y servir sobre una cama de lechugas.

ENSALADA DE APIO/TOMATE
2 tallos de apio
2 tomates maduros
1 cucharada de aceite de oliva extra virgen
1 cucharada de vinagre de vino tinto
Pimienta negra
Cortar el apio en mitades y mezclar con los gajos de tomate, el aceite de oliva, el vinagre, y pimienta al gusto.

Refrigerio a media tarde
BOMBA DE PROTEÍNAS - Mezclar 1 taza de Tofu de seda con 1 taza de yogur simple. Añadir 2 cucharadas de jugo, 1 cucharada de fructosa granulada. Refrigerar y servir con bayas frescas.

Comida de la noche

POLLO VENECIANO

4 libras de pollo sin piel
Aceite de oliva
2 zanahorias cortadas
1 tallo de apio picado
1 cebolla mediana picada
1 lata de tomates (14.5 onzas)
1 cucharada de albahaca
1 cucharada de orégano
1 cucharadita de sal
$1/4$ de cucharadita de canela
4 clavos enteros
$1/2$ taza de vino blanco seco
$1/4$ libra de hongos picados

Dorar el pollo en aceite de oliva. Retirar el pollo de la olla y agregar la zanahoria, el apio, la cebolla cortada, y saltar hasta que esté tierno. Agregar 1 lata de tomates (no colar), 1 cucharada de albahaca, 1 cucharada de orégano, 1 cucharadita de sal, $1/4$ cucharadita de canela, 4 clavos enteros, $1/4$ de taza de vino blanco seco, y el pollo dorado. Cocinar a fuego lento, parcialmente tapado, durante 1 hora. Durante los últimos 10 minutos, agregar $1/4$ de libra de hongos cortados.

ENSALADA DE GARBANZOS

1 lata de frijoles de garbanzos escurridos
1 lata de frijoles rojos Kidney escurridos
2 tallos de apio picados
Aceite de oliva
Pimienta

Mezcla los frijoles de garbanzos cocidos con el apio picado, los frijoles rojos Kidney, el aceite de oliva, y la pimienta.

BROCOLI AL VAPOR

Recortar el brócoli y córtalo en trozos para servir. Verter 1 pulgada de agua y rociar con aceite de oliva y polvo de ajo. Cocinar a fuego lento tapado hasta que esté tierno y crocante.

DÍA 5

Desayuno
ENSALADA DE FRUTAS - ensalada de frutas con manzanas, uvas, naranjas, peras, nueces y 1 cucharada de hojuelas de salvado picadas
QUESO CABAÑA

Refrigerio de media mañana
Barra Nutritiva de proteínas a tu elección

Almuerzo
BURRITO DE POLLO - sin tortilla o arroz blanco, sobre una cama de lechugas con frijoles negros o pintos, vegetales a la parrilla, salsa de tomate, y guacamole

Comida de la noche
SOPA DE LENTEJAS Y DE ESPINACAS
1 paquete pequeño de lentejas secas
1 cebolla pequeña picada
1 tallo de apio picado
1 zanahoria en rajas
1 taza de tomates picados
Agua o caldo
1 manojo de espinacas frescas
Saltear la cebolla, el ajo, y el apio en aceite de oliva. Añadir zanahorias picadas y tomates picados, y cocinar a fuego lento durante 5 minutos. Añadir las lentejas y 4 tazas de agua o caldo. Tapar y dejar cocinar a fuego lento aproximadamente unos 30 minutos, o hasta que las lentejas estén suaves. Agregar un manojo de espinacas y cocinar 5 minutos. Servir con queso Parmesano.

Colocar rajas de tomate con una tajada delgada de queso Mozzarella reducido en grasas.

DÍA 6

Desayuno
DESAYUNO FRITTATA
3 huevos
$1/4$ taza de cebolla picada
$1/4$ taza de hongos picados
Queso Parmesano
Saltear la cebolla y los hongos en una sartén pequeña para el horno. Añadir 3 huevos batidos y cocinar a fuego medio hasta que los huevos estén cocidos. Terminar la cocción en el horno. Echar en un plato y rociar con Parmesano.

Melón en rajas con jugo de limón fresco exprimido

Refrigerio a media mañana
COCTEL DE CAMARONES - Pelar y desenvainar los camarones cocidos. Poner al refrigerador y servir en una taza adornada con lechugas. Servir con salsa de cóctel y nueces.

Almuerzo
ENSALADA CAPRECE - pon una sola capa de rodajas de tomate alternando con rodajas de queso Mozzarella reducido en grasas. Rociar con aceite de oliva y espolvorear con albahaca fresca.

Refrigerio a media tarde
2 puñados de almendras al natural

Comida de la noche
PECHUGA DE POLLO A LA PARRILLA

FRIJOLES VERDES FRESCOS - *saltear 1 raja de tocino de pavo picado, 1 cucharada de cebolla en aceite de oliva. Agregar a la olla, frijoles verdes frescos, y 1 pulgada de agua. Tapar y cocinar lentamente hasta que los frijoles estén tiernos.*

COL - *gratinada con aderezo de aceite y vinagre*

MELOCOTONES

DÍA 7

Desayuno
TOCINO DE PAVO Y HUEVOS
2 huevos enteros (huevos de pollo criados en granja), 3 ó 4 rajas de tocino de pavo, fruta entera, o una taza de fruta

TAZA DE FRUTA

Refrigerio a media mañana
ENSALADA DE ATUN - preparada con mayonesa reducida en grasas (o mayonesa de aceite de soja), servida con una fruta de tu elección.

Almuerzo
SALMON HERVIDO
Colocar en la sartén rajas delgadas de limón. Poner el salmón sobre los limones, rociar con sal de cebolla, agregar 1 pulgada de agua a la sartén, tapar, y cocinar lentamente 30 minutos por libra (agregar agua si fuera necesario).

COLES DE BRUSELAS AL VAPOR rociados con aceite de oliva, y de nueces tostadas.

Refrigerio a media tarde
Fruta y queso reducido en grasas

Comida de la noche
BERENJENA A LA PARMESANA
1 berenjena grande
Aceite de oliva
8 onzas de queso Mozzarella reducido en grasas
2 tazas de salsa
$1/2$ taza de queso Parmesano rallado
Cortar la berenjena sin pelar en rajas de $1/4$ á $1/2$ pulgada. Dorar en aceite de oliva caliente hasta que esté suave. Poner la berenjena en capas en una fuente para el horno, con queso Mozzarella reducido en grasas rallado, salsa de macarrón a la Italiana (o espagueti), y queso Parmesano. Cubrir y hornear a 350 grados durante 20-30 minutos.

SALSA
Una cebolla pequeña picada
4 dientes de ajo picados
2 cucharadas de pasta de tomate
1 lata (15 onzas) de tomates picados
1 cucharada de orégano
Aceite de oliva
Saltear la cebolla picada y el ajo en aceite de oliva. Añadir la pasta de tomates. Añadir los tomates sin escurrir, y agua según sea necesario. Sazonar con orégano. Cocinar durante 15-30 minutos.

ENSALADA VERDE

DÍA 8

Desayuno
BEBIDA DE FRUTAS - mezclar tu fruta favorita con yogur bajo en grasas

Refrigerio a media mañana
1 huevo duro

Almuerzo
ENSALADA DE POLLO
Ensalada de Pollo (pechuga de pollo sin piel cortada en cubos, apio picado, y uvas en rajas, nueces picadas, mayonesa reducida en grasas, jugo de limón, y lechuga Romana).

Refrigerio a media tarde
ROLLOS DELI DE CARNE (pollo, pavo, jamón, o res) con queso Suizo reducido en grasas al centro.

Fruta fresca

Comida de la noche
MENESTRON
$1/4$ de libra de tocino de pavo
2 cebollas medianas picadas
1 diente de ajo picado
$1/2$ taza de apio picado
1 zanahoria en rajas
1 taza de col picada
$1/2$ taza de nabo picado
1 taza de espinacas
$1/2$ taza de chícharos/arvejas
$1/4$ taza de perejil picado
6 tazas de caldo de vegetales, o caldo de pollo reducido en grasas y bajo en sal
$1/2$ cucharada de albahaca
$1/2$ cucharada de tomillo
1 taza frijoles blancos cocidos
Saltear los vegetales, y luego agregar el caldo y las especies. Cocinar a fuego lento durante 45 minutos. Añadir 1 taza de frijoles cocidos. Servir con queso Parmesano.

DÍA 9

Desayuno
DESAYUNO DE BEBIDA DE NUECES Y BANANAS
1 banana
1 taza de leche, 1% o descremada
1 onza de suero puro, o polvo de soja
1 cucharada de nueces picadas al natural
Preparación: Combinar todos los ingredientes en un procesador y mezclar suavemente. Puedes agregar hielo o utilizar una banana pelada congelada para obtener una bebida más espesa.

Refrigerio a media mañana
FRUTA CON YOGUR - manzanas cortadas en rajas bañadas con tu yogur favorito reducido en grasas

Almuerzo
ENSALADA DE ESPINACAS
1 puñado de espinacas frescas
1 taza de hongos picados
$1/2$ taza de cebolla roja cortada
1 huevo duro cortado en rajas
$1/2$ taza de gajos de naranja, cortados por la mitad
Aceite de oliva extra virgen
Vinagre de vino tinto
Trozos de pollo (opcional)
Mezclar la ensalada con los ingredientes. Preparar el aderezo de la ensalada con 2 partes de aceite de oliva y de vinagre

QUESO COTTAGE

Refrigerio a media tarde
Fruta al escoger

Comida de la noche
Chile
1 libra de carne molida de res, o de carne molida de búfalo
1 taza de cebollas picadas
1 cucharadita de polvo de chile
1 cucharadita de comino molido
1 lata de tomates picados
1 lata de frijoles Kidney escurridos
1 lata de 4 onzas de salsa de tomate
Dorar la carne con la cebolla en aceite. Agregar los demás ingredientes y cocinar lentamente durante 45 minutos.

NARANJAS CORTADAS - rociar aceite de oliva y mucha pimienta negra.

DÍA 10

Desayuno
HUEVOS REVUELTOS con queso Cheddar reducido en grasas y salsa.

Almuerzo
CEVICHE
1 libra de bacalao
1 botella de 8 onzas de jugo de limón
2 tomates picados
1 chile Jalapeño, picado
30 aceitunas Españolas sin pepa y picadas
1/8 cucharadita de comino
20 alcaparras
1/4 de aceite de oliva extra virgen
1 cucharada de perejil
1 cucharada de orégano
Cortar el bacalao en cubos de 1 pulgada y marinar en un recipiente de vidrio con 8 onzas de jugo de limón en botella, a temperatura ambiente, durante 4-5 horas. Escurrir el agua del pescado, y mezclar con los ingredientes restantes.

ENSALADA VERDE

Refrigerio a media tarde
QUESO COTTAGE REDUCIDO EN GRASAS - servido con frutas.

Comida de la noche
BERENJENA RELLENA AL HORNO
1 berenjena grande
1 cebolla pequeña picada
1 calabaza italiano picado
1 diente de ajo picado
1 tomate grande picado
1/4 libra de carne molida de res (opcional)
1 cucharadita de orégano

sal, y pimienta
$1/2$ taza de Mozarella o queso Parmesano
Cortar la berenjena por la mitad. Ahuecar hasta $1/4$ de pulgada de la piel. Picar la berenjena y saltear en aceite de oliva con cebollas picadas, ajos, calabaza Italiano, tomates, carne molida. Sazonar con sal, pimienta, y orégano. Colocar la mezcla dentro de la cáscara de la berenjena. Cubrir con Parmesano rallado, o con Mozarella, y llevar al horno de 350 grados durante 20-30 minutos.

ENSALADA DE REMOLACHA
2 tazas de betabeles/remolachas cocidas
$1/2$ taza de cebollas picadas
2 cucharadas de vinagre de cidra (al gusto)
1-2 cucharadas de aceite de oliva extra virgen
Sal
Mezclar todos los ingredientes. Añadir la mitad del vinagre y del aceite, para realzar el sabor.

Fruta

DÍA 11

Desayuno
FRUTA FRESCA Y QUESO COTTAGE

Refrigerio a media mañana
Fruta y queso en tiras reducido en grasas

Almuerzo
TOMATE RELLENO DE ATUN
Atún Albacore envasado en agua y escurrido. Mezclar con apio picado, pepinillos encurtidos (dulces o picantes), cebollas, aceitunas negras, uvas, y manzanas cortadas. Mezclar con mayonesa reducida en grasas y cubierta de semillas de girasol.

Refrigerio a media tarde
Barra Nutritiva a tu gusto

Comida de la noche
FRITTATA DE VEGETALES
3 huevos batidos
Mixtura de vegetales frescos picados
Queso Mozzarella reducido en grasas rallado
Salsa de espagueti
En una sartén para el horno, saltear la mixtura de vegetales frescos en aceite de oliva. Batir 3 huevos con tenedor y verter sobre los vegetales. Agregar el queso Mozzarella rallado, y cocinar hasta que los huevos estén listos. Terminar la cocción. Echar en el plato, y verter la salsa de espagueti encima.

ENSALADA VERDE con aceitunas de Calamata, tomates, aceite de oliva, y vinagre de vino tinto

DÍA 12

Desayuno
HUEVOS RANCHEROS
2-3 huevos
$1/4$ taza de cebolla picada
$1/4$ taza de pimiento verde picado, o, 1/8 de taza de chile verde picado
1 lata de 15 onzas de tomates picados
$1/2$ cucharadita de comino
Saltear la cebolla picada y el pimiento verde. Agregar el tomate picado, los chiles verdes, el comino. Cocer los huevos en la salsa.

UNA TAZA DE FRUTAS

Refrigerio a media mañana
Frutas con almendras al natural

Almuerzo
ENSALADA DE ANTIPASTO
2-3 tajadas de jamón
$1/2$ raja de pimiento rojo
1 raja de tomate
Aceitunas de Calamata
1 Pepino cortado
$1/2$ taza de frijoles de garbanzo cocidos
2 tajadas de queso Mozzarella reducido en grasas
Lechuga
Aceite de Oliva extra virgen
Queso Parmesano
Colocar los ingredientes en el plato. Rociar con aceite de oliva y espolvorear con queso reducido en grasas.

Refrigerio a media tarde
Tajadas de carne Deli (pavo, jamón, o res) con ensalada de col

Comida de la noche
SALMON A LA PARRILLA
ENSALADA DE ESPINACAS
CALABAZA SALTEADA CON CEBOLLAS
1 calabaza grande, ó 2 pequeñas
4 cucharadas de cebolla picada
Aceite de Oliva
Cortar la calabaza en trozos de 2 pulgadas. Saltear en aceite de oliva con las cebollas. Cubrir hasta que esté suave.

BAYAS FRESCAS CON YOGUR REDUCIDO EN GRASAS

DÍA 13

Desayuno
BEBIDA DE FRESAS Y BANANAS
1 taza de fresas
1 banana mediana
1 taza de leche, 1% o descremada
1 onza de suero puro o proteína de soja
Preparación: Colocar todos los ingredientes en una mezcladora y unirlos bien. Puedes utilizar fruta congelada, o agregar hielo para espesar la bebida.

Refrigerio a media mañana
Barra nutritiva de proteínas a tu gusto

Almuerzo
ENSALADA DE POLLO AL CURRY
5-6 mitades de pechuga de pollo, sin hueso y sin piel
1 cucharada de salsa de soja
1 taza de mayonesa
1 taza de apio picado
$1^{1}/_{2}$ taza de jugo de limón
2 cucharaditas de polvo de curry
1 lata de castañas al agua
Cocinar lentamente en agua las pechugas de pollo. Tapar durante 30 minutos o hasta que estén listas. Enfriar y cortar en cubos. Mezclar los demás ingredientes y helar.

MANZANA O PERA EN RODAJAS

Refrigerio a media tarde
Queso cottage reducido en grasas combinado con nueces y con la fruta de tu elección.

Comida de la noche
BACALAO AL HORNO
1 libra de bacalao fresco
1-2 tazas de cebollas picadas
2 dientes de ajo picados
1-2 cucharaditas de tomillo
Colocar el bacalao en una fuente para el horno. Saltear la cebolla y el ajo hasta que estén suaves. Verter encima del bacalao. Rociar con tomillo y llevar al horno de 350 grados durante 20-30 minutos, o hasta que el pescado esté firme y se pueda sacar con un tenedor en láminas.

Lentejas
1 paquete pequeño de lentejas secas
1 tallo de apio picado en láminas delgadas
2-3 tazas de agua, o caldo de pollo reducido en grasas y bajo en sal
Hervir las lentejas en el caldo a fuego lento, hasta que estén suaves, de acuerdo a las indicaciones del paquete (30 minutos). Colar. Saltear la cebolla y el apio hasta que estén suaves y mezclar con las lentejas.

BROCOLI AL VAPOR, FRIJOLES VERDES, O COLES DE BRUSELA

MELOCOTONES/DURAZNOS

DÍA 14

Desayuno
FRUTA AL NATURAL - mezclar con yogur 1 cucharada de hojuelas de salvado, nueces

Refrigerio a media mañana
HUEVO DURO CON FRUTAS

Almuerzo
ENSALADA DE GARBANZOS
2 latas de garbanzos, sin agua
1 taza de tomates cherry cortados en rajas
1 tallo de apio picado
1 pomo (5-6 onzas) de aceitunas españolas rellenas, sin agua
1/2 taza de cebolla picada
1 cucharada de perejil picado
3 cucharadas de jugo de limón fresco
1/3 taza de aceite de oliva extra virgen
Mezclar y servir sobre una cama de vegetales verdes.

Refrigerio a media tarde
Yogur reducido en grasas o sin grasa, servido con la fruta de tu gusto.

Comida de la noche
PECHUGAS DE POLLO AL HORNO en salsa de ajo/tomate
2-3 pechugas de pollo en mitades deshuesadas
1 cebolla pequeña picada
4 dientes de ajos picados
1 lata de 15 onzas de tomates picados
2 cucharadas de perejil picado
2 cucharadas de orégano
Saltear la cebolla y los ajos en aceite de oliva. Añadir los tomates - no escurrir - y las hierbas. Verter encima de las pechugas de pollo crudas. Cubrir con un papel platina, y hornear durante 30 minutos a 350 grados.

PEPPERONATA
2 pimientos rojos en tiras
1 lata (15 onzas) de tomates picados
1/2 taza de cebolla picada
2 dientes de ajos picados
1/2 taza de albahaca fresca picada
Saltear en aceite de oliva a fuego lento los pimientos rojos en tiras, los tomates, los ajos y la cebolla, hasta que los pimientos estén suaves. Añadir la albahaca fresca y servir.

FRUTA AL NATURAL

FASE 2: PLAN DE ALIMENTACIÓN BÁSICO – CAMBIAR LA RESISTENCIA A LA INSULINA

Muchas personas eligen continuar con la agresiva Fase 1 del programa *Saludable para la Vida* hasta que bajan la mayor parte del exceso de grasa. Esto no constituye ningún problema, puesto que es un estilo de vida saludable que puede seguirse indefinidamente. Esto significa que debes seguir evitando todos los azucares, los granos, los panes, la harina blanca, el arroz, la pasta, y las papas. Sin embargo, para aquellos que elijan avanzar a la fase 2 del programa *Saludable para la Vida* ahora podrán empezar a añadir cereales integrales y panes de grano integral, además de algunos arroces de bajo índice glicémico, pasta, y papas.

Asegúrate de revisar la Lista de Alimentos Recomendados para ver cuales granos son deseables y cuales no lo son. A continuación te doy un Plan de alimentación básico típico de 14 días para la Fase 2. Este plan de alimentación es simplemente una guía de ejemplo. Puedes repetir este plan de alimentación o empezar a desarrollar tus comidas personales y aquellas recetas que estén de acuerdo con estos lineamientos recomendados.

DÍA 1

Desayuno
2 huevos de pollo criados en granja, preparados de la manera que tú desees, con un pedazo de pan integral (de preferencia pan burdo integral) acompañado por un pocillo de fruta al natural. Puedes consumir un spread (para untar) sin hidrogenar de aceite vegetal, o de preferencia, utilizar aceite de oliva.

Refrigerio a media mañana
Barra Nutritiva a tu gusto

Almuerzo
Tomate Relleno con ensalada de pollo

Melón al natural a tu gusto
4 onzas de yogur (reducido en grasas y sin azúcar)

Refrigerio a media tarde
Una manzana
Un puñado de almendras al natural

Comida de la noche
MERO AL HORNO CON HINOJO
2 filetes de mero
2 cucharaditas de semilla de hinojo
$^1/_2$ taza de vino blanco
Frotar ambos lados del pescado con aceite de oliva. Colocar en una fuente para horno y rociar con hinojo. Añadir vino a la fuente. Hornear sin tapar a 400 grados durante 30 minutos

PILAF BULGUR
1 taza de bulgur
$1^1/_4$ de tazas de agua o de caldo
4 onzas de hongos picados
2 cucharadas de cebolla picada
1-2 cucharadas de nueces
Llevar $1^1/_4$ tazas de agua o caldo a ebullición. Añadir 1 taza de bulgur. Apagar el fuego, tapar, y dejar reposar durante 15-20 minutos. Mientras tanto, saltear los hongos picados, la cebolla, y el ajo. Tostar las nueces en una sartén seca a fuego alto, sacudiendo la sartén suavemente para dar vuelta a las nueces. Retirar las nueces cuando estén doradas. Mezclar el Bulgur, los vegetales y las nueces. Servir.

COLES DE BRUSELAS AL VAPOR O BRÓCOLI con limón fresco exprimido

DÍA 2

Desayuno
CREMA DE TRIGO con fructosa granulada, 1% leche
PLATO DE FRUTAS

Refrigerio a media mañana
4 onzas de yogur reducido en grasas y sin azúcar

Almuerzo
SANDWICH DE PAVO Y QUESO SUIZO - preparado con una generosa cantidad de pechuga de pavo y de queso suizo reducido en grasas. Se puede añadir mayonesa de dieta, mostaza, lechuga, y tomates al gusto. Reitero, el pan debe ser de centeno burdo, pan de avena o pan de centeno. Asimismo, puedes utilizar los panes germinados, como los de Silver Hills.
Fruta fresca al natural, o un pocillo de frutas

Refrigerio a media tarde
Una barra nutritiva a tu gusto

Comida de la noche
MACARRONES A LA ITALIANA (ESPAGUETI) CON ALBóN-DIGAS
Utilizar carne de lomo molido sin grasa, o pavo molido
Cocinar los espagueti al dente o duros ($1/2$ taza equivale a una porción)
Utilizar solamente la clara del huevo
Queso Parmesano rallado
Salsa de espagueti al gusto
ENSALADA DE VEGETALES VERDES con cualquier otro vegetal que quieras añadir - utilizar el aderezo Italiano para ensaladas, como el de Newman's Own.
Preparación: Mezclar el lomo molido con una clara de huevo con las migas de pan integral, y con los condimentos italianos. Formar pequeñas albóndigas, y dorar lentamente en una sartén antiadherente. Añadir la salsa de macarrones a la italiana (espagueti), y cocinar a fuego lento 15 á 20 minutos. Verter sobre la pasta cocida ($1/2$ taza) (al dente - ligeramente cocida). Servir con ensalada mixta de vegetales verdes, y con un aderezo reducido en grasas, o con un buen aceite.

DÍA 3

Desayuno

AVENA PREPARADA A LA MANERA TRADICIONAL mezclada con 2% de queso cottage reducido en grasas, y rociada con nueces al natural ligeramente doradas. Endulzar con fructosa granulada, Stevia, o Splenda.

Refrigerio a media mañana

LATTE DE ALMENDRAS Y MOKA
1 taza de leche - 1% ó descremada
1 taza de hielo picado
1 cucharada de cacao en polvo, sin azúcar
2 cucharadas de mantequilla de almendras
1 onza de suero puro, o polvo de proteína de soja
1 cucharada de Nescafé French Roast Gourmet, instantáneo y descafeinado
Preparación: Mezclar todos los ingredientes en una mezcladora, y unirlos todos.

Almuerzo

TAZON DE POLLO A LA ORIENTAL
Calentar el aceite de maní en una sartén o *wok*, y a fuego alto dore el pollo y el bróculi. Sazonar al gusto. Servir con arroz Basmati, y salsa de soja.

Refrigerio a media tarde

Una pera o melocotón/durazno
Queso en tiras reducido en grasas

Comida de la noche

BORSCHT
Asado de carne
1 cebolla grande picada
1 tallo de apio picado
2 hojas de laurel
1 lata (15 onzas) de tomates picados
3 zanahorias

2 papas rojas pequeñas
4-5 betabeles cocidos
2 cucharadas de cebada
1 cucharada de eneldo en hierba
Crema de leche
Cortar el asado de carne en trozos, y colocar en una olla grande. Añadir la cebolla, apio, hojas de laurel, tomates, sal, pimienta, hierba de eneldo. Tapar y llevar a ebullición. Reducir el fuego y cocinar lentamente hasta que la carne esté tierna (aproximadamente 1 1/2 horas). Durante los últimos 30 minutos, añadir a la carne zanahorias cortadas, 1-2 papas rojas en cubos, betabeles en cubos, y la cebada. Cocinar hasta que esté listo. Agregar los condimentos. Servir con una cucharada de crema de leche.

DURAZNOS O PERAS EN RAJAS

DÍA 4

Desayuno
OMELETTE DE HUEVOS CON JAMON Y VEGETALES - Tortilla de 3 huevos, con pequeños pedazos de jamón magro y una variedad de vegetales. Sin queso. Servir acompañado de un pocillo de fruta natural, y una tajada de pan de centeno integral tostada.

Refrigerio a Media Mañana
Yogur reducido en grasas con fruta

Almuerzo
RATATOUILLE
1 berenjena grande o 2 berenjenas Japonesas
1 cebolla grande
1 calabaza Italiana pequeña
Una calabaza amarilla o *crookneck*
2 tomates
3 dientes de ajo picados

1 taza de pimientos rojos o verdes picados
Aceite de oliva
$^1/_2$ cucharadita de tomillo u orégano
Saltear la berenjena picada, la calabaza Italiana, la cebolla, la calabaza amarilla, el ajo, y el pimiento en aceite de oliva por 10 minutos. Añadir los tomates picados y sazonar. Cocinar a fuego lento sin tapar durante 30 minutos. Mover constantemente para evitar que se pegue a la olla.

COUSCOUS
1 taza de couscous
$1^1/_2$ taza de agua o de caldo de pollo reducido en grasas y bajo en sodio
1 cucharada de perejil picado
1 cucharada de queso Parmesano rallado
Llevar a ebullición $1^1/_2$ tazas de agua o de caldo. Añadir 1 taza de couscous. Tapar y retirar del fuego. Dejar reposar durante 5 minutos. Añadir los ingredientes restantes y servir.

Refrigerio a media tarde
2 puñados de almendras al natural

Comida de la noche
FILETE A LA ROMANA
6 onzas de Filet Mignon
1 diente de ajo
Aceite de oliva
1 cucharada de romero picado
Embadurnar el filete por ambos lados con aceite de oliva, el ajo prensado, y el romero picado. Asar en la parrilla hasta que esté cocido.

ARROZ SALVAJE FESTIVO
Cocinar el arroz salvaje, escurrir, y añadir las cebollas salteadas, el ajo, las nueces, y los hongos.

FRIJOLES VERDES - dorar en una olla 1-2 trozos de tocino de pavo cortado con un poco de cebolla picada. Añadir a la olla los frijoles verdes frescos y 1 pulgada de agua. Tapar y cocinar a fuego lento hasta que los frijoles estén suaves.

DÍA 5

Desayuno
AVENA *STEEL-CUT*, YOGUR, NUECES Y BAYAS

Refrigerio a media mañana
Un huevo duro con una pera, o durazno entero

Almuerzo
ENSALADA GRIEGA
Varias hojas de lechuga romana cortada en pedazos pequeños
1 pepino cortado (pelado)
1 tomate cortado
$1/2$ taza de cebolla roja cortada
$1/2$ taza de queso Feta reducido en grasas
2 cucharadas de aceite de oliva extra virgen
2 cucharadas de jugo de limón fresco
1 cucharada de hojas de orégano seco
$1/2$ cucharadita de sal
En una fuente, mezclar la lechuga, el pepino, el tomate, la cebolla y el queso. En una vasija pequeña, mezclar el aceite, el jugo de limón y la sal, y verter sobre la mixtura de lechugas.

Refrigerio a media tarde
Barra de Proteínas Nutritiva a tu gusto

Comida de la noche
SALTEADO DE POLLO
3 cucharadas de aceite de oliva o de Canola
2 cucharadas de agua
2 cucharadas de salsa de soja
$1/2$ libra de pechuga de pollo sin piel
1 paquete de vegetales frescos o congelados con frijoles verdes, hongos, pimientos Bell y brócoli
10 onzas de espinacas frescas
Preparación (4 porciones): Calentar una sartén o wok grande hasta que el agua esté bien caliente. Añadir $1^{1}/2$ cucharadas de aceite para cubrir la sartén. Asegúrate de no calentarla demasiado

para que el aceite no ahume. Añadir las pechugas de pollo y dorar rápidamente 2 ó 3 minutos. Añadir el resto del aceite, y luego verter sobre la mixtura de vegetales. Dorar unos 4 á 5 minutos más, y luego agregar el agua y la salsa de soja. Dorar durante 2 minutos más, y agregar la espinaca. Tapar la sartén o wok, y poner al vapor por 2 minutos a fuego mediano. Voltear las espinacas suavemente, y poner al vapor por 2 minutos más. Servir.

DÍA 6

Desayuno
HUEVOS PASADOS POR AGUA (2) servidos sobre un pedazo de pan integral con $1/2$ toronja o melón

Refrigerio a media mañana
Barra nutritiva de proteínas a tu gusto

Almuerzo
ENSALADA DE ATUN O ENSALADA DE POLLO preparada con mayonesa hecha en casa, dentro de un pan pita a la piedra. Acompañamiento de frutas frescas (manzana, pera, naranja).

Refrigerio a media tarde
4 onzas de yogur reducido en grasas

Comida de la Noche
GALLINAS DE CORNWALL (*Cornish game hens*)
Embadurnar la gallina con aceite de oliva y colocar en una fuente para horno poco profunda. Horno de aproximadamente 350 grados, durante 1 hora. Untar la gallina en el asador cada 15 minutos con igual cantidad de salsa de soja y de miel de abejas.

VEGETALES AL HORNO

Cortar una variedad de vegetales, y 1-2 papas rojas pequeñas. Colocar en una fuente para el horno poco profunda, y rociar con aceite de oliva. Mover hasta cubrir los vegetales. Poner una sola capa y rociar con sal de cebollas y con pimienta. Horno 350 grados sin tapar.

1/2 TAZA DE ARROZ BASMATI

DÍA 7

Desayuno
1 TAZA DE FRUTA FRESCA
AVENA *STEEL-CUT* cocida por 6 á 8 minutos en agua. Luego, agregue una cucharada de suero puro o de proteína de soja. Previamente, si desea, mezcle en una pequeña cantidad de agua tibia antes de añadir.

Refrigerio a media mañana
Una manzana entera y 1 pedazo de queso en tiras reducido en grasa

Almuerzo
SOPA MENESTRON - acompañada de 1 taza de pasta cocida en la sopa
(Fase 1 Día 8 comida)

RODAJAS DE MELON

Refrigerio a media tarde
Rollos de carne Deli (pollo, pavo, jamón, o carne de res) con queso Suizo reducido en grasas
Fruta al natural

Comida de la noche
CHILI

$1/2$ libra de pechuga de pollo en cubos
1 libra de carne de res muy magra o de búfalo
3 tallos de apio
1 pimiento verde o rojo picado
1 taza de cebolla picada
$1^1/2$ tazas de hongos picados
$1/2$ taza de perejil fresco picado
1 paquete (1 onza) de mezcla de condimentos para Chili
1 lata de 28 onzas de tomates prensados con su jugo
1 lata de 15 onzas de salsa de tomate
1 lata de 6 onzas de pasta de tomate
1 lata de 6 onzas de agua

Preparación: dorar el pollo y la carne en un horno Danés grande o en una olla para sopa. Agregar los pimientos, cebollas, el apio, el perejil y los hongos. Cocinar hasta que los vegetales empiecen a ponerse suaves. Agregar la mezcla de condimentos de Chili, los tomates, la salsa de tomates, la pasta de tomates, y el agua. Mezclar bien y cocinar a fuego lento por lo menos una hora. Agregar los condimentos al gusto. Servir sin galletas saladas.

DÍA 8

Desayuno
HUEVOS RANCHEROS servidos con tortillas de maíz, con queso Cheddar y crema agria (Fase 1, Día 12)

Refrigerio a media mañana
Surtido de vegetales crudos con salsa (dip) de queso azul reducido en grasas

Almuerzo
PASTEL DE HAMBURGUESA - preparado con carne de res extra magra, con una rodaja de tomate, cebolla, y lechuga, sobre una tajada de pan integral, o sobre pan pita a la piedra.

POCILLO DE FRUTAS

Refrigerio a media tarde
Barra nutritiva a tu gusto

Comida de la noche
SOPA DE FRIJOLES CANARIO/HONGOS
2 latas de frijoles cocidos sin agua
1 cebolla pequeña picada
1 tallo de apio picado
1 libra de hongos picados
1 cucharada de salvia picada
1 cucharada de romero
4 tazas de caldo de pollo reducido en grasas y bajo en sodio
Preparar los frijoles canario como se indica. Saltear el apio, las cebollas, el perejil. Añadir las hierbas y los hongos, y saltear hasta que los hongos estén suaves. Combinar la mezcla de los hongos con los frijoles y el caldo de pollo. Hervir a fuego lento 10 minutos. Servir.

DÍA 9

Desayuno
HUEVOS A LA BENEDICTINA
1 alcachofa mediana
1 lonja de tocino Canadiense
1 huevo
2 cucharadas de salsa Holandesa (imitación)
Preparación: Preparar las alcachofas sacándoles las hojas y la capa de pelusa del centro. Colocar el tocino dentro o sobre la alcachofa. Cubrir con el huevo hervido y 2 cucharadas de salsa Holandesa (imitación).

Imitación de salsa Holandesa:
1/4 de taza de sustituto de huevo líquido
1 cucharada de Smart Balance para untar o margarina vegetal sin hidrogenar
1 cucharada de jugo de limón fresco
1/4 de cucharada de mostaza Dijon
Preparación: En un plato para micro hondas mezclar el sustituto de huevo y el spread. Poner en el micro honda a temperatura baja, durante 1 minuto, moviendo a la mitad de la cocción. Asegúrate que se suavice la margarina. A continuación agrega el jugo de limón y la mostaza, y regrésalo al micro hondas en bajo, por otros 2 ó 3 minutos, removiendo cada 30 segundos.

Refrigerio a media mañana
Barra Nutritiva a tu gusto

Almuerzo
ENSALADA CESAR con pollo, atún, o salmón

Refrigerio a media tarde
Un puñado de almendras al natural con una manzana grande, una pera, o un plátano

Comida de la noche
PASTEL DE CARNE MOLIDA
Preparado con una mezcla de carne molida de búfalo con bulgur o avena. Añadir cebolla picada, 1 cucharada de salsa de carne, 1 cucharada de mostaza preparada, perejil, ajo en polvo, y leche de 1%. Al horno de 350 grados por $1^1/2$ horas. Papas rojas al horno o al vapor.

PLATO DE VEGETALES - hervir las zanahorias, el apio, el brócoli, y la coliflor. Añadir nueces tostadas.

DÍA 10

Desayuno
Huevos (2 de cualquier forma) con 4 lonjas de tocino de pavo, una rebanada de pan integral, y un vaso de jugo V8.

Refrigerio a media mañana
Fruta con dip de yogur (manzanas en rajas con el yogur de tu preferencia)

Almuerzo
SANDWICH ABIERTO (*OPEN-FACED*) con pavo o pollo, mayonesa, lechuga, tomate, brotes de alfalfa, y zanahorias ralladas

FRUTA

Refrigerio a media tarde
Rajas de Carne Deli con fruta

Comida de la noche
PECHUGA DE PAVO AL HORNO (sin piel) - servir con:
Espárragos
Camotes
Ensalada fresca del jardín con el aceite de oliva (Paul) Newman's Own, y aderezo de vinagre
Un pocillo de Fresas cubiertas ligeramente con crema reducida en grasas

DÍA 11

Desayuno
AVENA - cocida lentamente
Tostada de pan integral o de grano entero (*whole meal*)
Fruta

Refrigerio a media mañana
Ciruelas/Uvas/Durazno o Pera

Almuerzo
TACO DESNUDO - Saltear la carne molida magra o el pollo. Sazonar con Chili en polvo, y comino y orégano. Servir sobre una cama de lechugas picadas con guacamole y crema agria y salsa

Refrigerio a media tarde
Barra Nutritiva al gusto

Comida de la noche

ESTOFADO DE RES TRADICIONAL

1 cucharada de aceite de oliva

1¹/₂ libras de carne de res en cubos para guiso, sin grasa

2¹/₃ tazas de agua

1 cucharada de salsa Inglesa (Worcestershire)

1 diente de ajo picado

¹/₂ cebolla picada

1 cucharada de sal

¹/₂ cucharada de pimienta negra

3 tazas de zanahorias en rodajas

3 tazas de papas rojas en cubos

2¹/₂ tazas de cebollas encurtidas

3 cucharadas de harina de trigo integral

Preparación de la receta: Calentar el aceite de oliva en una sartén pesada. Dorar los cubos de carne. Añadir 2 tazas de agua, la salsa Inglesa (Worcestershire), el ajo y la cebolla (y otras especies, al gusto). Tapar y cocinar lentamente durante 1¹/₂ horas, moviendo ocasionalmente para que no se pegue. Añadir las zanahorias, las papas, y las cebollas. Tapar y cocinar durante 30 minutos más, o hasta que los vegetales estén suaves. Batir ¹/₃ de taza de agua con harina en una pequeña taza, y añadir esta preparación al estofado caliente para que espese. Servir.

Servir el estofado de carne tradicional con una agradable ensalada verde jardinera, acompañada de un aderezo saludable, y duraznos de postre.

DÍA 12

Desayuno
AVENA PREPARADA LENTAMENTE (100% avena integral), bañada con nueces ligeramente tostadas en mantequilla Smart Spread, o en aceite de oliva, ligeramente rociada con azúcar rubia, o endulzada con Splenda o con Stevia.

Refrigerio de media mañana
Fruta al gusto, acompañada de queso en tiras reducido en grasas

Almuerzo
POLLO Y ENSALADA DE ESPINACAS CON FRAMBUE-SAS O ARANDANOS
Despedazar la espinaca junto con algunos vegetales mixtos despedazados cubiertos con pechuga de pollo sin hueso y sin piel. Añadir 1 taza de frambuesas al natural o arándanos secos. Además, le puedes agregar unas cuantas nueces, y luego agregar un aderezo saludable como el de vinagreta de frambuesas reducida en grasas.

Refrigerio de media tarde
4 onzas de yogur reducido en grasas y bajo en azúcar

Comida de la noche
PESCADO MEDITERRANEO AL HORNO
1 libra de filetes de pescado (bacalao o mero)
2 cebollas grandes en rajas
1 diente de ajo picado
2 tazas de tomates
1 cucharadita de orégano
1 cucharadita de perejil
$1/4$ cucharadita de canela
$1/2$ taza de vino blanco
Aceite de oliva

Preparación: Colocar los filetes de pescado (bacalao, mero) en una fuente para el horno que haya sido engrasada con aceite de oliva. Saltear en aceite de oliva 2-4 cebollas, 1 diente de ajo hasta que estén suaves. Añadir 2 tazas de tomates, 1 cucharadita de orégano, 1/4 cucharadita de canela, 1/4 cucharadita de perejil picado, 1/2 taza de vino, y cocinar por 5-10 minutos. Verter sobre el pescado y hornear á 375 grados durante 30-45 minutos.

Agregar perejil, aceite de oliva y pimienta blanca a los frijoles.

Tomates en rodajas con apio bañado con aceite de oliva y rociados con queso Feta

DÍA 13

Desayuno
MUESLI (CEREALES MIXTOS) INTEGRAL - combinado con yogur reducido en grasas y fruta fresca

Refrigerio a media mañana
ROLLOS DE PAVO
Colocar una tajada de pechuga de pavo sin piel sobre una hoja de lechuga. Añadir una tira de pimiento rojo y verde, y enrollar con firmeza dentro de la hoja de lechuga. Sumergirlo en un aderezo de queso azul reducido en grasas, o en mayonesa.
Se puede sustituir el pavo por jamón o por pechuga de pollo.

Almuerzo
SCALOPPINI MARSALA DE TERNERA
1/2 libra de chuletas de ternera cortadas 1/4 de pulgada de grosor
1/4 de taza de vino de Marsala
Aceite de oliva

Espolvorear con firmeza ambos lados de la ternera cortada muy delgada y dorar en aceite de oliva caliente, un minuto por lado. Añadir el vino Marsala y cocinar a fuego lento por un minuto. Servir.
1/2 taza de pasta cabello de ángel cocida al dente. Rociar con aceite de oliva para cubrir la pasta. Agregar pimienta negra.

TOMATES AL HORNO
1 tomate grande (*beefsteak*)
Aceite de oliva
1/2 cucharadita de ajo
1/2 cucharadita de albahaca
1 diente de ajo triturado
1 cucharada de queso Parmesano rallado

Cortar el tomate grande por la mitad. Sacar las semillas con los dedos. Rociar aceite de oliva sobre las mitades de tomate. Espolvorear con perejil, ajos, queso Parmesano. Horno de 350 grados, 20-30 minutos.

ENSALADA DE LA CENA con aceite y vinagre

Refrigerio a media tarde
ENSALADA DE ATUN - preparada con mayonesa reducida en grasas (o con mayonesa de aceite de soja) servida con una fruta de tu gusto

Comida de la noche
PASTEL DE CARNE DE PAVO
1 lata (6 onzas) de pasta de tomate
1/2 taza de agua
1 diente de ajo picado
1/2 cucharada de hojas de albahaca deshidratada
1/4 de cucharada de hojas de orégano deshidratado

$^1/_4$ cucharadita de sal
16 onzas de pechuga de pavo molida
1 taza de avena preparada a la antigua
$^1/_4$ de sustituto de huevo líquido
1 taza de calabaza Italiana rallada
Preparación: Calentar previamente el horno a 350 grados Fahrenheit. Mezclar en una sartén pequeña la pasta de tomate, el vino, el agua, el ajo, la albahaca, el orégano y la sal. Llevar a punto de ebullición y reducir la temperatura. Cocinar a fuego lento sin tapar durante 15 minutos. Dejar a un lado.

En una vasija grande, mezclar el pavo, la avena, el sustituto de huevo, la calabaza Italiana, y $^1/_2$ taza de mezcla de tomates. Unir bien. Darle forma de una hogaza de pan, y colocar en un molde de pan sin grasa. Hornear por 45 minutos. Retirar cualquier grasa sobrante. Verter $^1/_2$ taza de la mezcla de tomate restante sobre la parte superior de la hogaza. Poner al horno durante 15 minutos adicionales. Colocar en una fuente de servir. Enfriar durante 10 minutos antes de cortar. Servir la salsa de tomate restante al costado. Rinde para 8 personas

DÍA 14

Desayuno
HUEVOS A LA FLORENTINA (1 ó 2 huevos escalfados servidos sobre $^1/_2$ taza de espinacas salteadas en aceite de oliva). Asimismo, lo puedes acompañar con una salsa de guacamole y un pedazo de pan integral o tostada.

Refrigerio a media mañana
Una manzana entera y 1 pedazo de queso en tiras reducido en grasas

Almuerzo
SOPA DE 12 FRIJOLES- seguir las instrucciones del paquete (se puede comprar en cualquier supermercado). Se puede agregar carne para hamburguesa sin grasa, de búfalo, o de pavo.

Refrigerio a media tarde
Un puñado de nueces con una manzana entera al natural

Comida de la noche
POLLO SANCOCHADO
1 pechuga de pollo entera, deshuesada, cortada por la mitad
4 dientes de ajo
8 onzas de hongos picados
1/2 taza de vino blanco seco
2 cucharaditas de romero fresco
1 cucharada de jugo de limón fresco
1 cucharada de jugo de lima fresco
Preparación: Colocar las pechugas de pollo entre dos pedazos de papel celofán, y machacar hasta que queden de un grosor de 1/4 de pulgada. Echar aceite de oliva en una sartén pesada, y cocinar varios dientes de ajo junto con los hongos picados. Sacar el ajo (reservar el ajo), y los hongos. Dorar las pechugas de pollo en el aceite saborizado unos 2-3 minutos por lado. Retirar el pollo, y retirar el aceite de la sartén. Añadir 1/2 taza de vino blanco, 2 cucharaditas de romero fresco, 1 cucharada de jugo de limón fresco, y 1 cucharada de jugo de lima fresca, y las pechugas de pollo. Cocinar a fuego lento por unos minutos hasta que el pollo esté cocido. Retirar el pollo. Cocinar a fuego alto hasta reducir el líquido. Echar sobre la pechuga de pollo, y servir la Polenta con queso fresco y albahaca mezclado con espinacas salteadas en aceite de oliva con ajo y nueces. Opcional: agregar aceitunas calamata picadas.

POLENTA con queso fresco y albahaca
1 taza de polenta o harina de maíz amarilla (de cocción lenta)
4 tazas de caldo de pollo
1/4 de taza de albahaca fresca picada
1/4 de taza de queso Parmesano rallado
Cocinar la harina de maíz de acuerdo a las indicaciones del paquete. Añadir la albahaca y el queso. Mover bien y servir con las espinacas salteadas en aceite de oliva con ajo y nueces, y si deseas, con aceitunas Calamata (opcional).

BIBLIOGRAPHÍA

Aetroni, A. et al., "Inhibition of Platelet Aggregation and Eicosanoid Production by Phenolic Components of Olive Oil." *Thrombosis Research* 78 (1995): 151-160.

Ahmed, M. et al., "Plasma Glucagons and Amino Acid Nitrogen Response to Various Diets in Normal Humans." *American Journal of Nutrition* 33 (1980): 1917-1924.

Allred, J. B., " Too Much of a Good Thing? An overemphasis on Eating Low-Fat Foods May be Contributing to the Alarming Increase in Overweight Among US Adults." *Journal of the American Diet Association* 95 (1995): 417-418.

Amelsvoort, J. & Westrate, J., "Amylose-amylopectin ratio in meals affects post-prandial variables in male volunteers." *American Journal of Clinical Nutrition* 55 (1992): 712-8.

American Diabetes Association. "Type 2 Diabetes in Children and Adolescents." *Diabetes Care* 22 (2000): 381-389.

American Heart Association. "Dietary Guidelines for Healthy American Adults." *Circulation* 94 (1996): 1795-1800.

Anderson, J. W. et al., "Effects of Soy Protein on Renal Function and Proteinuria in Patients with Type 2 Diabetes." *American Journal of Clinical Nutrition* 68 (1998): 1347S-1353S.

Anderson J. W., "Fiber and Health: An Overview." *American Journal of Gastroenterology* 81 (1986): 892-897.

Anderson, R.A., et al., "Elevated Intakes of Supplemental Chromium Improve Glucose and Insulin Variables in Individuals With Type 2 Diabetes." *Diabetes* 46 (1997): 1786-1791.

Anderson, T. J., et al., "The Effect of Cholesterol-Lowering and Antioxidant Therapy on Endothelial-Dependent Coronary Vasomotion." *New England Journal of Medicine* 332 (1995): 488-492.

Anggard, E., "Nitric Oxide: Mediator, Murderer, and Medicine." *Lancet* 343 (1994): 1199-1206.

AP release (Washington), 11 mayo 2003, *Rapid City Journal,* "Fat content still a concern in lunches." Page A8

Assman, G., et al., "Olive Oil and the Mediterranean Diet: Implications for Health in Europe." *British Journal of Nursing* 6 (1997): 675-677

Austin, M. A. et al., "Low-Density Lipoprotein Subclass Patterns and Risk of Myocardial Infarction." *Journal of the American Medical Association* 260 (1988): 1917-1921.

Austin, M.A., "Plasma Triglyceride and Coronary Heart Disease." *Arteriosclerosis and Thrombosis* 11 (1991): 2-14.

Baba, T., & S. Neugebauer., "The Link Between Insulin Resistance and Hypertension: Effects of Antihypertensive and Antihyperilipidaemic Drugs on Insulin Sensitivity." *Drugs* 47 (1994) 383-404.

Bantle, J. P., et al., "Postprandial Glucose and Insulin Responses to Meals Containing Different Carbohydrates in Normal and Diabetic Subjects." *New England Journal of Medicine* 309 (1983): 7-12.

Bao, W., et al., "Persistent Elevation of Plasma Insulin Levels is Associated with Increased Cardiovascular Risk in Children and in Young Adults." *Circulation* 93 (1996): 54-59

Becker, D. J. et al., "Diet and Diabetes-Induced Changes of OB Gene Expression in Rat Adipose Tissue." *FEBS Letter* 371 (1995): 324-328

Biston, P., et al., "Diurnal Variations in Cardiovascular Function and Glucose Regulation in Normotensive Humans." *Hypertension* 28 (1996): 863-871

Bjorntorp, P., et al., "The Glucose Uptake of Human Adipose Tissue in Obesity." *European Journal of Clinical Investigation* 1 (1971): 480-485.

Bjorntorp, P., et al., "The Effect of Physical Training on Insulin Production in Obesity." *Metabolism* 19 (1970) 631-638.

Black, H. R., "The Coronary Artery Disease Paradox: The Role of Hyperinsulinemia and Insulin Resistance and Implications for Therapy." *Journal of Cardiovascular Pharmacology* 15 (1990): S26-S38.

Blanco, I., & S. B. Roberts., "High Glycemic Index Foods, Over-Eating, and Obesity." *Pediatrics* 103 (1999): E261-E266.

Blankenhorn, D. H., et al., "The Influence of Diet on the Appearance of New Lesions in Human Coronary Arteries." *JAMA* 263 (1990): 1646-1652.

Boden, G., et al., "Effects of Vandyl Sulfate on Carbohydrate and Lipid Metabolism in Patients With Non-Insulin-Dependent Diabetes Mellitus." *Metabolism* 45 (1996): 1130-1135.

Bornet, F., et al., "Insulinemic and Glycemic Indexes of Six Starch-Rich Foods Taken Alone and in a Mixed Meal by Type 2 Diabetics." *American Journal of Clinical Nutrition* 45 (1987): 588-595.

Bouche, C., et al., "Regulation of Lipid Metabolism and Fat Mass Distribution by Chronic Low Glycemic Index Diet in Non Diabetic Subjects." *Diabetes* 49 (2000): A40.

Brand, J. C., et al., "Low-Glycemic Index Foods Improve Long-Term Glycemic Control in NIDDM." *Diabetes Care* 14 (1991): 95-101.

Brand, J. C., et al., "Plasma Glucose Correlates Inversely with Satiety and CCK " *Proc Nutr Soc Aust.* 15 (1990) 209.

Brand, J. C., et al., "Insulin Sensitivity Predicts Glycemia After a Protein Load." *Metabolism* 49 (2000): 1-5.

Brand, J. C., et al., "The Glycemic Index is Easy and Works in Practice." *Diabetes Care* 20 (1997): 1628-1629.

Bray, GA, "Low-Carbohydrate Diets and Realities of Weight Loss." *JAMA* 289 (2003): 1853-55.

Buyken, A. E., et al., "Glycemic Index in the Diet of European Outpatiens with Type I Diabetes: Relations to Glycated Hemoglobin and Serum Lipids." *American Journal of Clinical Nutrition* 73 (2001): 574-581.

Cahill, G. F., "Starvation in Man." *Clinics in Endocrinology and Metabolism* 5 (1976): 397-415.

Campfield, L. A., et al., "Human Eating: Evidence for a Physiological Basis Using a Modified Paradigm." *Neurosci Biobehav Rev.* 20 (1996): 133-137.

Casassus, P., et al., "Upper-Body Fat Distribution: A Hyperinsulinemia-Independent Predictor of Coronary Heart Disease Mortality: The Paris Prospective Study." *Arteriosclerosis and Thrombosis* 12 (Dic. 1991): 1387-1392.

Castelli, W. P., "The Triglyceride Issue: A View From Framingham." *American Heart Journal* 112 (1986): 432-437.

Cerami, A., "Hythesis: Glucose as Mediator of Aging." *Journal of the American Geriatrics Society* 33 (1985): 626-634.

Ceriello, A., "Dietary Antioxidants and Diabetes: Which Ones and When? Abstracts for the State of the Art Lectures and Symposia." *16th International Diabetes Federation Congress, Helsinki* 20-25 (Julio 1997) p. 65

Ceriello, A., et al., "Antioxidant Defenses are Reduced During the Oral Glucose Tolerance Test in Normal and Non-Insulin-Dependent Diabetic Subjects." *European Journal of Clinical Investigation* 28 (1998): 329-333.

Ceriello, A., et al., "Meal Induced Oxidative Stress and Low-Density Lipoprotein Oxidation in Diabetes: The Possible Role of Hyperglycemia." *Metabolism* 48 (1999): 1503-1508.

Ceriello, A. & Pirisi, M., "Is Oxidative Stress the Missing Link Between Insulin Resistance and Artherosclerosis?" (letter). *Diabetologia* 38 (1995): 1484-1485.

Ceriello, A., "The Post-Prandial State and Cardiovascular Disease: Relevance to Diabetes Mellitus." *Diabetes Metabolism Research and Review* 16 (2000): 125-132.

Ceriello, A., et al., "New Insights on Non-Enzymatic Glycosylation May Lead to Therapeutic Approaches for the Prevention of Diabetic Complications." *Diabetes Med.* 9 (1992): 297-299.

Chew, I., et al., "Application of Glycemic Index to Mixed Meals." *American Journal of Clinical Nutrition* 47 (1988): 53-56.

Clapp, J. F., "Diet, Exercise, and Feto-placental Growth." *Archives of Gynecology and Obstetrics* 261 (1997): 101-108.

Colditz, G. A., et al., "Diet and Clinical Diabetes in Women." *American Journal of Clinical Nutrition* 55 (1992): 1018-1023.

Colgan, Michael. *The New Nutrition.* Apple Publishing (1995).

Collier, G. R., et al., "Effect of Co-Ingestion of Fat on the Metabolic Responses to Slowly and Rapidly Absorbed Carbohydrates." *Diabetologia* 26 (1984): 50-54.

Collier, G. R., et al., "Low Glycemic Index Starchy Foods Improve Glucose Control and Lower Serum Cholesterol in Diabetic Children." *Diabetes Nutr Metabolism* 1 (1988): 11-19.

Collins, R., et al., "Blood Pressure, Stroke, and Coronary Heart Disease. Part 2. Short-Term Reduction in Blood Pressure: Overview of Randomized Drug Trials in Their Epidemiological Context." *Lancet* 335 (1990): 827-838.

Colwell, J. A., "Vascular Thrombiosis in Type 2 Diabetes Mellitus." *Diabetes* 42 (1993): 8-11.

Connolly, Ceci, "Obesity increases U.S. health costs by $93B." *Rapid City Journal*, Mayo 14 2003, page A3.

Cooke, J. P. & V. J. Dzau. "Nitric Oxide Synthase: Role in the Genesis of Vascular Disease." *Annu Rev Med.* 48 (1997): 489-509.

Coulston, A. M., et al., "Deleterious Metabolic Effects of a High Carbo-hydrate Sucrose Containing Diets in Patients with Non-Insulin-Dependent Diabetes Mellitus." *American Journal of Clinical Nutrition* 82 (1987): 213-220.

Coulston, A. M., et al., "Effect of Source of Dietary Carbohydrate on Plasma Glucose and Insulin Responses to Mixed Meals in Subjects with NIDDM." *Diabetes Care* 10 (1987): 395-400.

Coulston, A. M., et al., "Persistence of Hypertriglyceridemic Effect of Low-Fat High-Carbohydrate Diets in NIDDM Patients." *Diabetes Care* 12 (1989): 94-101.

Coulston, A. M., et al., "Persistence of Hypertriglyceridemic of Low Fat High-Carbohydrate Diet in Patients with Non-Insulin-Dependent Diabetes Mellitus." *New England Journal of Medicine* 319 (1988): 829-834.

Coulston, A. M., et al., "Plasma Glucose, Insulin and Lipid Responses to High-Carbohydrate, Low Fat Diets in Normal Humans." *Metabolism* 32 (1983): 52-56.

Coutinho, M., et al., "The Relationship Between Glucose and Incident Car-diovascular Events: A Metaregression Analysis of Published Data from 20 Studies of 95,783 Individuals Followed for 12.4 Years." *Diabetes Care* 22 (1999): 233-240.

Cusin, I., et al., "Hyperinsulinemia and its Impact on Obesity and Insulin Resistance." *International Journal of Obesity* 16 (1992): S1-S11.

Dabelea, D., et al., "Type 2 Diabetes Mellitus in Minority Children and Adolescents: An Emerging Problem." *Endocrinology and Metabolism Clinics of North America* 28 (1999): 709-729.

Dahl-Jorgensen, K., et al., "Effect of Near Normoglycemia for Two-Years on Progression of Early Diabetic Retinopathy, Nephropathy, and Neu-ropathy: The Oslo Study." *British Medical Journal* 293 (1986): 1194-1199.

Das, U., "Obesity, Metabolic Syndrome X and Inflammation." *Nutrition* 18 (2001): 430-432.

De Feo, P., et al., "Comparison of Glucose Counter-Regulation During Short-term and Prolonged Hypoglycemia in Normal Humans." *Diabetes* 35 (1986): 563-569.

De Vegt, F., et al., "Hyperglycemia is Associated with All-Cause and Cardio-vascular Mortality in the Hoorn Population: The Hoorn Study." *Diabetolgia* 42 (1999): 926-931.

DeFronzo, R.A., et al., "Pathogenesis of NIDDM." *Diabetes Care* 14. (1992): 318-368.

DeFronzo, R.A. & E. Ferrannini. "Insulin Resistance: A Multifaceted Syndrome Responsible for NIDDM, Obesity, Hypertension, Dyslipidemia, and Atherosclerotic Cardiovascular Disease." *Diabetes Care* 14 (1991): 173-194.

De Fronzo, R.A., Lilly Lecture 1987. "The Triumvirate: B-Cell, Muscle, Liver: A collusion Responsible for NIDDM." *Diabetes* 37 (1988) 667-697.

Del Prato, S., et al., "Effect of Sustained Psyciologic Hyperinsulinaemia and Hyperglycaemia on Insulin Secretion and Insulin Sensitivity in Man." *Diabetologia* 37 (1994): 1025-1035.

Depres, J.P., et coll., "Hyperinsulinemia as an Independent Risk Factor for Ischemic Heart Disease." New England Journal of Medicine 334 (1996): 952-957.

Desprès, J.P., "Dyslipidaemia and Obesity." *Baillieres Clinical Endocrinology and Metabolism* 8 (1994): 629-660.

Devlin, J.T. et al., "Enhanced Peripheral and Splanchnic Insulin Sensitivity in NIDDM Men After a Single Bout of Exercise." *Diabetes* 36 (1987): 434-439.

Diabetes and Nutrition Study Group of the EASD: "Recommendations for the Nutritional Management of Patients with Diabetes Mellitus." *Diabetes Nutritional Metabolism* 8 (1995): 1-4.

Dietschy, J.M. & D.S. Brown, "Effect of Alterations of the Specific Activity of the Intracellular Acetyl CoA Pool on Apparent Rates of Hepatic Cholesterogenesis." *J. Lipid Res.* 19 (1974): 508-516.

Duimetiere, P., et al., "Relationship of Plasma Insulin to the Incidence of Myocardial Infarction and Coronary Heart Disease Mortality in a Middle Aged Population." *Diabetologia* 19 (1980): 205-210.

Eaton, S.B. & M. Konner, "Paleolithic Nutrition. A consideration of its nature and current implications." *New England Journal of Medicine* 312 (1985): 283-289.

Ebbeling, C.B., & D.S. Ludwig, "Treating Obesity in Youth: Should Dietary Glycemic Load be a Consideration?" *Advances in Pediatric* 48 (2001): 179-212.

Eriksson, J., et al., "Early Metabolic Defects in Persons at Increased Risk of Non-Insuline-Dependent Diabetes Mellitus." *New England Journal of Medicine* 321 (1989): 337-343.

Evans, D.J., et al., "Relationship Between Skeletal Muscle Insulin Resistance, Insulin-Mediated Glucose Disposal, and Insulin Binding: Effects of Obesity and Body Fat Topography." *Journal of Clinical Investigation* 74 (1984): 1515-1525.

Evans, D.J., et al., "Relationship of Body Fat Topography to Insulin Sensitivity and Metabolic Profiles in Premenopausal Women." *Metabolism* 33 (1984): 68-75.

Fabry, P., & J. Tepperman, "Meal Frequency – A Possible Factor in Human Pathology." *American Journal of Clinical Nutrition* 23 (1970): 1059-1068.

Facchini, F., et al., "Relationship Between Resistance to Insulin-Mediated Glucose Uptake, Urinary Uric Acid Clearance, and Plasma Uric Acid Concentration." *JAMA* 266 (1991): 3008-3011.

Fanaian, M. et al., "The Effects of Modified Fat Diet on Insulin Resistance and Metabolic Parameters in Type 2 Diabetes " *Diabetologia* 39 (1996): A7.

Farquhaar, J.W. et al., "Glucose, Insulin and Triglycerides Responses to High and Low Carbohydrate Diets in Man." *Journal of Clinical Investigation* 45 (1966): 1648-1656.

Ferrannini, E, et al., "Effect of Fatty Acids on Glucose Production and Utilization in Man." *Journal of Clinical Investigation* 72 (1983): 1737-1747.

Ferrannini, E., et al., "Hyperinsulinaemia: The Key Feature of a Cardiovascular and Metabolic Syndrome." *Diabetologia* 3 (1991): 416-422.

Ferri, C., et al., "Insulin Stimulates Endothelin-1 Secretion from Human Endothelial Cells and Modulates its Circulating Levels in Vivo." *Journal of Clinical Endocrinology and Metabolism* 80 (1995): 829-835.

Flegal, K.M. et al., "Overweight and Obesity in the US: Prevalence and Trends, 1960-1994." *International Journal of Obesity* 22 (1998): 39-47.

Flodin, N.W. "Artherosclerosis: An Insulin-Dependent Disease?" *J Am Coll Nutr.* 5 (1986): 417-427.

Fontaine, K.R., et al., "Years of Life Lost Due to Obesity." *JAMA* 289 (2003): 187-193.

Fontbonne, A., et al., "Hypertriglyceridemia as a Risk Factor of Coronary Heart Disease and Mortality in Subjects with Impaired Glucose Tolerance of Diabetes: Results from the 11-year Follow-Up of the Paris Prospective Study." *Diabetologia* 32 (1989) 300-304.

Fontevielle, A.M., et al., "A Moderate Switch from High to Low Glycemic-Index Food for 3 Weeks Improves Metabolic Control of Type 1 (IDDM) Diabetic Subjects." *Diabetes Nutrition Metabolism* 1 (1988): 139-143.

Ford, E.S. et al., "Prevalence of the Metabolic Syndrome Among US Adults." *JAMA* 287 (2002): 356-359.

Ford, E.S. & S. Liu, "Glycemic Index and Serum High Density Lipoprotein Cholesterol Concentration Among US Adults." *Archives of Internal Medicine* 161 (2001): 572-576.

Foster, D., "Insulin Resistance – A Secret Killer?" *New England Journal of Medicine* 320 (1989): 733-734.

Foster-Powell, K., & J.B. Miller, "International Tables of Glycemic Index." *American Journal of Clinical Nutrition* 62 (1995): 871S-890S.

Foster-Powell, K., Brand-Miller, J.C. & Holt, S.H.A., "International Table of Glycemic Index and Glycemic Load Values: 2002." *American Journal of Clinical Nutrition* 76 (2002): 5-56.

Franz, M.J. et al., "Evidence-Based Nutrition Principles and Recommendations for the Treatment and Prevention of Diabetes and Related Complications." *Diabetes Care* 25 (2002): 148-198.

Freedman, D.S., et al., "Relation of Body Fat Distribution to Hyperinsulinemia in Children and Adolescents: The Bogalusa Heart Study." *American Journal of Clinical Nutrition* 46 (1987): 403-410.

Friedman, M.I., & J. Granneman, "Food Intake and Peripheral Factors After Recovery From Insulin-Induced Hypoglycemia." *The American Physiological Society* 244 (1983): R374-R382.

Frost, G., et al., "Glycemic Index as a Determinant of Serum HDL-Cholesterol Concentration." *Lancet* 353 (1999): 1045-1048.

Frost, G., et al., "Insulin Sensitivity in Women at Risk of Coronary Heart Disease and the Effect of a Low Glycemic Index Diet." *Metabolism* 47 (1998): 1245-1251.

Frost, G., "Dietary Advise Based on the Glycemic Index Improves Dietary Profile and Metabolic Control in Type 2 Diabetic Patients." *Diabetic Medicine* 11 (1993): 397-401.

Gannon, M.C., et al., "The Insulin and Glucose Responses to Meals of Glucose Plus Various Proteins in Type 2 Diabetic Subjects." *Metabolism* 37 (1988): 1081-1088.

Garcia-Webb, P., et al., "Obesity and Insulin Secretion in Fasting High School Students." *Diabetologia* 19 (1980): 194-197.

Garg. A., et al., "Comparison of a High-Carbohydrate Diet with a High-Monounsaturated-Fat Diet in Patients with Non-Insulin-Dependent Diabetes Mellitus." *New England Journal of Medicine* 319 (1988): 829-834.

Garg. A., et al., "Comparison of Effects of High and Low Carbohydrate Diets on Plasma Lipoproteins and Insulin Sensitivity in Patients with Mild NIDDM." *Diabetes* 41 (1992): 1278-1285.

Garg. A., et al,. "Effects of Varying Carbohydrate Content of Diet in Patients with Non-Insulin-Dependent Diabetes Mellitus." *JAMA* 271 (1994): 1421-1428.

Gaziano, J.M., et al., "Fasting Triglycerides, High-Density lipoprotein, and Risk of Myocardinal Infarction." *Circulation* 96 (1997): 2520-2525

Gerich, J., et al., "Hormonal Mechanisms in Acute Glucose Counter-Regulation: The Relative Roles of Glucagon, Epinephrine, Norepinephrine, Growth Hormone and Cortisol." *Metabolism* 29 (Nov. 1980): 1164-1175.

Gertler, M.M., et al., "Serum Uric Acid in Relation to Age and Physique in Health and Coronary Heart Disease." *Annals of Internal Medicine* 34 (1951): 1421-1431.

Giacco, R., et al., "Long-Term Dietary Treatment with Increased Amounts of Fiber-Rich Low-Glycemic Index Natural Foods Improves Blood Glucose Control and Reduces the Number of Hypoglycemic Events in Type I Diabetic Patients." *Diabetes Care* 23 (2000): 1461-1466.

Glass, A.R., "Endocrine Aspects of Obesity." *Medical Clinics of North America* 73 (1989): 139-160.

Glauber, H., et al., "Adverse Metabolic Effect of Omega-3 Fatty Acids in Non-Insulin-Dependent Diabetes Mellitus." *Annals of Internal Medicine* 108 (1988): 663-668.

Gorman, Christine, "How to Eat Smarter." *Time Magazine* (le 20 octobre 2003): 52.

Granfeldt, Y., et al., "On the Importance of Processing Conditions, Product Thickness and Egg Addition for the Glycemic and Hormonal Responses to Pasta: A Comparison with Bread Made from Pasta Ingredients." *European Journal of Clinical Nutrition* 45 (1991): 489-499.

Griendling, K.K., et al., "Oxidative Stress and Cardiovascular Disease." *Circulation* 96 (1997): 3264-3265.

Grundy, S.M., et al., "Rationale of the Diet-Heart Statement of the American Heart Association." Report of Nutrition Committee. *Circulation* 65 (1982): 839A-854A.

Grundy, S.M., "Comparison of Monounsaturated Fatty Acids and Carbohydrates for Lowering Plasma Cholesterol." *New England Journal of Medicine* 314 (1986): 745-748.

Haber, G.B., et al., "Depletion and Disruption of Dietary Fiber: Effects on Satiety, Plasma-Glucose, and Serum-Insulin." *Lancet* 2 (1977): 679-682.

Haffner S.M., et al., "Cardiovascular Risk Factors in Confirmed Prediabetic Individuals: Does the Clock for Coronary Heart Disease Start Ticking Before the Onset of Clinical Diabetes?" *JAMA* 263 (1990): 2893-2898.

Hajjar, I. & Ketchen, T., "Trends in Prevalence, Awareness, Treatment, and Control of Hypertension in the United States 1988-2000." *JAMA* 290 (2003): 199-206.

Halliwell, B., & J. Gutteridge, "The Antioxidants of Human Extracellular Fluids." *Archives of Biochemistry and Biophysiology* 280 (1990: 1-8.

Hamsten, A., et al., "Increased Plasma Level of a Rapid Inhibitor of Tissue Plasminogen Activator in Young Survivors of Myocardial Infarction." *New England Journal of Medicine* 313 (1985): 1557-1563.

Hauner, H., "The Impact of Pharmacotherapy on Weight Management in Type 1 Diabetes." *International Journal of Obesity* 23 (1999): S12-S17.

Hegsted, D.M., et al., "Dietary Fat and Serum Lipids: An Evaluation of the Experimental Data." *American Journal of Clinical Nutrition* 57 (1993): 875-883.

Hellmich, N., "Belly Full of Danger." *USA TODAY* (le 26 février 2003).

Helmrich, S.P., et al., "Physical Activity and Reduced Occurrence of Non-Insulin Dependent Diabetes Mellitus." *New England Journal of Medicine* 325 (1991): 147-152.

Heshka, S., et al., "Weight Loss With Self-help Compared With a Structured Commercial Program." *JAMA* 289 (2003): 1792-1798.

Hillgartner, F.B., et al., "Physiological and Molecular Mechanisms Involved in Nutritional Regulation of Fatty Acid Synthesis." *Physiol Rev.* 75 (1995): 47-76.

Hirsch, J., & B. Batchelor, "Adipose Tissue Cellularity in Human Obesity." *Clin Endocrinol Metabolism* 5 (1976): 299-311.

Hollenbeck, C.B., et al., "A Comparison of the Relative Effects of Obesity and Non-Insulin-Dependent Diabetes Mellitus on in-vivo Insulin-Stimulated Glucose Utilization." *Diabetes* 33 (1984): 622-626.

Hollenbeck, C.B., et al., "Comparison of Plasma Glucose and Insulin Response to Mixed Meals of High, Intermediate, and Low-Glycemic Potential." *Diabetes Care* 11 (1988): 323-329.

Holloszy, J.O., et al., "Effects of Exercise on Glucose Tolerance and Insulin Resistance." *Acta Medica Scandinavia* 711 (1996): 55-65.

Holt, S., et al. "Relationship of Satiety to Postprandial Glycemic, Insulin and Cholecystokinin Responses." *Appetite* 18 (1992): 129-141.

Howard, B.V. "Lipoprotein Metabolism in Diabetes Mellitus." *J Lipid Res.* 28 (1987): 613-628.

Hu, F., et al., "Dietary Fat Intake and the Risk of Coronary Heart Disease in Women." *New England Journal of Medicine* 337 (1997): 1491-1499.

Hu, F., et al., "Trends in the Incidence of Coronary Heart Disease and Changes in Diet and Lifestyle in Women." *New England Journal of Medicine* 343 (2000): 530-537.

Hu F., et al., "Television Watching and Other Sedentary Behaviors in Relation to Risk of Obesity and Type 2 Diabetes Mellitus in Women." *JAMA* 289, (2003): 1785-1791.

Hughes, V.A., et al., "Exercise Increases Muscle GLUT-4 Levels and Insulin Action in Subjects with Impaired Glucose Tolerance." *American Journal of Physiology* 264 (1993): E855-E862.

Jarrett, R.J., & J.J. Kern, "Glucose Tolerance, Age and Circulating Insulin." *Lancet* 1 (1967): 806-809.

Jarvi, A.E., et al., "Improved Clycemic Control and Lipid Profile and Normalized Fibrinolytic Activity on a Low-Glycemic Index Diet in Type 2 Diabetic Patients." *Diabetes Care* 22 (1999): 10-18.

Jarvi, A.E., et al., "The Influence of Food Structure on Postprandial Metabolism in Patients with Non-Insulin-Dependent Diabetes Mellitus." *American Journal of Clinical Nutrition* 61 (1995): 837-842.

Jenkins, D., et al., "Glycemic Index of Foods: A Physiological Basis for Carbohydrate Exchange." *American Journal of Clinical Nutrition* 34 (1981): 362-366.

Jenkins, D., et al., "Glycemic Responses to Foods: Possible Differences Between Insulin-Dependent and Non-Insulin-Dependent Diabetics." *American Journal of Clinical Nutrition* 40 (1984): 971-981.

Jenkins, D., et al., "Improved Glucose Tolerance Four-Hours After Taking Guar with Glucose." *Diabetologia* 19 (1980): 21-24.

Jenkins, D. et al., "Low Glycemic Index Carbohydrate Foods in the Management of Hyperlipidemia." *American Journal of Clinical Nutrition* 42 (1985): 604-617.

Jenkins, D., et al., "Low-Glycemic Index Diet in Hyperlipidemia: Use of Traditional Starchy Foods." *American Journal of Clinical Nutrition* 46 (1987): 66-71.

Jenkins, D. et al., "Metabolic Effects of a Low-Glycemic-Index Diet." *American Journal of Clinical Nutrition* 46 (1987): 968-975.

Jenkins, D., et al., "Metabolic Effect of Reducing Rate of Glucose Ingestion by Single Bolus Versus Continuous Sipping." *Diabetes* 39 (1990): 775-781.

Jenkins, D., et al., "Nibbling Versus, Gorging: Metabolic Advantages of Increased Meal Frequency." *New England Journal of Medicine* 321 (1989): 929-934.

Jenkins, D., et al., "Wholemeal Versus Wholegrain Breads: Proportion of Whole or Cracked Grain and the Glycemic Response." *British Medical Journal* 297 (1998): 958-960.

Jennings, G., et al. "The Effects of Changes in Physical Activity on Major Cardiovascular Risk Factors, Hemodynamics, Sympathetic Function, and Glucose Utilization in Man: A Controlled Study of Four Levels of Activity." *Circulation* 73 (1986): 30-40.

Jha, P., et al., "The Antioxidant Vitamins and Cardiovascular Disease. A Critical Review of Epidemilogic and Clinical Trial Data." *Annals of Internal Medicine* 123. (1995): 860-872.

Job, F. et al., "Hyperinsulinism in Patients with Coronary Artery Disease." *Coronary Artery Disease* 5. (1994): 487-492.

Juhan-Vague, L., et al. "Increased Plasminogen Activator Inhibitor Activity in Non-Insulin Dependent Diabetic Patients. Relationship with Plasma Insulin." 61. (1989): 370-373.

Kabir, M., et al., "A high Glycemic Index Starch Diet Affects Lipid Storage-Related Enzymes in Normal and to a Lesser Extent in Diabetic Rats." *American Society for Nutritional Sciences* 128. (1998): 1878-1883.

Kabir, M., et al., "Dietary Amylose-Amylopectin Starch Content Affects Glucose and Lipid Metabolism in Adipocytes of Normal and Diabetic Rats." *The Journal of Nutrition* 128. (1998): 35-43.

Karhapaa, P., et al., "Isolated Low HDL Cholesterol: An Insulin-Resistant State." *Diabetes* 43. (1994): 411-417.

Kasim, S. E., et al., "Effects of Omega-3 Fish Oils on Lipid Metabolism, Glycemic Control, and Blood Pressure in Type 2 Diabetic Patients." *Journal of Clinical Endocrinology & Metabolism* 67. (1998): 1-5.

Katan, MB, et al., "Beyond Low-Fat Diets." *New England Journal of Medicine* 337. (1997): 563-566.

Kerstetter, J. E., et al., "Changes in Bone Turnover in Young Women Consuming Different Levels of Dietary Protein." *Journal of Clinical Endocrinology & Metabolism* 84. (1999): 1052-1055.

Keys, A., et al., "The Diet and 15 year Death rate in Seven Countries Study." *Am J Epidemiol.* 124. (1986): 903-915.

Kiens, B. & E. A. Richter, "Types of Carbohydrate in an Ordinary Diet Affect Insulin Action and Muscle Substrates in Humans." *American Journal of Clinical Nutrition* 63. (1996): 47-53.

Kieren, M., et al., "Insulin Action in the Vasculature: Physiology and Pathophysiology." *Journal of Vascular Research* 38. (2001): 415-422.

Kissebath, A. H., et al., "Relationship of Body Fat Distribution to Metabolic

Complications of Obesity." *Journal of Clinical Endocrinology & Metabolism* 54. (1982): 254-260.

Kissebath, A. H., et al., "Endocrine Characteristics in Regional Obesities: Role of Sex Steroids." Proceedings of the International Symposium on the Metabolic Complications of Human Obesities, Marseille, 30 mayo - 1 junio 1985 (ICS No 682). Amsterdam: Elsevier, 1986.

Knopp, R. H., et al., "Long-Term Cholesterol-Lowering Effects of 4 Fat Restricted Diets in Hypercholesterolomic and Combined Hyperlipidemic Men: The Dietary Alternatives Study." *JAMA* 278 (1997): 1509-1515.

Kohler, H-P., "Insulin Resistance Syndrome: Interaction with Coagulation and Fibronolysis." *Swiss Med Weekly* 132 (2002): 241-252.

Koivisto, V., & R.A. DeFronzo, "Physical Training and Insulin Sensitivity." *Diabetes Metabolism Reviews* 1 (1986): 445-481.

Kolterman O.G., et al., "Mechanisms of Insulin Resistance in Human Obesity. Evidence for Receptor and Post-Receptor Defects." *Journal of Clinical Investigation* 65 (1980): 1272-1284.

Krotkiewski, M., "Physical Training in the Prophylaxis and Treatment of Obesity, Hypertension and Diabetes." *Scand J Rehabil. Med.* 9 (1983): 55-70.

Krotkiewski, M., et al., "Impact of Obesity on Metabolism in Men and Women: Importance of Regional Adipose Tissue Distribution." *Journal of Clinical Investigation* 71 (1983): 1150-1162.

Kubow, S., "Routes of Formation and Toxic Consequences of Lipid Oxidation Products in Foods." *Free Radic Biol Med.* 21 (1992): 63-81.

Kuczmarski, R.J., et al., "Increasing Prevalence of Overweight Among US Adults: The National Health and Nutrition Examination Surveys, 1960-1991." *JAMA* 272 (1994): 205-211.

Laakso, M., et al., "Asymptomatic Atherosclerosis and Insulin Resistance." *Arterioscler Thromb.* 11 (1991): 1068-1076.

Landin, K., et al., "Elevated Fibrinogen and Plasminogen Activator (PAI-1) in Hypertension are Related to Metabolic Risk Factors for Cardiovascular Disease." *Journal of Internal Medicine* 227 (1990): 273-278.

Lardinois, C.K., et al., "Polyunsaturated Fatty Acids Augment Insulin Secretion." *J Am Coll Nutr.* 6 (1987): 507-523.

Larson, D.E., et al., "Dietary Fat in Relation to Body Fat and Intra-Abdominal Adipose Tissue: A Cross-Sectional Analysis." *American Journal of Clinical Nutrition* 64 (1996): 677-684.

Lawrence, M., et al., "Oral Glucose Loading Acutely Attenuates Endothelium-Dependent Vasodilation in Healthy Adults Without Diabetes: An effect Prevented by Vitamins C and E." *Journal of the American College of Cardiology* 36 (2000): 2185-2191.

Laws, A., & G. M. Reaven, "Evidence for an Independent Relationship Between Insulin Resistance and Fasting HDL-Cholesterol. Triglyceride and Insulin Concentrations." *Journal of Internal Medicine* 231 (1992): 25-30.

Laws, A., et al., "Relation Fasting Plasma Insulin Concentrations to High Density Lipoprotein Cholesterol and Triglyceride Concentrations in Man." *Arteriosclerosis and Thrombosis* 11 (1991): 1636-1642.

Le Marchand-Brustel, Y., & B. Jeanrenaud, "Pre- and Postwearning Studies on Development of Obesity in *mdb/mdb* Mice." *American Journal of Physiology* 234 (1978): E568-E574.

Leahy, J.L., et al., "B-Cell Dysfunction Induced by Chronic Hyperglycemia." *Diabetes Care* 15 (1992): 442-455.

Leathwood, P., Pollet, P., "Effects of Slow Release Carbohydrates in the Form of Bean Flakes on the Evolution of Hunger and Satiety in Man." *Appetite* 10 (1988): 1-11.

Lefebvre, P.J., & A. J. Scheen, "The Ponstprandial State and Risk of Cardiovascular Disease." *Diabetica Medicine* 15 (1998): S63-S-68.

Leon, A.S., et al., "Effects of Vigorous Walking Program on Body Composition, and Carbohydrate and Lipid Metabolism of Obese Young Men." *Journal of Clinical Nutrition* 33 (1979): 1776-1787.

Lerer-Metzger, M., et al., "Effects of Long-Term Glycemic Index Starchy Food on Plasma Glucose and Lipid Concentrations and Adipose Tissue Cellularity in Normal and Diabetic Rats." *The British Journal of Nutrition* 755 (1996): 723-732.

Levine, G.N., et al., "Ascorbic Acid Reverses Endothelial Vasomotor Dysfunction in Patients With Coronary Artery Disease." *Circulation* 93 (1996): 1107-1113.

Libman, I., & S.A. Arslanian, "Type 2 Diabetes Mellitus: No Longer Just Adults."*Pediatric Annals* 28 (1999) 589-593.

Lillioja, S., & C. Bogardus, "Obesity and Insulin Resistance: Lessons Learned from the Pima Indians." *Diabetes Metabolism Review* 4 (1988): 515-540.

Lillioja, S., et al., "In Vivo Insulin Action is a Familial Characteristic in Non-Diabetic Pima Indians." *Diabetes* 36 (1987): 1329-1335.

Lissner, L., & B.L. Heitman, "Dietary Fat and Obesity: Evidence from Epidemiology." *European Journal of Clinical Nutrition* 49 (1995): 79-90.

Liu, S., et al., "A Prospective Study of Dietary Glycemic Load, Carbohydrate Intake and Risk of Coronary Artery Disease in US Women." *American Journal of Clinical Nutrition* 71 (2000): 1455-1461.

Liu, S., et al., "A Prospective Study of Glycemic Load and Risk of Myocardial Infarction in Women." *FASEB J* 12 (1998): A260.

Liu, S., et al., "Dietary Glycemic Load Assessed by Food Frequency Questionnaire in Relation to Plasma High-Density-Lipoprotein Cholesterol and Fasting Plasma Triacyglycerols in Postmenopausal Women." *American Journal of Clinical Nutrition* 73 (2001): 560-566.

Lorgeril, M., et al., "Mediterranean Dietary Pattern in a Randomized Trial: Prolong Survival and Possible Reduced Cancer Rate." *Archives of Internal Medicine* 158 (1998): 1181-1187.

Ludwig, D.S., et al., "High Glycemic Index Foods, Overeating, and Obesity." *Pediatrics* 103 (1999): e26.

Ludwig, D.S., "Dietary Glycemic Index and Obesity." *American Society for Nutritional Sciences* 130 (2000): 280S-283S.

Ludwig, D.S., The Glycemic Index: Physiological Mechanisms Relating to Obesity, Diabetes, and Cardiovascular Disease." *JAMA* 287 (2002): 2412-2423.

Mancini, M., et al., "Antioxidants in the Mediterranean Diet." *Canadian Journal of Cardio* 11 (1995): 105G-109G.

Mandarino, L., et al., "Infusion of Insulin Impairs Human Adipocyte Glucose Metabolism In Vitro without Decreasing Adipocyte Insulin Receptor Binding." *Diabetologia* 27 (1984): 358-363.

Manson, J., & S. Bassuk, "Obesity in the United States: A Fresh Look at Its High Toll." *JAMA* 289 (2002): 229-230.

Marfella, R., et al., "Glutathione Reverses Systemic Hemodynamic Changes Induced by Acute Hyperflycemia in Healthy Subjects." *The American Journal of Physiology* 268 (1995): E1167-E1173.

Marsoobian, V., et al., "Very-Low-Energy Diets Alter the Counterregulatory Response to Falling Plasma Glucose Concentrations." *American Journal of Clinical Nutrition* 61 (1995) 373-378.

Martin, B.C., et al., "Role of Glucose and Insulin Resistance in Development of Type 2 Diabetes Mellitus: Results of a 25-year Follow-up Study." *Lancet* 340 (1992): 925-929.

Martin-Moreno, J., et al., "Dietary Fat, Olive Oil Intake and Breast Cancer Risk." *International Journal of Cancer* 58 (1994): 774-780.

Mather, K., et al., "Insulin Action in the Vasculature: Physiology and Pathophysiology." *Journal of Vascular Research* 38 (2001): 415-422.

Mayer-Davis, E.J., et al., "Intensity and Amount of Physical Activity in Relation to Insulin Sensitivity." *JAMA* 279 (1998): 669-674.

McKeone, B.J., et al., "Plasma Triglycerides Determine Low Density Lipoprotein Composition, Physical Properties and Cell Specific Binding." *Journal of Clinical Investigation* 91 (1993): 1926-1933.

McNamara, D., "Regular Breakfast Eaters at Lower Risk for Obesity." *Family Practice News* (15 mayo 2003).

Mensik, R.P., & M.B. Katan, "Effect of Monounsaturated Fatty Acids Versus Complex Carbohydrates on High-Density Lipoprotein in Healthy Men and Women." *Lancet* 1 (1987): 122-125.

Metges, C.C., & C.A. Barth, "Metabolic Consequences of a High Dietary-Protein Intake in Adulthood: Assessment of the Available Evidence." *Journal of Nutrition* 130 (2000): 886-889.

Meyer, K.A., et al., "Carbohydrates, Dietary Fiber, and Incident Type 2 Diabetes in Older Women." *American Journal of Clinical Nutrition* 71 (2000): 921-930.

Miller, J.B., et al., "The Glycemic Index is Easy and Works in Practice." *Diabetes Care* 20 (1997): 1628-1629.

Miller, J.C., "Importance of Glycemic Index in Diabetes." *American Journal of Clinical Nutrition* 59 (1994): 747S-752S.

Muller, W.A., et al., "Abnormal Alpha Cell Function in Diabetes, Response to Carbohydrate and Protein Ingestion." *New England Journal of Medicine* 283 (1970): 109-115.

Muller, W.A., et al., "The Influence of Antecedent Diet Upon Clucagons and Insulin Secretion." *New England Journal of Medicine* 285 (1971): 1450-1454.

Nakazono, K., et al., "Does Superoxide Underlie the Pathogenesis of Hypertension?" *Proc Natl Acad Sci USA* 88 (1991): 10045-10048.

National Nutrition Monitoring and Research Act of 1990, Public Law (1990): 101_445.

Nicklas, T.A., et al., "Nutrient Adequacy of Low Fat Intakes for Children: The Bogalusa Heart Study." *Pediatrics* 89 (1992): 221-228.

NIH Technology Assessment Conference Panel. "Methods for Voluntary Weight Loss and Control." *Annals of Internal Medicine* 119 (1993): 764-770.

Nuttall, F.Q., et al., "Effect of Protein Ingestion on the Glucose and Insulin Response to a Standardized Oral Glucose Load." *Diabetes Care* 7 (1984): 465-470.

Odeleye, O.E., et al., "Fasting Hyperinsulinemia is a Predictor of Increased Body Weight Gain and Obesity in Pima Indian Children." *Diabetes* 46 (1997): 1341-1345.

Olefsky, J.M., et al., "Effects of Weight Reduction on Obesity: Studies of Carbohydrate and Lipid Metabolism." *Journal of Clinical Investigation* 53 (1974): 64-76.

Olefsky, J.M., & O.G. Kolterman, "Mechanisms of Insulin Resistance in Obesity and Noninsulin-Dependant (Type 2) Diabetes." *American Journal of Medicine* 70 (1981): 151-168.

Olefsky, J.M., "Decreased Insulin Binding to Adipocytes and Circulating Monocytes from Obese Subjects." *Journal of Clinical Investigation* 57 (1976): 1165-1172.

Olefsky, J.M., "The Insulin Receptor. Its Role in Insulin Resistance of Obesity and Diabetes." *Diabetes* 25 (1976): 1154-1162.

Paolisso, G., et al., "Daily Magnesium Supplements Improve Glucose Handling in Elderly Subjects." *American Journal of Clinical Nutrition* 55 (1992): 1161-1167.

Paolisso, G., et al., "Improved Insulin Response and Action by Chronic Magnesium Administration in Aged NIDDM Subjects." *Diabetes Care* 12 (1989): 265-269.

Paolisso, G., et al., "Pharmacological doses of vitamin E improve insulin action in healthy subjects & non-insulin-dependent diabetic patients." *American Journal of Nutrition* 57 (1993): 650-656.

Parillo, M., et al., "A high Monosaturated-Fat/Low Carbohydrate Diet Improves Peripheral Insulin Sensitivity in Non-Insulin Dependent Diabetic Patients." *Metabolism* 41 (1992): 1373-1378.

Parillo, M., et al. "Different Glycemic Responses to Pasta, Bread and Potatoes in Diabetic Patients." *Diabetic Med.* 1985; 2:374-377.

Patsch, J.R., et al., "The Relationship of Triglyceride Metabolism and Coronary Artery Disease: Studies in the Postprandial State." *Arterioscler Thromb Vasc Biol.* 12 (1992): 1336-1345.

Pereira, M.A., et al., "The Association of Whole Grain Intake and Fasting Insulin in a Biracial Cohort of Young Adults: The CARDIA study" *CVD Prevention* 1. (1988): 231-242.

Petroni, A., et al., "A Phenolic Antioxidant Extracted from Olive Oil Inhibits Platelet Aggregation and Archidonic Acid Metabolism in vitro." *World Rev Nutr Diet* 75 (1994): 169-172.

Pinkey, J.A., et al., "Endothelial Cell Dysfunction: Cause of the Insulin Resistance Syndrome." *Diabetes* 46 (1997): S9-S13.

Plotnick, G.D., et al. "Effect of Antioxidant Vitamins on the Transient Impairment of Endothelium-Dependent Brachial Artery Vasoactivity Following a Single High-Fat Meal." *JAMA* 278 (1997): 1682-1686.

Potter Van Loon B.J., et al., "The Cardiovascular Risk Factor Plasminogen Activator Inhibitor Type I is Related to Insulin Resistance." *Metabolism* 42 (1993): 945-949.

Purnell, J., & J. Brunzell, "The Central Role of Dietary Fat, Not Carbohydrate, in the Insulin Resistance Syndrome." *Current Opin Lipidol* 8 (1997): 17-22.

Randle, P.J., et al., "The Glucose Fatty-Acid Cycle: Its Role in Insulin Sensitivity and the Metabolic Disturbances of Diabetes Mellitus." *Lancet* 1 (1963): 785-789.

Rasmussen, O.W., et al., "Effects on Blood Pressure, Glucose, and Lipid Levels of a High-Monosaturated Fat Diet Compared With a High-Carbohydrate Diet in Non-Insulin Dependent Subjects." *Diabetes Care* 16 (1993): 1565-1571.

Rauramaa, R., "Relationship of Physical Activity, Glucose Tolerance, and Weight Management." *Preventive Medicine* 13 (1984): 37-46.

Reaven, G.M., "Banting Lecture 1988: Role of Insulin Resistance in Human Disease." *Diabetes* 37 (1989) 1595-1607.

Reaven, G.M., Y Chen., "Role of Insulin in Regulation of Lipoprotein Metabolism in Diabetes." *Diabetes/Metabolism Rev.* 4 (1988): 639-652.

Reaven, G.M., et al., "Insulin Resistance and Hyperinsulinemia in Individuals with Small, Dense, Low Density Lipoprotein Particles." *Journal of Clinical Investigation* 92 (1998): 141-146.

Reaven, G.M., et al., "Relationship Between Glucose Tolerance, Insulin Secretion, and Insulin Action in Non-Obese Individuals with Varying Degrees of Glucose Tolerance." *Diabetologia* 32 (1989): 52-55.

Reaven, G.M., et al., "Role of Insulin in Endogenous Hypertriglycerdemia." *Journal of Clinical Investigation* 46 (1967): 1756-1767.

Reaven, G.M., "Banting Lecture l988: Role in Insulin Resistance in Human Disease." *Diabetes* 37 (1988): 1595-1607.

Reaven, G.M. "Diet and Syndrome X." *Current Artherosclerosis Reports* 2 (2000): 503-507.

Reaven, G.M., *Syndrome X,* Simon & Schuster (2000): page 18.

Reaven, G.M., "Relationship Between Insulin Resistance and Hypertension." *Diabetes Care* 14 (1991): 33-38.

Reaven, G.M., "Role of Insulin Resistance in Human Disease." *Diabetes* 37 (1988): 1495-1607.

Reaven, G.M., "Syndrome X: 6 Years Later." *Journal of Internal Medicine Suppl* 736 (1994): 13-22.

Reitman, J.S., et al., "Improvement of Glucose Homeostasis After Exercise Training in Non-Insulin-Dependent Diabetes." *Diabetes Care* 7 (1984): 434-441.

Resnick, L.M., "Ionic Basis of Hypertension, Insulin Resistance, Vascular Disease, and Related Disorders: The Mechanism of Syndrome X." *American Journal of Hypertension* 6 (1993): 123S-134S.

Richter, E.A., et al., "Glucose-Induced Insulin Resistance of Skeletal Muscle Glucose Transport and Uptake." *Biochem J.* 252 (1988): 733-737.

Rocchini, A.P., et al., "Insulin and Blood Pressure During Weight Loss in Obese Adolescents." *Hypertension* 10 (1987): 267-273.

Roden, J., et al., "Effect of Insulin and Glucose on Feeding Behavior." *Metabolism* 34 (Sept. 1985): 826-831.

Rodin, J., et al., "Metabolic Effects of Fructose and Glucose: Implications for Food Intake." *American Journal of Clinical Nutrition* 47 (1988): 683-689.

Rorsman, P., et al., "Regulation of Glucagons Release from Pancreatic A-Cells." *Biochemicals Pharmacology* 41 (1991): 1783-1790.

Rosenbloom, A.L., et al., "Emerging Epidemic of Type 2 Diabetes in Youth." *Diabetes Care* 22 (1999): 345-354.

Rosenstock, J., et al. ,"The Effect of Glycemic Control on the Microvascular Complications in Patients with Type I Diabetes Mellitus." *American Journal of Medicine* 81 (1986): 1012-1018.

Ross, R., "Atherosclerosis_an Inflammatory Disease." *New England Journal of Medicine* 340 (1999): 115-123.

Rossetti, L., et al., "Glucose Toxicity." *Diabetes Care* 13 (1990): 610-630.

Sako, Y. & V. Grill. "Coupling of B-Cell Desensitization by Hyperglycemia to Excessive Stimulation and Circulating Insulin in Glucose-Infused Rats." *Diabetes* 39 (1990): 1580-1583.

Salans, L.B., et al., "The Role of Adipose Cell Size and Adipose Tissue Insulin Sensitivity in the Carbohydrate in Tolerance of Human Obesity." *Journal of Clinical Investigation* 47 (1968): 153-165.

Salmeron, J., et al., "Dietary Fiber, Glycemic Load and Risk of Non-Insulin-Dependent Diabetes Mellitus in Women." *JAMA* 277 (1997): 472-477.

Salmeron, J., et al., "Dietary Fiber, Glycemic Load, and Risk of NIDDM in Men." *Diabetes Care* 20 (1997) 545-550.

Santini, S.A., et al., "Defective Plasma Antioxidant Defenses and Enhanced Susceptibility to Lipid Peroxidation in Uncomplicated IDDM." *Diabetes* 46 (1997): 1853-1858.

Scherrer, U., et al., "Nitric Oxide Release Accounts for Insulin's Vascular Effects in Humans." *Journal of Clinical Investigation* 94 (1994): 2511-2515.

Schiffrin, E.L., "The endothelium and Control of Blood Vessel Function in Health and Disease." *Clinical and Investigative Medicine* 17 (1994): 602-620.

Schlosser, Eric, *Fast Food Nation,* Mifflin Company (2002).

Schwimmer, J.B., et al. "Health-Related Quality of Life of Severely Obese Children and Adolescents. *JAMA* 289 (2003): 1813-1819.

Sears, Barry, *The Zone – A Dietary Road Map.* Regan Books (1995): 68.

Sears, Barry, *The Omega Rx Zone – The Miracle of the New High-Dose Fish Oil.* Regan Books, (2002).

The Seventh Report of the Joint National Committee on Prevention, Detection, Evaluation, and Treatment of High Blood Pressure, U.S. Department of Health and Human Services, Vol. 23 (2000): 381-389.

Sigal, R.J., et al., "Acute Postchallenge Hyperinsulinemia Predicts Weight Gain: A Prospective Study." *Diabetes* 46 (1997): 1025-1029.

Sims, E., et al., "Endocrine and Metabolic Effects of Experimental Obesity in Man." *Recent Program Horm Res.* 29 (1973): 457-496.

Sjogren, A., et al., "Oral Administration of Magnesium Hydroxide to Subjects with Insulin-Dependent Diabetes Mellitus." *Magnesium* 7 (1988): 117-122.

Skov, A.R., et al., "Randomized Trial on Protein vs Carbohydrate in Ad Libitum Fat Reduced Diet for the Treatment of Obesity." *International Journal of Obesity* 23 (1999): 528-536.

Slabber, M., et al., "Effects of a Low-Insulin-Response, Energy-Restricted Diet on Weight Loss and Plasma Insulin Concentrations in Hyperinsulinemic Obese Females." *American Journal of Clinical Nutrition* 60 (1994): 48-53.

Soman, V.R., et al., "Increased Insulin Sensitivity and Insulin Binding to Monocytes After Physical Training." *New England Journal of Medicine* 301. (1979): 1200-1204.

Spieth, L.E., et al., "A Low-Glycemic Index Diet in the Treatment of Pediatric Obesity." *Archives of Pediatrics and Adolescents Medicine* 154 (2000): 947-951.

Stamler, J., et al., "Prevention and Control of Hypertension by Nutritional-Hygienic Means." *Journal of The American Medical Association* 243 (1980): 1819-1823.

Stampfer, M.J., et al., "Primary Prevention of Coronary Heart Disease in Women Through Diet and Lifestyle." *New England Journal of Medicine* 343 (2000): 16-22.

Steinberg, D., "Antioxidants in the Prevention of Human Atherosclerosis." Workshop of the *National Heart, Lung, and Blood Institute*: septiembre 5 y 6 1991.

Stephen, A.M., et al., "Intake of Carbohydrate and Its Components – International Comparisons, Trends Overtime, and Effects of Changing to Low-Fat Diets." *American Journal of Clinical Nutrition* 62 (1995): 851S-867S.

Stern, M.P., & S.M. Haffner, "Body Fat Distribution and Hyperinsulinemia as Risk Factors for Diabetes and Cardiovascular Disease." *Arteriosclerosis* 6 (1986): 123-130.

Stout, R.W., "Insulin and Atheroma-An Update." *Lancet* 1 (1987): 1077-1079.

Strand, Ray, *What Your Doctor Doesn't Know About Nutritional Medicine May Be Killing You.* Thomas Nelson Publishers (2002).

Stubbs, R.J., "Macronutrient Effects on Appetite." *Int J Obes.* 19 (1995): S11-S19.

Subar, A.F., et al., "Dietary Sources of Nutrients Among US Children, 1989-1991." *Pediatrics* 102 (1998): 913-923.

Tanaka, Y., et al., "Prevention of Glucose Toxicity in HIT-T15 Cells and Zucker Diabetic Fatty Rats by Antioxidants." *Proceedings of the National Academy of Sciences of the United States of America* 96 (1999): 10857-10862.

Temelkova-Kurktschiev, T.S., et al., "Postchallenge Plasma Glucose and Glycemic Spikes are More Strongly Associated with Atherosclerosis than Fasting Glucose or HbA1c Level." *Diabetes Care* 23 (2000): 1830-1834.

Thompson, D.A., & R.G. Campbell, "Hunger in Humans Induced by 2-Deoxy-D-Glucose: Glucoprivic Control of Taste Preference and Food Intake." *Science* 198 (1977): 1065-1068.

Thompson, K.H., et D.V. Godlin, "Micronutrients and Antioxidants in the Progression of Diabetes." *Nutrition Research* 15 (1995): 1377-1410.

Ting, H.H., et al., "Vitamin C Improves Endothelium-Dependent Vasodilation in Patients with Non-Insulin-Dependent Diabetes Mellitus." *Journal of Clinical Investigation* 97 (1996): 22-28.

Title, L.M., et al., "Oral Glucose Loading Acutely Attenuates Endothelium-Dependent Vasodilation in Healthy Adults Without Diabetes: An Effect Prevented by Vitamins C and E." *Journal of the American College of Cardiology* 2000:36: 2185-2191.

Torjesen, P.A., et al., "Lifestyle Changes May Reverse Development of the Insulin Resistance Syndrome." *Diabetes Care* 30 (1997): 26-31.

Trichopoulou, A., et al., "Consumption of Olive Oil and Specific Food Groups in Relation to Breast Cancer Risk in Greece." *Journal of National Cancer Institute* 87 (1995): 110-116.

Trimble, E.R., et al., "Increased Insulin responsiveness *In Vivo* and *In Vitro* Consequent to Induced Hyperinsulinemia in the Rat." *Diabetes* 33 (1984): 444-4449.

Troiano, R.P., et al., "Overweight Prevalence and Trends for Children and Adolescents: The National Health and Nutrition Examination Surveys, 1963-1991." *Arch Pediatric. Adolesc. Med.* 149 (1995): 1085-1091.

Trout, D.L., et al., "Prediction of Glycemic Index for Starchy Foods." *American Journal of Clinical Nutrition* 58 (1993): 873-878.

Tsai, E.C., et al., "Reduced Plasma Peroxyl Radical Trapping Capacity and Increased Susceptibility of LDL to Oxidation in Poorly Controlled IDDM." *Diabetes* 43 (1994): 1010-1014.

Unger, R.H. "Lipotoxicity in the Pathogenesis of Obesity-Dependent NIDDM: Genetic and Clinical Implication." *Diabetes* 44 (1995): 863-870.

Van Amelsvoort, J.M., & J.A. Weststarte, "Amylose-Amylopectin Ration in a Meal Affects Postprandial Variables in Male Volunteers." *American Journal of Clinical Nutrition* 55 (1992): 712-718.

Visioli, F., et al., "Low Density Lipoprotein Oxidation is Inhibited in vitro by Oilive Oil Constituents." *Arthosclerosis* 117 (1995): 25-32.

Visioli, F., & C. Galli, "Natural Antioxidants and Prevention of Coronary Heart Disease: The Potential Role of Olive Oil and its Minor Constituents." *Nutritional Metab Cardiovascular Disease* 5 (1995): 306-314.

Visioli, F., & C. Galli, "Olive Oil Phenols and Their Potential Effects on Human Health." *Journal of Agnc. Food Chem.* 46 (1998): 42922-4296.

Wagenknecht, L.E., et al., "Impaired Glucose Tolerance, Type 2 Diabetes, and Carotid Wall Thickness: The Insulin Resistance Atherosclerosis Study." *Diabetes Care* 21 (1998): 1812-1819.

Wahlqvist, M.L., et al., "The Effect of Chain Length on Glucose Absorption and the Related Metabolic Response." *American Journal of Clinical Nutrition* 31 (1978): 1998-2001.

Wardzala, L.J., et al., "Regulation of Glucose Utilization in Adipose Cells and Muscle After Long-Term Experimental Hyperinsulinemia in Rats." *Journal of Clinical Investigation* 76 (1985): 460-469.

Weil, Andrew, *Eating Well for Optimal Health.* Alfred A. Knopf (2000).

Welch, I.M., et al., "Duodenal and Ideal Lipid Suppresses Postprandial Blood Glucose and Insulin Responses in Man: Possible Implications for Dietary Management of Diabetes Mellitus." *Clinical Science* 72 (1987): 209-216.

Westpahl, S.A., et al., "Metabolic Response to Glucose Ingested with Various Amounts of Protein." *American Journal of Clinical Nutrition* 54 (1991): 846-854.

Willett, W., et al., "Mediterranean Diet Pyramid: A Cultural Model for Healthy Fatting." *American Journal of Clinical Nutrition* 61 (1995): 1402S-1406S.

Wolever, T., "The Glycemic Index. In: Bourne G, ed. Aspects of Some Vitamins, Minerals and Enzymes in Health and Disease." *Basel, Switzerland: Karger.* 1990:120-85.

Wolever, T. & C. Bologenesi, "Prediction of Glucose and Insulin Responses of Normal Subjects After Consuming Mixed Meals Varying in Energy, Protein, Fat, Carbohydrate and Glycemic Index." *Journal of Nutrition* 126 (1996): 2807-2812.

Wolever, T., et al., " Beneficial Effect of a Low Glycemic Index Diet in Type 2 Diabetes." *Diabetic Medicine* 9 (1992): 451-458.

Wolever, T., et al., "Beneficial Effect of Low Glycemic Index Diet in Overweight NIDDM Subjects." *Diabetes Care* 15 (1992): 562-564.

Wolever, TMS, et al., "Physiological Modulation of Plasma Free Fatty Acid Concentrations by Diet: Metabolic Implications in Non-Diabetic Subjects." *Diabetes Care* 18 (1995): 962-970.

Wolever, T., & C. Bolognesi, "Prediction of Glucose and Insulin Responses of Normal Subjects after Consuming Mixed Meals Varying in Energy, Protein, Fat, Carbohydrate and Glycemic Index." *American Institute of Nutrition.* (1996): 2807-2812.

Wolever, T., et al., "Second-Meal Effect: Low-Glycemic Index Foods Eaten at Dinner Improve Subsequent Breakfast Glycemic Response." *American Journal of Clinical Nutrition* 48 (1988): 1041-1047.

Wolever, T., et al., "The Glycemic Index: Methodology and Clinical Implications." *American Journal of Clinical Nutrition* 54 (1991): 846-854.

Wolever, T., & D. Jenkins, "Application of the Glycemic Index to Mixed Meals." *Lancet* 2 (1985): 944.

Wolever, T., & D. Jenkins, "The Use of Glycemic Index in Predicting the Blood Response to Mixed Meals." *American Journal of Clinical Nutrition* 43 (1986): 167-172.

Wolever, TMS., "Relationship Between Dietary Fiber Content and Composition in Food and Glycemic Index." *American Journal of Clinical Nutrition* 51 (1990): 72-75.

Wolk, A., et al., "A Prospective Study of Association of Monounsaturated Fat and Other Types of Fat With Risk of Breast Cancer." *JAMA* 158 (1998): 41-45.

Wood, Christine, *How to Get Kids to Eat Great & Love It!* Griffin Publishing; 2nd edition, (2001).

Yajnik, C.S., et al., "Fasting Plasma Magnesium Concentrations and Glucose Disposal in Diabetes." *British Medical Journal* 288 (1984): 1032-1034.

Yamanouchi, K.T., et al. "Daily Walking Combined with Diet Therapy is Useful Means for Obese NIDDM Patients Not Only to Reduce Body Weight But Also to Improve Insulin Sensitivity." *Diabetic Care* 18 (1995): 775-778.

Yanovski, J.A., & Yanovski, S.Z., "Treatment of Pediatric and Adolescent Obesity." *JAMA* 289 (2003): 1851-1853.

Yaqoop, P., et al., "Effect of Olive Oil on Immune Function in Middle-Aged Men." *American Journal of Clinical Nutrition* 67 (1998): 129-135.

Young, T.K., et al., "Childhood Obesity in a Population at High Risk for Type 2 Diabetes." *Journal of Pediatrics* 136 (2000): 365-369.

Zavaroni, I., et al., "Hyperinsulinemia, Obesity, and Syndrome X." *Journal of Intenal Medicine* 235 (1994): 51-56.

Zavaroni, I., et al., "Prevalence of Hyperinsulinemia in Patients with High Blood Pressure." *Journal of Internal Medicine* 231 (1992): 235-240.

Zavaroni, I., et al., "Risk Factors for Coronary Artery Disease in Healthy Persons with Hyperinsulinemia and Normal Glucose Tolerance." *New England Journal of Medicine* 320 (1989): 702-706.

INDICE

SOBRE EL AUTOR

Ray D. Strand, M.D. se graduó de la Universidad de la Escuela de Medicina de Colorado, y acabó sus prácticas de post grado en el Hospital Mercy de San Diego, California. Ha ejercido la medicina privada familiar durante los últimos treinta años, y los últimos ocho años ha enfocado su práctica en la medicina nutricional, dictando conferencias a nivel internacional sobre el tema. El Dr. Strand es autor del *best seller What Your Doctor Doesn't Know About Nutritional Medicine May Be Killing You.* El Dr. Strand vive en su rancho de Dakota del Sur, en los Estados Unidos, donde cría caballos con su linda esposa Elizabeth. Tienen tres hijos mayores de edad: Donny, Nick, y Sarah.